高等职业教育新形态一体化教材

护理药理

主编　褚杰　朱艳丽　王志敏

高等教育出版社·北京

内容简介

本书共分两大部分，第一部分为理论知识，共18章，系统地介绍了护理药理的基本理论、基本知识和基本技能，重点介绍药物的作用、应用、不良反应与用药注意事项、禁忌证及药物相互作用、护理用药等方面的内容。第二部分第19章实践实训部分，可根据护理专业教学需求灵活实施。为满足高等职业院校护理专业培养目标的需求，教材文字叙述与图表相结合，内容简练，主次分明，深浅适宜。章节前设有“学习目标”，突出重点难点。正文的“案例引导”，以问题为导向，插入了“知识链接”“用药警戒”等，开阔学生视野，增强学习兴趣。在编写过程中注重启发式教学和岗位需求相结合，同时在重点章节后附有“学习小结”。扫描正文中的二维码学微课，扫描章节后的二维码可获得自我检测，将信息化教学与传统教学有机结合，有利于学生自我检测、巩固知识和自主学习。同时，根据护士执业资格考试需求对每一章节的自我检测题型进行优化，为学生课后巩固知识和今后参加执业资格考试提供帮助。

本教材供高职高专护理、助产专业学生使用，也是国家护士执业资格考试的参考书，也可供在职的护理专业人员参考之用。

图书在版编目(CIP)数据

护理药理/褚杰，朱艳丽，王志敏主编.--北京：高等教育出版社，2020.6(2022.1重印)

ISBN 978-7-04-053913-4

Ⅰ.①护… Ⅱ.①褚… ②朱… ③王… Ⅲ.①护理学-药理学-高等职业教育-教材 Ⅳ.①R96

中国版本图书馆CIP数据核字(2020)第050194号

HULI YAOLI

策划编辑 夏 宇　　责任编辑 夏 宇　　封面设计 王 琰　　版式设计 杜微言
插图绘制 姜 磊　　责任校对 张慧玉 窦丽娜　　责任印制 耿 轩

出版发行 高等教育出版社
社 址 北京市西城区德外大街4号
邮政编码 100120
印 刷 北京宏伟双华印刷有限公司
开 本 787mm×1092mm 1/16
印 张 20.5
字 数 460千字
购书热线 010-58581118
咨询电话 400-810-0598

网 址 http://www.hep.edu.cn
http://www.hep.com.cn
网上订购 http://www.hepmall.com.cn
http://www.hepmall.com
http://www.hepmall.cn

版 次 2020年6月第1版
印 次 2022年1月第4次印刷
定 价 45.00元

物 料 号 53913-00

《护理药理》编写人员

主　编　褚　杰　朱艳丽　王志敏

副主编　张晓红　任亚丽

编　者（按姓氏拼音排序）

褚　杰（济南护理职业学院）

冯翠娟（甘肃卫生职业学院）

甘　露（毕节医学高等专科学校）

任亚丽（江苏省南通卫生高等职业技术学校）

王　方（南阳医学高等专科学校）

王　婧（济南护理职业学院）

王志敏（曲靖医学高等专科学校）

向晓雪（四川中医药高等专科学校）

张晓红（大理护理职业学院）

赵丽霞（山东医学高等专科学校）

赵　娜（河南医学高等专科学校）

朱艳丽（泰山护理职业学院）

前　　言

在新时代中国特色社会主义思想指引下，国家把职业教育摆在教育改革创新和经济社会发展中更加突出的位置。国务院近期出台了《国家职业教育改革实施方案》即职业教育20条，职业教育的春天已经来到。在此背景下，我们编写组紧紧围绕教育部《关于深化职业教育教学改革全面提高人才培养质量的若干意见》精神。坚持新时代、新教师、新要求，立德树人、全面发展。遵循职业教育规律和学生身心发展规律，在传授专业知识的同时将职业素养融入教育教学全过程，关注学生职业生涯和可持续发展需要，促进学生德智体美劳全面发展。编写组携手全国多所兄弟院校长期从事药理学及护理药理学教学一线的专家同仁编写了这本《护理药理》教材。

本书以高等职业学校专业教学标准为指导，突出护理职业教育特色，坚持内容精炼，突出专业、对接岗位，强化能力、传统与现代化教学融合的原则。坚持“六性”，强调“三基”，着力体现以应用为目的，坚持“学生易学、教师易教”的理念，以“必需、够用”为基础，充分利用信息技术支持线上线下相结合的混合式教学。通过扫描各章节后的二维码，可使学生在线同步学习和自我检测知识要点。同时，利用高等教育出版社的“智慧职教”在线教学服务平台中的教学资源，学习者通过扫描正文边的二维码，进一步拓展了药学知识视野。加强重点知识的理解和掌握，使其更加贴近学生现状、更加贴近岗位需求、更加贴近护士执业资格证考试要求，力求编出专业特色、专业需求和专业水平，聚焦护理用药的核心内容。

本书在编写过程中参考了新版《中国药典》《新编药物学》及多个版本的本科、专科药理学教材，在编写过程中得到了高等教育出版社和参编院校的大力支持和帮助，在此谨向他们表示敬意和感谢。由于时间仓促，编写水平有限，书中难免存在不足，真诚希望各位专家同仁们予以批评指正，以期再版时修正。

编者

2020.01

目　录

二维码视频资源目录

续表

续表

序号	资源标题	章	页码
57	糖尿病与胰岛素	12	191
58	口服降糖药	12	193
59	抗菌药物常用术语	13	206
60	抗菌药物作用机制	13	206
61	天然青霉素	13	209
62	青霉素用药护理	13	210
63	头孢菌素类抗生素	13	211
64	氨基糖苷类抗生素	13	216
65	四环素类抗生素	13	218
66	喹诺酮类药物的药理作用及临床应用	13	223
67	常用喹诺酮类药物	13	224
68	抗结核药	13	231
69	一线抗结核药	13	231
70	抗真菌药	13	236
71	环孢素	18	281
72	卡介苗	18	283

第一章

总　　论

第一节　概　　述

学习目标

1. 掌握药物、药理学、护理药理的概念及其内容。
2. 熟悉护士在护理用药中的职责和要求。
3. 了解护理药理的学习方法。
4. 通过护理药理的学习，对药物有全面、客观的认识。

一、护理药理研究内容和任务

药物（drug）是指能影响机体生理功能和（或）细胞代谢过程，用于预防、治疗、诊断疾病以及计划生育的化学物质。根据其来源可分为天然药物、人工合成药物和基因工程药物。

药理学（pharmacology）是研究药物与机体（包括病原体）之间相互作用及其作用规律的一门学科。研究内容包括两部分，其中，研究药物对机体的作用及作用机制的科学称为药物效应动力学（简称药效学）；研究机体对药物的作用及作用规律的科学称为药物代谢动力学（简称药动学）。

护理药理（nursing pharmacology）是以药理学理论为基础，以护理合理用药为目的，阐述常用药物的体内过程、药理作用、作用机制和临床应用等基础药理学知识外，着重叙述药物不良反应和防治措施，药物相互作用、禁忌证及药疗监护须知等方面内容，使学生充分了解如何观察药疗和不良反应及防治措施，起到药疗监护作用，使治疗药物能发挥最佳效果和减少不良反应，避免药源性疾病的发生，确保临床用药安全有效。本课程的任务是使护理专业学生通过学习该课程，具备对药物治疗有效监护的能力，具备对药物不良反应进行有效判断和处理的能力，具备对患者进行合理用药指导的能力。

二、护士在护理用药中的职责

护士在临床药物治疗中既是药物治疗的实施者，也是用药前后的监护者，对发挥药物最佳疗效和避免不良反应，起重要作用。因此，掌握药物应用及护理药理的基本理论、基本知识和基本技能，对提高护理质量和医疗水平都具有重要意义。

在用药护理中护士在用药前、用药时、用药后应做到以下工作。

1. 用药前

（1）按照护理程序对患者进行护理评估，了解患者的病史和用药史，尤其要了解患者的体质，是否属于过敏体质。

（2）了解患者的身体状况，尤其要了解患者是否存在药物禁忌证。

（3）了解患者辅助检查有关的结果，特别是肝功能、肾功能、心功能、心电图检查、血常规及有无电解质紊乱等。

（4）检查药物制剂的外观质量、批号、有效期和（或）失效期，确保无伪劣、过期变质药物被使用。

（5）熟知药物的作用、临床应用、不良反应、药物相互作用、禁忌证和用药护理措施等。理解医生的用药目的，若对医嘱有疑义，应及时与医生沟通。

2. 用药时

（1）在用药过程中，必须严格执行“三查”“八对”“一注意”的原则。

知识链接

“三查”“八对”“一注意”“六准确”

“三查”是指护士在用药时，要做到操作前检查、操作中检查、操作后检查。

“八对”是指在用药时，要做到对床号、对姓名、对药名、对药物剂量、对药物浓度、对用药方法、对用药时间和对药物有效期。

“一注意”是指注意观察用药后的疗效和不良反应。

“六准确”，即做到药名、给药对象、给药途径、药物剂量、药物浓度、给药方法准确无误。

（2）加强与患者的心理沟通，缓解用药时的焦虑情绪，增强患者战胜疾病的信心。应视情向患者说明和解释用药后可能出现的不适反应，使患者在心理及生理上有所准备。

（3）要注意观察药物的疗效和不良反应，并做好记录；应主动询问和评估患者用药后有无不适反应，以便及时发现和处理。

（4）正确指导患者用药。严格执行医嘱，指导患者正确配合治疗，以提高疗效，减少不良反应。

3. 用药后

（1）密切观察患者用药后的病情变化，观察药物的疗效。

（2）根据药物可能出现的不良反应，做出护理诊断，采取相应的护理措施。

（3）做好病区药品的领取、保管、使用等管理工作，要增强责任心，严格按照有关规定执行。

三、护理药理的学习方法和目的

根据护理专业知识要求，有针对性地复习和联系专业基础课程知识，有助于护理药理学知识的掌握和理解。学习过程中善于应用归纳比较法，举一反三、以点带面，重点掌握各类代表药的作用、临床应用、不良反应、用药护理以及各类药物的共性，归纳比较找出每个药物的特点。通过学习认识药物作用的两重性，全面掌握药物的治疗作用和不良反应，力求做到安全、合理用药，避免或减少药物不良反应的发生。同时，重视理论和实践的结合，实践教学不仅可以验证理论，加深对理论知识的理解，而且能够培养学生的临床用药和用药监护的能力，既有利于提高实验操作技能，同时也能够培养观察问题和分析问题的能力，有助于科学精神和创新能力的培养。联系护理专业实际，运用整体护理理念，将护理程序与用药护理知识紧密结合，提高自身的综合素质。

学习小结

同学们初次接触护理药理的课程，对许多问题都很陌生，药物与每个人的健康息息相关，学好护理药理不仅仅是为了护理工作，在生活中也会遇到用药及安全问题。因此，学好护理药理意义重大，而掌握科学的学习方法对学好护理药理非常重要。

目标检测

扫一扫，测一测

第二节　药物效应动力学

学习目标

1. 掌握副作用、毒性反应、变态反应、极量、受体激动药、受体拮抗药、治疗指数的概念及意义。
2. 熟悉精神依赖性、躯体依赖性，效能、效价强度的区别。
3. 了解受体调节与药物作用的关系。
4. 可以用受体学说简单阐述药物作用。

药物效应动力学(pharmacodynamics)是研究药物对机体作用规律及其机制的科学。

药物作用(drug action)是指药物与机体细胞间的初始反应，药物效应(drug effect)是指在药物与机体细胞间相互作用引起机体生理、生化功能或形态发生的变化，是药物作用的结果。如肾上腺素对血管的初始作用是激动 α 肾上腺素受体，而药物效应是引起血管收缩、血压升高。药物作用和药物效应常互相通用。

一、药物的基本作用

药物的基本作用是指药物对机体原有功能活动的影响，包括兴奋作用和抑制作用。

（一）兴奋作用

兴奋作用是指药物使机体原有功能活动增强的作用，如去甲肾上腺素使血压升高、呋塞米使尿量增多。

（二）抑制作用

抑制作用是指药物使机体原有功能活动减弱的作用，如普萘洛尔使心率减慢、血压下降。地西泮产生镇静催眠作用和抗惊厥作用。

在一定条件下，药物的兴奋和抑制作用可相互转化，如中枢神经兴奋过度时，可出现惊厥，长时间的惊厥又会转为衰竭性抑制，甚至导致患者死亡。有些药物的兴奋和抑制作用并不是单一出现的，同一药物作用于不同器官可以产生不同的作用，如肾上腺素对心脏呈现兴奋作用，而对支气管平滑肌则呈现抑制作用。

二、药物作用的主要类型

（一）局部作用和吸收作用

局部作用是指药物被吸收进入血液循环之前，在用药局部所产生的作用，如碘伏的皮肤消毒作用。吸收作用是指药物被吸收进入血液循环后，随血流分布到机体组织、器官所呈现的作用，如阿司匹林的解热镇痛抗炎作用。

（二）直接作用和间接作用

直接作用是指药物与组织或器官直接接触后产生的作用；而间接作用是指由直接作用引发的其他作用。如强心苷能选择性的作用于心肌细胞，使心肌收缩力增强，增加衰竭心脏的心排出量，此作用为强心苷的直接作用；在增强心肌收缩力、增加心排出量的同时，可反射性兴奋迷走神经，使心率减慢，该作用为强心苷的间接作用。

（三）选择作用和普遍性

多数药物在一定剂量下，只对机体某些组织或器官产生明显的作用，而对其他组织或器官的作用不明显或无作用，这种特性称为药物的选择作用，药物的选择作用是临床选择用药的基础，大多数药物都有各自的选择作用，在临床选择用药时，尽可能选用那些选择性高的药物。药物的选择性是相对的，当剂量增大时，其作用范围也扩大，如尼克刹米在治疗量时可选择性兴奋延髓呼吸中枢，剂量过大时，可广泛兴奋中枢神经系统，甚至引起惊厥。所以，临床用药时，既要考虑药物的选择作用，还应考虑用药剂量。普遍性是指药物对机体各组织器官均有影响，具有选择性差而毒性较大的特性。

（四）药物作用的两重性

药物的作用具有两重性，既可呈现对机体有利的一面，称为治疗作用；又可呈现对机体不利的一面，称为不良反应。

1. 治疗作用 凡符合用药目的，有利于防病、治病的作用称为治疗作用。根据治疗作用的效果可分为：

（1）对因治疗（etiological treatment）：是指用药目的在于消除原发致病因子，彻底治愈疾病，如使用抗菌药杀灭体内致病菌。

（2）对症治疗(symptomatic treatment)：是指用药目的在于改善疾病的临床症状。如使用阿托品治疗胃肠绞痛。

一般情况下，对因治疗比对症治疗更为重要，应首先选择对因治疗。但是对于一些严重危及生命的症状如高热、休克、惊厥等，应积极采取对症治疗，以防病情恶化，为对因治疗争得时间，降低病死率。有些对症治疗还可延缓病程进展，预防并发症的发生，降低远期病死率，如抗高血压药的降压作用等。故提倡急则治标，缓则治本，标本兼治的原则。

（3）补充治疗(supplement therapy)或替代治疗(substitution therapy)：是指用药目的在于补充机体缺乏的物质，如铁剂治疗缺铁性贫血。

2. 不良反应 凡不符合用药目的，给机体带来不适或痛苦的反应称为不良反应(adverse reaction)。多数不良反应是药物固有的效应，一般是可以预知的，有的可以避免或减少；但少数较严重的不良反应较难恢复，称为药源性疾病(drug-induced disease)。

知识链接

世界已发生的重大药害事件

世界卫生组织指出，全球死亡患者中有1/3并不是死于自然疾病本身，而是死于不合理用药。因此，合理使用药物说起来容易，做起来难。

20世纪50年代，美国默利尔公司生产使用三苯乙醇降脂，引起患者皮肤干燥、脱皮、脱发、乳房增大、阳痿和白内障一千余例。20世纪60年代初，德国、日本、英国、澳大利亚等17个国家发生了震惊世界的“反应停事件”，导致一万二千余例“海豹肢畸形”。20世纪60年代末70年代初，日本应用氯碘羟喹治疗阿米巴痢疾和肠炎，使7 865人发生了急性脊髓视神经病，严重者失明。20世纪70年代，美国使用己烯雌酚治疗先兆流产，导致出生后女婴在少女期发生阴道腺癌三百余例。

（1）副作用(side reaction)：是指药物在治疗量时出现的与治疗目的无关的作用。其特点是：① 一般是危害不大、可恢复的功能性变化。② 副作用与治疗作用可随用药目的的不同而转变，如阿托品用于麻醉前给药时，其抑制腺体分泌的作用为治疗作用，松弛内脏平滑肌引起腹胀和尿潴留则为副作用；当阿托品用于治疗胃肠绞痛时，松弛胃肠道平滑肌的作用为治疗作用，抑制腺体分泌引起口干则成为副作用。③ 是药物固有的作用，是可以预知的，因此在用药护理时，对一些不适症状较明显的副作用，应及时向患者解释，避免发生不必要的恐慌，也可以采取相应措施预防。

（2）毒性反应(toxic reaction)：是指药物用量过大、用药时间过长或机体对药物敏感性过高时产生的对机体有明显损害的反应。用药后立即出现的毒性反应称为急性毒性反应；长期用药，因药物蓄积而缓慢出现的毒性反应称为亚急性或慢性毒性反应。常见的毒性反应有胃肠道反应、中枢神经系统反应、心血管系统反应、血液系统反应及肝毒性、肾毒性等。毒性反应的危害较大，一般是可以预知的，在用药护理中，护士要认真观察，及时发现，尽量避免毒性反应的发生。致癌(carcinogenesis)、致畸胎(teratogenesis)、致突变作用(mutagenesis)合称“三致”反应,属于慢性毒性反应。

(3) 变态反应(allergy):是指机体对某些抗原初次应答后,再次接受相同抗原刺激时,发生的一种以机体生理功能紊乱或组织细胞损伤为主的特异性免疫应答,又称超敏反应。变态反应的发生与剂量无关,不易预知,但与体质有关。结构相似的药物可发生交叉过敏反应。变态反应常表现为皮疹、药热、血管神经性水肿、哮喘等,严重者可发生过敏性休克,如抢救不及时,可致患者死亡,如青霉素等。对易致过敏反应的药物或过敏体质者,护士用药前要详细询问有无药物过敏史,并按规定做皮肤过敏试验,过敏试验阳性者应禁用。

过敏反应

(4) 继发反应(secondary reaction):是指药物治疗所产生的不良后果,又称为治疗矛盾。如长期使用广谱抗生素,可使敏感菌群受到抑制,而一些不敏感菌(如真菌等)乘机生长繁殖,产生新的感染,称为二重感染。

(5) 后遗效应(residual effect):是指停药后血药浓度已降至最低有效浓度以下时残存的药物效应。如应用巴比妥类镇静催眠药时,导致次晨乏力、头晕、困倦等宿醉现象。

(6) 特异质反应(idiosyncrasy):是指少数先天性遗传异常患者,对某些药物产生的特定反应。如先天性葡萄糖-6-磷酸脱氢酶(G-6-PD)缺乏者,服用伯氨喹后引起的溶血反应。

(7) 停药反应(withdrawal reaction):是指长期用药后,突然停药使原有疾病加剧或复发的现象,如长期应用普萘洛尔降压,突然停药后出现的血压升高现象。

(8) 药物依赖性(drug dependence):是指长期用药后,患者对药物产生了主观和客观上需要连续用药的现象。可分为精神依赖性和生理依赖性:① 精神依赖性(psychic dependence)又称为心理依赖性、习惯性,是指患者对药物产生了精神上的依赖,停药会造成主观上的不适感,渴望再次用药,但无客观指征。易产生精神依赖性的药物被称为“精神药品”,如地西泮等。② 生理依赖性(physical dependence)又称为躯体依赖性或成瘾性,是指反复用药后,使患者对药物产生适应状态,一旦停药就会出现戒断症状,表现为烦躁不安、流泪、出汗、疼痛、恶心、呕吐、惊厥等,甚至危及生命。易产生生理依赖性的药物被称为“麻醉药品”,如吗啡等。生理依赖者为求得继续用药,可不择手段,甚至丧失道德人格。为此,我国于2017年修订颁布实施新的《麻醉药品和精神药品管理条例》,对麻醉药品的保管和使用等均有严格的规定,凡接触“麻醉药品”的医、护、药工作者,均需严格遵守。

三、药物的作用机制

药物作用机制(mechanism action)是阐明药物为什么起作用、如何起作用及作用部位等问题的相关理论。其研究有助于理解药物的治疗作用和不良反应的本质,从而为提高药物疗效和避免或减少不良反应,合理用药、安全用药提供理论依据。药物的种类繁多,化学结构和理化性质各异。因此,其作用机制多种多样。

(一)改变理化性质

有的药物通过改变细胞周围环境的理化性质而发挥作用。如使用抗酸药治疗消化道溃疡,静脉滴注20%甘露醇消除脑水肿。

(二)影响酶的活性

有些药物通过增强或抑制体内某些酶的活性而发挥作用,如新斯的明可抑制胆碱酯酶活性而产生拟胆碱作用，强心苷通过抑制心肌细胞膜 Na^+-K^+-ATP 酶而增强心肌收缩力。

（三）参与或干扰机体的代谢过程

有些药物如激素、维生素、铁剂等，其本身就是机体生化过程所必需的物质，应用后可参与机体的代谢过程而防治相应的缺乏症，如应用胰岛素治疗糖尿病。有些药物由于其化学结构与机体的代谢物质相似，可掺入到代谢过程中，但不能产生正常代谢物质的生理效应，从而干扰机体的某些生化代谢过程而产生药物作用，如氨甲蝶呤可干扰叶酸代谢而呈现抗癌作用。

（四）影响递质的释放或激素的分泌

有的药物通过改变机体生理递质的释放或激素的分泌而发挥作用，如麻黄碱通过促交感神经释放去甲肾上腺素递质而产生平喘作用；大剂量碘通过抑制甲状腺激素的释放，可用于甲状腺危象的治疗。

（五）影响细胞膜离子通道

细胞膜具有选择性地转运物质的功能。有的药物能影响细胞膜对 Na^+、K^+、Ca^{2+}、Cl^- 等离子的转运功能而发挥作用。如维拉帕米阻滞心肌细胞膜上钙离子内流而产生抗心律失常作用。

（六）影响免疫功能

有些药物可影响机体免疫功能，如糖皮质激素能抑制机体的免疫功能，用于器官移植时的排斥反应。

（七）作用于受体（受体学说）

分子生物学研究发现，许多药物通过与受体结合而呈现作用。

1. 受体与配体 受体是存在于细胞膜或细胞质内的一类特殊蛋白质，能识别、结合特异性配体并产生特定效应的大分子物质。能与受体特异性结合的物质称为配体，如神经递质、激素、自体活性物质和化学结构与之相似的药物等。配体与受体结合形成复合物而引起生物效应。

药物与受体

2. 药物与受体结合 药物能否与受体结合，可否发生生物效应，取决于药物与受体的亲和力和内在活性。亲和力是指药物与受体结合的能力，内在活性是指药物与受体结合后产生药物效应的能力。药物与受体的结合具有特异性，是可逆的，且具有饱和性和竞争抑制现象。根据药物与受体结合后呈现作用的不同，将药物分为以下三类。

（1）受体激动药：又称受体兴奋药。是指药物与受体有较强的亲和力，并有较强的内在活性，可兴奋受体产生明显效应。如 β 受体激动药异丙肾上腺素，可激动 β 受体而呈现兴奋心脏和扩张支气管的作用。

（2）受体拮抗药：又称受体阻断药。是指药物与受体亲和力很强，但没有内在活性，药物与受体结合后，不能引起效应，但能阻碍激动药与受体的结合，呈现对抗激动药的作用。如 β 受体阻断药普萘洛尔，与肾上腺素竞争 β 受体，呈现对抗肾上腺素的作用，使心率减慢、支气管收缩等。

（3）受体部分激动药：是指药物与受体虽具有亲和力，但只有较弱的内在活性，单独应用时能产生较弱的效应，而与激动药合用时，则呈现出较弱的对抗激动药的作用，即削弱激动药的效应，所以受体部分激动药具有激动药和拮抗药的双重特性。如喷他佐辛与吗啡合用时，可减弱吗啡的镇痛作用，单独应用时有较弱的镇痛作用。

知识链接

受体调节

在生理、病理、药物等因素的影响下，受体的数量、分布、亲和力和效应力会有所变化，称为受体的调节。受体的调节是实现机体内环境稳定的重要因素，包括：① 受体上调：连续应用受体拮抗药，常可引起受体数目增多、亲和力增加或效应力增强，称为受体上调。受体上调与突然停药出现“反跳现象”有关。如高血压患者长期应用 β 受体阻断药普萘洛尔，可使 β 受体数目增多，若突然停药，患者对递质去甲肾上腺素产生强烈反应，可引起血压升高、心动过速、心律失常，甚至猝死，故临床应用时不能突然停药。② 受体下调：连续使用受体激动药，常可引起受体数目减少、亲和力减低或效应减弱，称为受体下调。受体下调是机体对药物产生耐受性的重要原因之一。如支气管哮喘患者长期使用 $β_2$ 受体激动药，可引起患者支气管平滑肌上的 $β_2$ 受体数目减少，进而对 $β_2$ 受体激动药产生耐受性。当患者哮喘再次发作时，使用以前有效的 $β_2$ 受体激动药也不能缓解。

四、药物剂量-效应关系

药物的剂量-效应关系是指在一定范围内，药物剂量或血药浓度与效应之间的规律性变化，简称量效关系。通过量效关系的研究，可定量分析和阐明药物剂量与效应之间的规律，有助于了解药物作用的性质，并为临床用药提供参考。

（一）药物的剂量与效应

剂量即用药的分量。剂量的大小决定血药浓度，血药浓度又决定药物效应。因此，药物剂量决定药物效应强弱，在一定剂量范围内，剂量越大，效应也随之增强。

根据剂量与效应的关系（图 1-2-1），可将剂量分为：

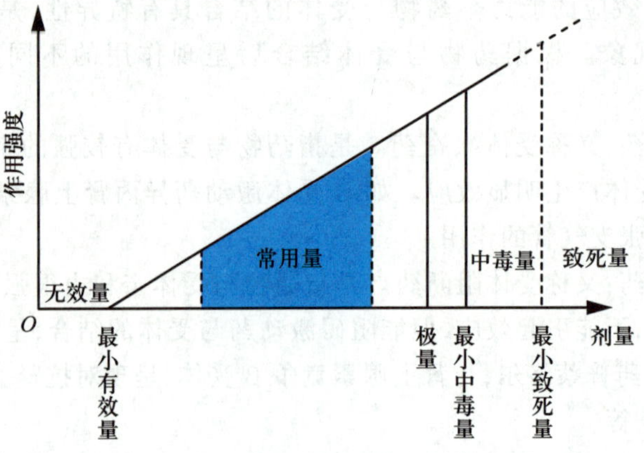

图 1-2-1　药物剂量与效应关系

1. 无效量（ineffective dose） 即药物剂量过小，在体内达不到有效浓度，不能产生明显药理效应的剂量。

2. 最小有效量（minimal effective dose） 指刚能引起药物效应的剂量，又称为阈剂量。

3. 治疗量（therapeutic dose） 即介于最小有效量和极量之间的量。在治疗量中，大于最小有效量而小于极量、疗效显著而安全的剂量，为临床常用量。

4. 极量（maximal dose） 即能引起最大效应而不至于中毒的剂量，又称最大治疗量。极量是《中国药典》明确规定允许使用的最大剂量，即安全剂量的极限，超过极量有中毒的危险。除非特殊需要时，一般不采用超极量用药。

5. 安全范围（margin of safety） 一般将最小有效量与最小中毒量之间的剂量范围，称为安全范围（治疗作用宽度），此范围越大该药越安全。

（二）量效曲线

以药物效应的强度为纵坐标，以药物剂量或血药浓度为横坐标，绘制的曲线称为量效曲线。根据观察指标的不同，可将量效关系分为两种。

1. 量反应量效曲线 药物效应的强弱呈连续增减的变化，可用具体的数量或最大效应的百分率表示者，称为量反应，如心率快慢、血压升降等。以药物的剂量或血药浓度为横坐标，以效应强度为纵坐标，可获得直方双曲线；如将对数剂量或对数浓度为横坐标，以效应强度为纵坐标，则曲线呈典型的对称 S 形（图 1-2-2）。由量反应量效曲线可看到药物的最大效应（E_{max}）、半数有效量（ED_{50}）、效价强度（potency），可用于对同类药物性能进行比较。

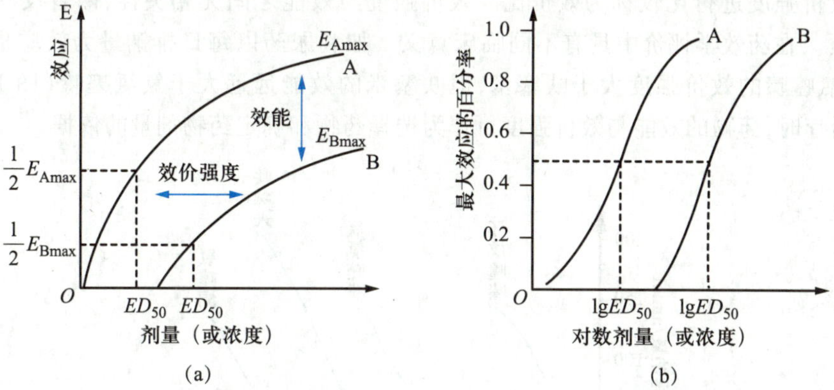

图 1-2-2 量反应量效曲线

2. 质反应量效曲线 药物效应是以阴性或阳性（如有效或无效、生存或死亡、惊厥或不惊厥等）表示的量效关系称为质反应。结果以反应的阳性百分率和阴性百分率的方式作为统计量，如死亡与存活、惊厥与不惊厥。若以对数剂量为横坐标，阳性率为纵坐标，则为对称的钟形曲线（正态分布曲线）；当纵坐标为累加阳性率时，其曲线为对称的 S 形曲线（图 1-2-3）。由质反应量效曲线可测定反映治疗效应和毒理效应的重要数据，如半数有效量（ED_{50}）和半数致死量（LD_{50}）。

3. 量效曲线的意义 量效曲线在药理学上有重要意义，根据量效曲线可以得出如下几个概念。

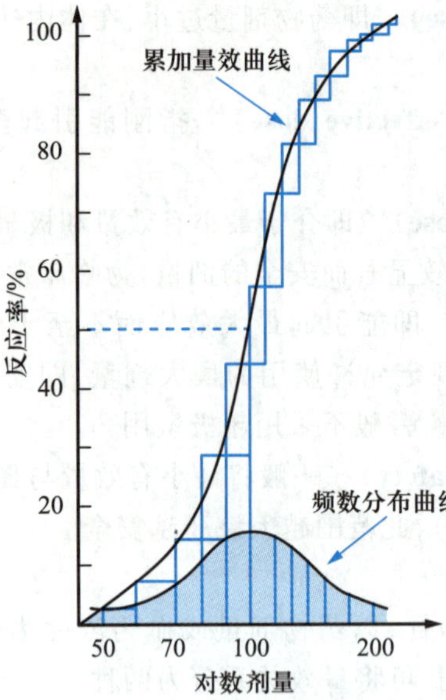

图 1-2-3　质反应量效曲线

(1) 效能(efficacy)和效价强度(potency):效能是指药物所能产生的最大效应。效能反映药物内在活性的大小。高效能药物所产生的最大效应是低效能药物无论多大剂量也无法产生的。效价强度是指能引起相同药物效应的药物剂量大小。药效相同的两个药物的效价强度进行比较称为效价比。效价强度与效能之间无相关性,两者反映药物的不同性质。在药效学评价中具有不同临床意义。如利尿药以每日排钠量为效应指标进行比较,氢氯噻嗪的效价强度大于呋塞米,但呋塞米的效能远远大于氢氯噻嗪(图 1-2-4)。在临床治疗时,药物的效能与效价强度可作为选择药物和确定药物剂量的依据。

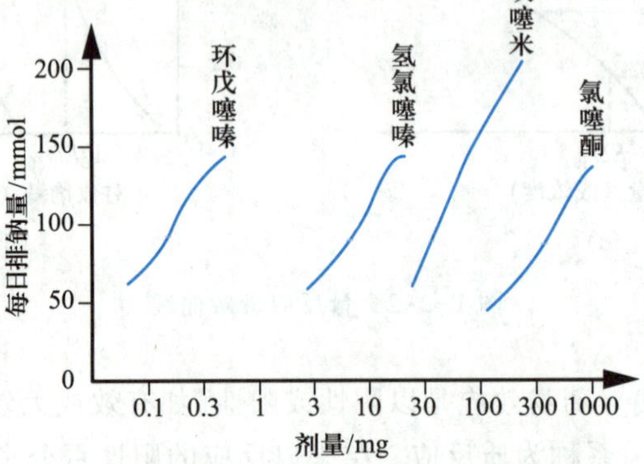

图 1-2-4　几种利尿药的效价强度和效能比较

(2) 半数有效量(median effective dose, ED_{50}):在量反应中,是指能引起 50%最大反应强度的药物剂量;在质反应中,是指引起 50%实验动物出现阳性反应的药物剂量。半数有效量常以效应指标命名,如果效应指标为死亡,则称为半数致死量(median lethal dose, LD_{50})。量效曲线在 50%效应处的斜率最大,故常用半数有效量(ED_{50})计算药物的效价强度。

（3）治疗指数（therapeutic index，TI）：是指药物的半数致死量（LD_{50}）与半数有效量（ED_{50}）的比值。治疗指数可用来评价药物的安全性，治疗指数大的药物较治疗指数小的药物安全性大。有时 TI 不能完全反映药物安全性的大小，有时可适当参考 1%致死量（LD_1）和 99%有效量（ED_{99}）的比值或 5%致死量（LD_5）和 95%有效量（ED_{95}）之间的距离来衡量药物的安全性。

学习小结

通过本节学习，同学们进入到护理药理重点学习——药效学。在这一节中概念性和规律性的东西比较多，同学们在学习过程中要学会比较、看图和对照。同时，要善于联系学习过的医学基础知识，掌握药学基本知识和基本概念，为今后各论的学习打下良好基础。

目标检测

扫一扫，测一测

第三节　药物代谢动力学

学习目标

1. 掌握首过消除、药酶诱导剂、药酶抑制剂、半衰期的概念及在临床用药护理中的意义。
2. 熟悉药物体内过程及各影响因素。
3. 了解生物利用度、稳态血药浓度的概念及意义。
4. 通过药动学的学习，了解护理工作中应该注意的问题。

药物代谢动力学（pharmacokinetics）是研究机体对药物的处置过程及血药浓度随时间而变化规律的科学。机体对药物的处置过程包括机体对药物的吸收、分布、生物转化和排泄等过程，也称为药物的体内过程。

一、药物的跨膜转运

药物的跨膜转运

药物的体内过程如吸收、分布、排泄均需通过生物膜，这一过程称为药物的跨膜转运。药物在体内的跨膜转运方式主要有以下两种。

1. 被动转运　是指药物由高浓度一侧向低浓度一侧的扩散过程，为不耗能的顺浓度差转运，膜两侧浓度差越大，药物转运的速度越快。被动转运的特点为：① 顺浓度差转运；② 不消耗能量。分子量小的、脂溶性大的、极性小的、非解离型药物易被转运，反之不易被转运。被动转运包括脂溶扩散、易化扩散、滤过。临床应用多数药物以脂溶扩散为主。

2. 主动转运 是指药物从浓度低的一侧向浓度高的一侧转运。主动转运的特点有：① 逆浓度差转运；② 需要载体，且载体对药物具有特异性和选择性；③ 消耗能量；④ 存在竞争性抑制现象；⑤ 具有饱和现象。如去甲肾上腺素能神经末梢对去甲肾上腺素的再摄取就属于主动转运。

口服药物的人体之旅

二、药物的体内过程

（一）吸收

吸收（absorption）是指药物自给药部位进入血液循环的过程。除静脉注射无吸收过程外，其他给药途径均存在吸收过程。药物吸收的快慢和多少，直接影响药物呈现作用的快慢和强弱。影响药物吸收的因素很多。

1. 给药途径 除静脉注射和静脉滴注时药物直接进入血液循环外，其他给药途径均存在吸收过程。药物的吸收速度和程度受给药途径的影响：不同途径给药吸收速度一般情况下由快到慢依次为：吸入>肌内注射>皮下注射>直肠给药>口服>皮肤给药。吸收程度以吸入、肌内注射、皮下注射、舌下、直肠较完全，口服次之。少数脂溶性大的药物可通过皮肤吸收。

皮下或肌内注射给药是通过毛细血管壁吸收，快速而完全。口服给药主要经小肠黏膜吸收，少数弱酸性药物可在胃中少部分吸收，胃肠吸收药物需通过毛细血管经肝门静脉再到体循环。某些经胃肠吸收的药物，经门静脉通过肝时被某些酶代谢灭活，使进入体循环的有效药量减少，药效减弱，这种现象称为首过消除。首过消除高的药物（如硝酸甘油）不宜口服给药，否则将不能达到预期的疗效。舌下和直肠给药可避免首过消除。直肠给药主要适用于少数刺激性强的药物（如水合氯醛）或不能口服药物的患者（如小儿、严重呕吐或昏迷患者）。

2. 药物的理化性质 药物的分子越小、脂溶性越大或极性越小，越易吸收。不溶于水又不溶于脂类的药物（如活性炭等）不易吸收，口服后只能在肠道中发挥局部作用。

3. 药物的剂型 药物可制成多种剂型，如溶液剂、糖浆剂、片剂、胶囊剂、颗粒剂、注射剂、气雾剂、栓剂等。剂型不同、给药途径不同，药物吸收速度也不同，如片剂的崩解、胶囊剂的溶解等均可影响口服给药的吸收速度；油剂和混悬剂注射液可在给药局部滞留，使药物吸收缓慢而持久。近年来，生物药剂学为临床提供了许多新的剂型。缓释制剂即是利用无药理活性的基质或包衣阻止药物迅速溶出，以达到非恒速缓慢释放的效果；控释制剂可以控制药物按零级动力学恒速或近恒速释放，以保持恒速吸收，既保证疗效的持久性，又方便使用。

4. 吸收环境 药物局部吸收面积、血液循环情况、pH、胃排空速度、肠蠕动速度等均可影响药物的吸收。空腹服药吸收快，餐后服药吸收较平稳。

（二）分布

分布（distribution）是指药物从血液循环向组织器官转运的过程。药物在体内的分布不均匀。一般来说，药物的分布与药物作用呈相关性，分布浓度高，药物在此部位的作用强，如碘及碘化物在甲状腺的分布浓度较高，对该部位的作用较强。但有的药物并非如此，如强心苷作用于心脏，却主要分布于骨骼肌和肝。影响药物分布的因素主要有以下几个方面。

1. 药物与血浆蛋白结合 多数药物进入血液循环后呈游离型和结合型两种状态存在,结合型药物与机体血浆蛋白呈可逆性结合,药物与血浆蛋白结合率是决定药物在体内分布的重要因素。药物与血浆蛋白结合后具有以下特点:① 结合是可逆的。② 暂时失去药理活性。③ 由于分子体积增大,不易透出血管壁,限制了其转运。④ 药物之间具有竞争蛋白结合的置换现象,如抗凝血药华法林和解热镇痛药保泰松与血浆蛋白的结合率都比较高,若两药同时应用,血浆中游离型华法林将明显增多,可能导致抗凝血作用增强或自发性出血。故联合应用几种血浆蛋白结合率较高的药物时,护理人员应警惕可能会发生因竞争性置换而造成的药效改变甚至中毒。

2. 药物与组织的亲和力 有些药物对某些组织有特殊的亲和力,因而在该组织的浓度较高,如抗疟药氯喹在肝中浓度比血浆浓度高约700倍,碘主要分布在甲状腺中。

3. 体内特殊屏障

(1) 血-脑屏障:指血-脑之间有一种选择性阻止各种物质由血入脑的屏障,它有利于维护中枢神经系统内环境的相对稳定。大多数药物较难通过,只有脂溶性高、分子量小和少数水溶性药物可以通过。当炎症时可改变其通透性,如脑部炎症时,对青霉素的通透性增加,大量肌内注射可在脑脊液中达到治疗浓度。

(2) 胎盘屏障:是胎盘绒毛与子宫血窦间的屏障。其通透性与一般毛细血管无显著差别,应该注意的是几乎所有药物都能穿透胎盘屏障进入胚胎循环。故妊娠期用药应谨慎,防止造成胎儿中毒或致畸。

(3) 血眼屏障:是指循环血液与眼球内组织液之间的屏障。全身给药时,药物在房水、晶状体和玻璃体等组织难以达到有效浓度,采取局部滴眼或眼周边给药如结膜下注射、球后注射及结膜囊给药等,可提高眼内药物浓度,减少全身不良反应。

4. 药物的理化性质和体液的pH 脂溶性药物或水溶性小分子药物易通过毛细血管壁,由血液分布到组织;水溶性大分子药物或离子型药物难以透出血管壁进入组织,如甘露醇由于分子较大,不易透出血管壁,故静脉滴注后,可提高血浆渗透压,形成组织脱水。细胞内液的pH为7.0,血液和细胞间液的pH约为7.4,由于弱酸性药物在细胞外解离多,不易进入细胞内。提高血液pH,可使弱酸性药物向细胞外转运;降低血液pH,则向细胞内转运。弱碱性药物与此相反。所以,改变血液pH,可改变药物在细胞内外的分布,对临床合理用药及药物中毒解救具有实际意义。

5. 组织、器官血流量 药物分布的快慢与组织、器官血流量有关。高灌注量的心、肝、肺、肾和脑组织,药物分布速度快,药量多;而低灌注量的肌肉、皮肤、脂肪等组织,药物分布速度慢,药量少。

(三) 生物转化

药物的生物转化(biotransformation)或代谢(matabolism)是指药物在体内经过某些酶的作用发生的化学结构的改变。大多数药物经生物转化后药理活性减弱或消失,此为灭活;有些药物经生物转化后,其代谢产物仍然具有药理活性;有的药物需要经过生物转化后才能成为有活性的药物,此为活化;有的药物在体内不被代谢而以原形从肾排出。

1. 药物的代谢方式 体内药物的代谢是在酶的催化下进行,有氧化、还原、水解、结合四种方式,可分为两步进行。

(1) 第一步:为氧化、还原或水解反应,通过第一步反应,大部分药物失去药理活性,少数药物被活化作用增强,甚至形成毒性代谢产物。

(2) 第二步:即结合反应,药物及代谢产物在酶的作用下,与内源性物质如葡萄糖醛酸、硫酸等结合成无活性的、极性高的代谢物从肾排泄。

2. 生物转化的酶 大多数药物的生物转化在肝中进行,部分药物在其他组织进行。体内药物代谢酶主要有两类:一类是特异性酶,其催化特定底物的代谢,如胆碱酯酶水解乙酰胆碱;另一类是非特异性酶,主要指肝微粒体混合功能酶系统,是促进药物转化的主要酶系统,又称为肝药酶或药酶,其特点为:① 选择性低,能对多种药物进行代谢;② 变异性较大,常因遗传、年龄、机体状态等因素的影响而产生明显的个体差异;③ 酶活性易受药物等因素的影响而出现增强或减弱现象。

3. 肝药酶的诱导与抑制 某些药物可使肝药酶的活性增强或减弱,因而影响该药本身及其他经肝药酶代谢药物的作用(表 1-3-1)。

(1) 肝药酶诱导剂:凡能增强肝药酶活性或增加肝药酶生成的药物称为肝药酶诱导剂,如巴比妥类、苯妥英钠、利福平等。若经肝药酶代谢的药物与药酶诱导剂合用时,可使代谢加快,药效减弱,剂量应适当增加。

(2) 肝药酶抑制剂:凡能减弱肝药酶活性或减少肝药酶生成的药物称为肝药酶抑制剂,如氯霉素、异烟肼等。经肝药酶代谢的药物与药酶抑制剂合用时,代谢减慢,剂量应适当减少。对肝功能不全患者、新生儿及早产儿肝功能尚未发育完全时,药物转化功能差,用药应调整剂量。

表 1-3-1 常见的肝药酶诱导剂和酶抑制剂及其相互作用

分类	药物	受影响的药物
肝药酶诱导剂	苯巴比妥	氯丙嗪、苯妥英钠、甲苯磺丁脲、香豆素类、氢化可的松、地高辛、口服避孕药、氨茶碱
	保泰松	氨基比林、可的松
	苯妥英钠	可的松、口服避孕药、甲苯磺丁脲
	利福平	华法林、口服避孕药、甲苯磺丁脲
	乙醇	苯巴比妥、苯妥英钠、甲苯磺丁脲、氨茶碱、华法林
肝药酶抑制剂	氯霉素、异烟肼	苯妥英钠、甲苯磺丁脲、香豆素类
	甲硝唑	乙醇、华法林
	西咪替丁	氯氮䓬 地西泮 华法林
	环丙沙星、依诺沙星	氨茶碱
	阿司匹林、保泰松	华法林、甲苯磺丁脲

(四) 排泄

排泄(excretion)是指药物及其代谢产物自体内排出体外的过程。肾是主要排泄器官,胆道、肠道、肺、乳腺、唾液腺、汗腺及泪腺等也可排泄某些药物。

1. 肾排泄

(1) 肾排泄药物的方式:药物及其代谢物经肾排泄方式有:① 肾小球滤过:大多数游

离型药物及其代谢物均易通过肾小球滤过,但与血浆蛋白结合高的药物不易滤过,排泄较慢。② 肾小管分泌:有少数药物在近曲小管经载体主动转运泌入肾小管排泄,药物可分为弱酸性和弱碱性两大类,分别由弱酸性或弱碱性载体转运。

(2) 肾排泄药物的特点:① 肾小管重吸收:药物及其代谢物自肾小球滤过到达肾小管后,极性低、脂溶性高、非解离型的药物及其代谢物,可重吸收到血液,使之排泄延缓。② 竞争抑制现象:经同一类载体转运的两个药物同时应用时,两者存在竞争抑制现象。如丙磺舒与青霉素合用时,相互竞争同一载体,丙磺舒可抑制青霉素的主动分泌,使后者血药浓度增高,排泄减慢,作用时间延长,药效增强。

(3) 影响肾排泄的因素:① 肾功能:药物经肾排泄受肾功能状态的影响,肾功能不全时,主要经肾排泄的药物排泄减慢,可致药物蓄积中毒,宜相应减少药物的剂量或延长给药间隔时间。② 尿液 pH:改变尿液 pH,可使弱酸性或弱碱性药物的排泄加速或延缓。尿液呈酸性时,弱碱性药物在肾小管中大部分解离,因而重吸收减少而排泄增多。反之,当尿液呈碱性时,弱酸性药物重吸收的少则排出的多,临床上可利用改变尿液 pH 的方法加速药物的排泄,以治疗药物中毒,如苯巴比妥中毒可碱化尿液以促使药物排泄。

2. 胆汁排泄 有些药物及其代谢物可经胆汁主动排泄。经胆汁排泄的药物胆道内药物浓度较高,可用于治疗胆道疾病,如红霉素、四环素、利福平等治疗胆道感染。肝肠循环(hepato-enteral circulation)是指药物自胆汁排入十二指肠后又被肠道再吸收的过程。肝肠循环可使药物作用时间延长,当胆道引流或阻断肠肝循环时可加速药物的排泄。如考来烯胺可阻断洋地黄毒苷的肝肠循环,可用于后者中毒的解救。

3. 其他排泄途径 因乳汁比血液略酸,所以脂溶性强或弱碱性药物易由乳汁排泄而影响婴幼儿,如吗啡、氯霉素等,故哺乳期妇女用药应予注意。某些药物也可经唾液腺排出,且排出量与血药有相关性,由于唾液标本易于采集,且无创伤性,临床上常用其代替血标本进行血药浓度监测。某些药物(如利福平等)可由汗液排泄。肺是挥发性药物的主要排泄途径,如检测呼气中的乙醇含量,以判定是否酒后驾车等。

三、药物代谢动力学基本概念和参数

(一) 时量关系与时效关系

药物的体内过程是一个连续变化的动态过程。随着时间的变化,体内的药量或血药浓度及药物的作用强度也会随之变化(图 1-3-1)。

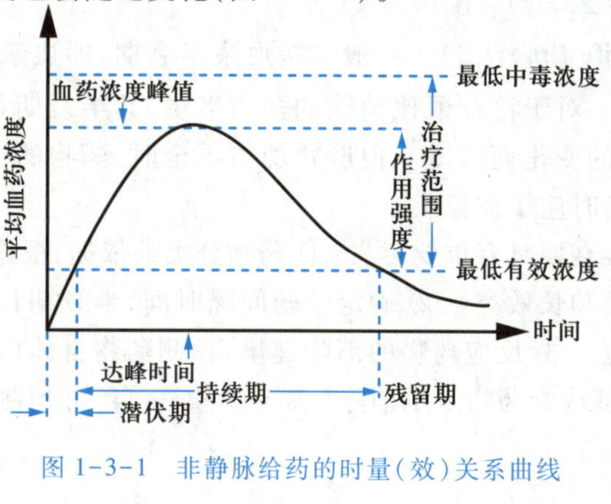

图 1-3-1 非静脉给药的时量(效)关系曲线

时量关系是指时间与体内药量或血药浓度的关系，也就是随时间的变化体内药量或血药浓度变化的动态过程。以时间为横坐标，体内的药量或血药浓度为纵坐标，得到的曲线为时量关系曲线。时效关系是指时间与作用强度的关系，即药物的作用强度随时间变化的动态变化过程，以时间为横坐标，药物的作用强度为纵坐标，得到的曲线为时效关系曲线。

时量（效）关系曲线可分为以下三期。

1. 潜伏期 是指从用药后到开始出现治疗作用的时间。此期主要反映药物的吸收和分布过程。静脉注射一般无此期。

2. 持续期 是指药物维持有效浓度的时间。此期与药物的吸收和消除速度有关。血药峰值浓度是指给药后达到的最高浓度，与药物剂量有关。达峰时间是指用药后达到最高血药浓度的时间，此时药物的吸收速度与消除速度相等。

3. 残留期 是指药物浓度已降至最低有效浓度以下，虽无疗效，但尚未从体内完全消除的时间。

为了更好地发挥药物的疗效，防止蓄积性中毒，应测定患者的血药浓度，以便确定合理的剂量和给药间隔时间。

（二）药物的消除与蓄积

1. 药物的消除 是指药物经吸收、分布、生物转化和排泄等过程，药理活性不断衰减的过程。药物在体内的消除方式有两种类型。

（1）恒比消除：又称一级动力学消除，是指单位时间内药物按恒定的比例进行消除，即血药浓度高，单位时间内消除的药量多。当药物浓度降低后，药物消除也按比例下降。当机体消除功能正常，用药量又未超过机体的最大消除能力时，大多数药物的消除方式属这一类型。

（2）恒量消除：又称零级动力学消除，是指单位时间内药物按恒定数量进行消除。药物消除速率与血药浓度高低无关。当机体消除功能下降或药量超过最大消除能力时，机体只能以恒定的最大速度消除药物，待血药浓度下降到较低浓度时则按恒比消除。

2. 药物的蓄积 是指反复多次用药，药物进入体内的速度大于消除的速度，血药浓度不断升高的现象。临床用药时应有计划地使药物在体内适当蓄积，以达到和维持有效的血药浓度，如强心苷的给药方法即属如此。但当药物蓄积过多，则会引起蓄积中毒。故使用药物时应注意药物剂量、给药速度、给药间隔时间、疗程长短及肝肾功能等。

（三）药动学的基本参数及临床意义

1. 半衰期（half-life time，$t_{1/2}$） 一般多指血浆半衰期，即血浆中药物浓度下降到峰值一半所需要的时间。对于符合恒比消除的药物来说，其半衰期是恒定的，不随血药浓度的高低和给药途径的变化而改变。但肝肾功能不全时，药物的半衰期可能延长，患者易发生蓄积中毒，用药时应予注意。

在临床用药时，半衰期具有重要意义：① 药物分类的依据，根据药物的半衰期可将药物分为短效类、中效类和长效类。② 确定给药间隔时间，半衰期长，给药间隔时间长；反之，给药间隔时间则短。③ 反应药物的消除速度，预测药物自体内基本消除的时间。停药 4~5 个半衰期，即可认为药物基本消除（表 1-3-2）。④ 可预测药物达到稳态血药浓度的时间。

表 1-3-2 恒比消除药物的消除和蓄积

半衰期数	一次给药		连续恒速恒量给药后体内蓄积药量/%
	消除药量/%	体存药量/%	
1	50	50	50
2	75	25	75
3	87.5	12.5	87.5
4	93.8	6.2	93.8
5	96.9	3.1	96.9
6	98.4	1.6	98.4

2. 稳态血药浓度(steady state concentration, C_{ss}) 以半衰期为给药间隔时间,连续恒量给药后,体内药量逐渐累积,给药 4~5 次后,血药浓度基本达稳态水平,此称为稳态血药浓度或坪值。达坪值时药物吸收量和消除量基本相等(图 1-3-2),药物在体内不再蓄积。稳态浓度的高低取决于每次给药的剂量。如病情需要血药浓度立即达坪值时,可采取首次剂量加倍的方法,此种给药方法在一个半衰期内即能达坪值,首次剂量称为负荷剂量。

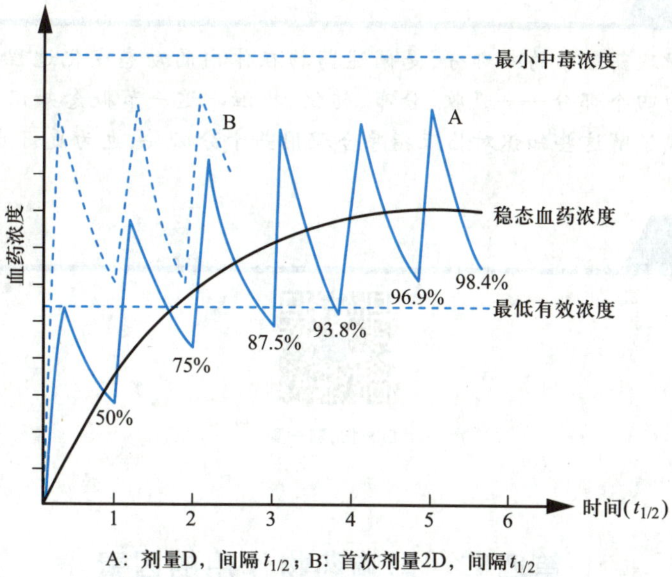

图 1-3-2 按半衰期给药的血药浓度变化示意图

3. 生物利用度(bioavailability) 是指血管外给药时,药物制剂实际吸收进入血液循环的药量占所给总药量的百分率,用 F 表示:

$$F = A/D \times 100\%$$

A 为进入血液循环的药量;D 为实际给药总量。生物利用度是评价药物制剂质量和药物生物等效的重要指标,也是选择给药途径的重要依据。影响生物利用度的因素包括人体的生物因素和药物的制剂因素。护理人员临床用药时,不应随意更换药物剂型,并应采用同一药厂同一批号的药品，以保持所用药物生物利用度的一致性。

4. 表观分布容积(apparent volume of distribution, V_d) 是指药物在吸收达到平衡或稳态时应占有的体液容积，这是理论上或计算所得的数值，并非药物在体内真正占有的体液容积。计算公式为：

$$\text{表观分布容积}(V_d)=\frac{\text{体内总药量}(A)\,\text{mg}}{\text{血浆药浓度}(C)\,\text{mg/L}}$$

从 V_d 的数值可了解药物在体内的分布情况。如 $V_d=5$ L 左右时，相当于血浆的容量，表示药物主要分布于血浆；如 $V_d=10\sim20$ L，相当于细胞外液的容量，表示药物分布于细胞外液；如 $V_d=40$ L，相当于细胞内液、外液容量，表示药物分布于全身体液；如 $V_d=100\sim200$ L，则表示药物可能在特定组织器官中蓄积，即体内有“贮库”，如对肌肉或脂肪组织有较高亲和力的药物。根据 V_d 还可推算体内药物总量或者要求达到某一血浆有效浓度时所需要的药物剂量以及药物排泄速度。V_d 小的药物排泄快，V_d 大的药物排泄慢。

5. 清除率(clearance, CL) 是指单位时间内多少容积血浆中的药物被清除，通常指总清除率。CL 与消除速率常数及表观分布容积成正比，公式：$CL=k\cdot V_d$。多数药物是通过肝生物转化和肾排泄从体内清除。因此，CL 主要反映肝肾功能，不受血药浓度的影响。肝肾功能不全的患者，应适当调整剂量或延长给药间隔时间，以免药物过量蓄积中毒。

学习小结

药动学是护理药理学的一部分，是阐述药物在体内的动态变化过程。为研究方便，人为地将其分为四个部分——吸收、分布、转化、排泄。这一节概念知识比较多，要善于联系临床，掌握、了解这些知识对临床指导合理用药十分必要，也为更好地做好护理工作提供了理论基础。

目标检测

扫一扫，测一测

（褚　杰）

第四节　影响药物作用的因素

学习目标

1. 掌握生理、心理、精神和病理因素对药物作用的影响并应用于护理工作中。
2. 熟悉配伍禁忌、高敏性、耐受性的概念及临床意义。
3. 了解药物本身对药物作用的影响。
4. 可以针对药物和患者的实际情况，为患者正确合理地使用药物提供指导。

药物在体内产生的药物作用受到多种因素的影响，因此药物作用可有一定的甚至是明显的差异。除前述的影响因素外，还有以下几个方面影响药物作用。

一、机体方面的因素

1. 年龄 机体的某些生理功能如肝肾功能、体液与体重的比例、血浆蛋白结合率等可因年龄而异，年龄对药物作用的影响在小儿和老年人方面体现得尤为突出。一般所说的剂量是指 18~60 岁成年人的药物平均剂量。

老年人由于器官功能逐渐减退，特别是肝肾功能逐渐减退，对药物的代谢和排泄能力降低，对药物的耐受性较差，用药剂量一般约为成人的 3/4。在敏感性方面，老年人与成年人也有不同。老年人对中枢神经抑制药、心血管系统药、胰岛素、非甾体抗炎药等药物的反应很强烈，易致严重不良反应，应当慎用。

小儿正处在生长发育期，特别是婴幼儿期器官功能尚未发育完全，对药物的代谢、排泄功能差，而敏感性高。新生儿尤其是早产儿的肝功能尚未发育成熟，葡萄糖醛酸转移酶结合能力低下，应用氯霉素时易致灰婴综合征。婴幼儿肾功能发育不完善，对某些药物如氨基糖苷类排泄缓慢，易致蓄积中毒，甚至耳聋。两岁以下幼儿血脑屏障发育尚未完善，对中枢抑制药特别敏感，如应用吗啡时较成年人更易引起呼吸抑制。小儿体液量与体重之比大于成人，水盐代谢率也较成人快。因此，小儿对影响水盐代谢和酸碱平衡的药物特别敏感，如使用解热镇痛药易致脱水，而利尿药易致水盐代谢紊乱。因此，根据儿童的生理特点，用药量应减少，通常按成人剂量依体重或体表面积折算用量。

2. 性别 尽管性别对药物敏感性的差异并不显著，但女性一般体重轻于男性，又具有月经、妊娠、哺乳等生理特点，用药时也应注意。如妇女在妊娠和月经期，对作用强烈的泻药、利尿药或抗凝血药敏感，易引起早产、流产、月经过多等。妊娠和哺乳期妇女用药，可能会对胎儿和乳儿产生不良影响，严重时可致畸胎或使乳儿中毒。有些药物给临产妇应用，可能由于其半衰期长，而对新生儿产生影响，故临产妇应慎用或少用药物。

3. 遗传因素 遗传因素可影响药物的药动学和药效学，使药物作用表现因人而异。如不同人群由于体内肝乙酰化转移酶的差异，可分快乙酰化型和慢乙酰化型，在应用异烟肼时，不同人群代谢速率会出现明显差异，为获得相同疗效，须调整用药剂量。药效学影响是由受体部位异常、组织细胞代谢障碍等因素引起，如华法林耐受者，由于肝内维生素 K 环氧化还原酶的受体与华法林亲和力降低，使临床用药药效下降。

有些患者首次用药，就对药物反应非常敏感，低于治疗量的用量即可出现显著的疗效甚至毒性反应，称为高敏性；反之，有些个体对药物的敏感性低，需使用高于常用量的较大剂量才能出现药物效应，称为耐受性。耐药性是指病原体或肿瘤细胞对药物的敏感性降低的一种状态，也称抗药性。这些患者因个体而异的药物效应属于个体差异。

4. 病理因素 病理状态可改变机体对药物的敏感性，影响药物效应。如阿司匹林可使发热患者的体温下降，而对正常体温无影响；胰岛功能完全丧失的患者，应用磺酰脲类药物无降血糖作用；患者在中枢神经系统抑制的病理状态下，能耐受较大剂量的中枢兴奋药而不惊厥等。病理因素也能引起药动学的改变。如肝肾功能不全时，药物的清除率降低，药物的半衰期延长，血药浓度增高，效应增强以及产生严重的不良反应；一些慢性病引起的低蛋白血症，会使奎尼丁、地高辛、苯妥英钠等药物的游离型药物增多，作用增强甚至引起毒副反应。此外，一些药物可诱发或加重疾病，如糖皮质激素可诱发或加重溃疡病和糖尿病等。因此，在病理状态下进行用药护理时，应高度重视并密切观察。

5. 心理因素 药物的效应在一定程度上受患者的情绪、患者对药物的信赖程度和医护人员的言语、表情、态度、暗示及工作经验等因素影响。研究表明，安慰剂对于头痛、高血压、神经官能症等能获得30%～50%甚至更高比率的"疗效"，显然这种"疗效"是心理因素起作用的结果。因此，护理人员在用药护理工作中，要注意分析患者的用药心态，并用自己良好的语言、态度和行为去开展心理护理工作。

患者对药物治疗信心不足，惧怕用药后产生的严重不良反应等，均会影响患者情绪，甚至丧失治疗的信心。这就要求护理人员运用自己掌握的药物知识，耐心细致地向患者及家属宣教所用药物的治疗效果、不良反应及其防治措施，尤其是一些有特殊反应的药物，应讲清其利弊，解除患者的心理顾虑，正确对待用药反应，提高患者用药的依从性，使患者乐观地接受药物治疗。

6. 饮食 饮食和药物之间存在着相互作用，表现为改变药物吸收和消除、药物与饮食的配伍禁忌等。因此，护理人员有责任向患者及其家属讲明用药期间饮食方面的注意事项，指导患者选择合适饮食，以提高疗效，避免不必要的后果。

（1）饮食对药物吸收的影响：如酸性食物可增加铁的溶解度，使Fe^{3+}还原为Fe^{2+}，促进吸收；高脂饮食可促进脂溶性维生素A、维生素D、维生素E的吸收，增加药效。而含钙、磷较多的食物、饮茶等却影响铁的吸收；婴幼儿补充钙剂时不宜同食含有大量草酸的菠菜等食品，以免形成不宜溶解的草酸钙而影响钙剂的吸收。

（2）饮食对尿液pH的影响：尿液pH常受饮食的影响。鱼、肉、蛋等荤性食物属酸性食品，而菠菜、豆类、水果、牛奶等属碱性食品。通常，四环素、氨苄西林等在酸性尿液中抗菌能力强，而金葡菌、铜绿假单胞菌在酸性尿液中生长受到抑制，用药时宜多食酸性食品。红霉素、氯霉素、头孢菌素类、氨基糖苷类、磺胺类等在碱性尿液中抗菌力强，用药时宜多食碱性食品。

（3）饮食与药物的相互作用：乳酶生不宜用热水冲服，以免杀灭乳酸杆菌而降低药效。服用泻药、解热药和磺胺类等药物后应多饮水，以补充机体丢失的水分或减轻药物对肾功能的毒性。含蛋白的药物制剂忌与茶同服，防止鞣酸和蛋白质发生作用失去药效。服用降压药、排钠利尿药时应限制高钠饮食。应用中枢抑制药期间禁饮酒，因其可增强对中枢的抑制作用。

二、药物方面的因素

1. 药物的化学结构 一般来说，化学结构相似的药物其作用相似，如苯二氮䓬类药物均具有镇静催眠抗焦虑作用。但有些药物化学结构相似但其作用相反，如维生素K与华法林化学结构相似，其分别具有促凝血和抗凝血作用。

2. 药物的剂型 一种药物的不同剂型，其生物利用度往往不同，使血药浓度出现较大差异，影响药物的疗效。一般而言，注射剂比口服剂型吸收的快；口服给药时，溶液剂吸收最快，散剂次之，片剂和胶囊剂较慢。吸收快的剂型，血药浓度达峰时较短，故起效快，吸收慢的剂型，因其潜伏期长，故起效慢，维持时间长。

3. 给药途径 给药途径也可影响药物的吸收、药物出现作用快慢和维持时间的长短。有的药物给药途径不同，其药物作用性质也可不同，如硫酸镁口服可产生导泻和利胆作用，肌内注射呈现降压和抗惊厥作用；利多卡因局部给药可产生局部麻醉作用，而其静脉注射给药则可产生抗心律失常作用。

4. 给药时间和次数 给药的时间不同有时也可影响药物疗效，临床用药时，根据具体药物特点、病情需要以及人体周期规律而定。如催眠药应在睡前服；助消化药需在饭前或饭时服用；驱肠虫药宜空腹或半空腹服用；有的药物如利福平等，因食物影响其吸收也特别注明空腹服用；对胃肠道有刺激性的药物宜饭后服等；胰岛素在餐前给药更能发挥药物的疗效。

人体的生理功能活动表现为昼夜节律性变化，机体在24小时内的不同时间，对某些药物的敏感性不同。按照生物周期节律性变化，设计临床给药方案以顺应人体生物节律变化，能更好地发挥药物疗效，减少不良反应，如肾上腺糖皮质激素的分泌高峰在上午8时左右，然后逐渐降低，0时达低谷。临床需长期应用糖皮质激素类药物治疗时，可依据此节律在上午8时一次顿服，既能达到治疗效果，又可减轻对肾上腺皮质的负反馈抑制作用。

给药次数决定给药时间间隔的长短，对于维持稳定有效的血药浓度特别重要。尤其是化学治疗中抗生素和抗肿瘤药，血药浓度若经常波动在有效和无效之间，常可影响疗效发挥，甚至导致病原体或肿瘤细胞产生耐药性。一般给药次数应根据病情需要以及血浆半衰期而定。但有些药物例外，如青霉素半衰期很短，但由于抗菌后效应长，可采用一日2次给药，减少了给药次数。

知识链接

时辰药理学

在一定时间内，机体进行有节律的活动是生物界的一种普遍现象，如人类的体温变化、血压变化、肾上腺皮质激素的分泌等。同样，机体对药物的敏感性也存在着昼夜差异。如硝酸甘油抗心绞痛的作用是早上强、下午弱，故早上给药更有效；洋地黄治疗心功能不全，夜间用药的敏感性比白天高数倍；糖皮质激素早晨一次给药对肾上腺皮质分泌的抑制作用比其他时间给药要小。这种研究昼夜节律对药物作用和体内过程的影响的科学称为时辰药理学。

5. 联合用药及药物的相互作用 两种或多种药物合用或先后序贯应用称为联合用药或配伍用药。联合用药的目的是为了提高疗效、减少不良反应或防止耐受性、耐药性的发生。但不合理的多药联用也常导致药物间不良的相互作用而降低疗效、加重不良反应甚至产生药源性疾病。因此，在多药联用时，应注意可能发生的药物不良相互作用。

两种或多种药物合用或先后序贯使用，而引起药物作用和效应的变化称为药物的相互作用。药物的相互作用可使药效加强，也可使药效降低或不良反应加重。因此，在用药护理中要加以注意。

（1）配伍禁忌：药物在体外配伍时发生的物理、化学变化而降低疗效，甚至产生毒性而影响药物的使用，此为配伍禁忌。注射剂在混合使用或大量稀释时易产生化学或物理改变。因此，静脉滴注时应特别注意配伍禁忌，避免发生严重后果。

（2）药效学方面的相互作用：联合用药时，表现为药物效应增强称为协同作用，表现为药物效应减弱称为拮抗作用。如吗啡与阿托品合用治疗胆绞痛，前者具有镇痛作用，后者可解除胆道痉挛，两药合用可使疗效增强，为协同作用。而沙丁胺醇的扩张支气管作用可被普萘洛尔所拮抗，若两药合用，可使前者的作用减弱。非甾体抗炎药与华法林合用，有增加出血的可能。

（3）药动学方面的相互作用：联合用药时，一种药物影响到另一种药物的吸收、分布、生物转化和排泄，而使另一种药物的作用或效应发生变化。如青霉素与丙磺舒合用，后者可使前者排泄减慢而使前者作用增强。苯巴比妥能诱导肝药酶，当其与保泰松合用时，可使保泰松代谢加快，药效降低。

学习小结

通过护理药理总论的学习，全面了解药物与机体的相互作用。作为一名护理工作者，应该在实际工作中掌握和熟悉相关药理学基础知识，将这些知识运用到用药护理中，指导患者合理用药，为患者服务。

目标检测

扫一扫，测一测

（王　婧）

第二章

传出神经系统药

第一节　概　　述

学习目标

1. 掌握传出神经系统受体的分布及效应。
2. 熟悉传出神经系统药物的作用方式及分类。
3. 通过对传出神经解剖学和生理学的复习，学会对传出神经系统药物的认知。

传出神经是指将中枢神经系统的冲动传至效应器以支配效应器活动的一类外周神经。传出神经系统药物是通过影响传出神经的递质或受体，改变效应器的功能，从而呈现出拟似或拮抗传出神经效应的药物。

一、传出神经系统的分类

由中枢神经系统发出的神经纤维构成传出神经系统，支配相应的效应器官。传出神经按其神经末梢释放的递质不同，分为胆碱能神经和去甲肾上腺素能神经（图 2-1-1）。

传出神经系统在解剖学上的分类

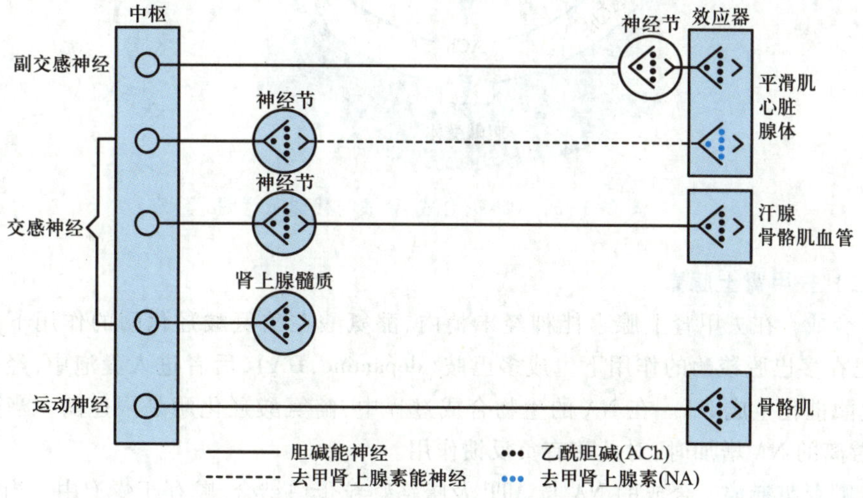

图 2-1-1　传出神经的分类及递质示意图

（一）胆碱能神经

其末梢释放乙酰胆碱（ACh），包括：① 副交感神经的节前纤维和节后纤维；② 交感神经的节前纤维和少部分节后纤维（支配汗腺和骨骼肌血管的神经）；③ 运动神经。

（二）去甲肾上腺素能神经

其末梢释放去甲肾上腺素（NA），包括大部分交感神经的节后纤维。

二、传出神经系统的递质及体内过程

（一）乙酰胆碱

1. 合成 在胆碱能神经元内，胆碱和乙酰辅酶 A 在胆碱乙酰化酶（ChAc）的催化下合成乙酰胆碱。

2. 贮存与释放 合成的 ACh 与三磷酸腺苷（ATP）、蛋白多糖结合共同储存于囊泡内。部分以游离形式存在于胞质中。当神经冲动到达末梢时，突触前膜去极化，Ca^{2+} 内流，囊泡膜与突触前膜融合并形成裂孔，将 ACh 排出，经突触间隙，与突触后膜的受体结合，产生效应。

3. 代谢 释放出的 ACh 迅速即被突触间隙中的胆碱酯酶（AChE）水解为胆碱和乙酸，部分胆碱被突触前膜再摄取，供再合成之用（图 2-1-2）。

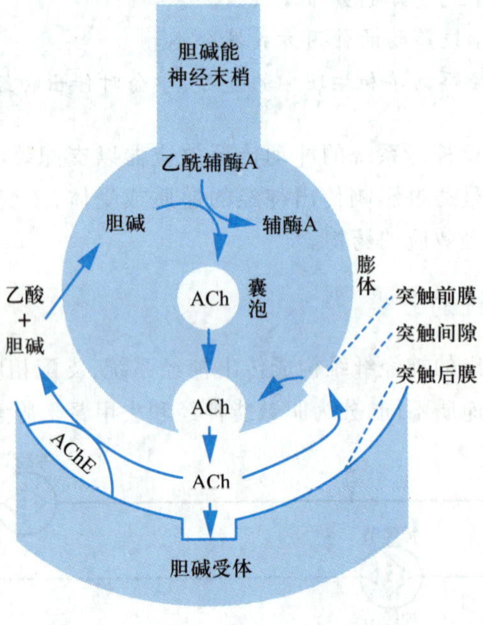

图 2-1-2　ACh 的合成、释放与代谢示意图

（二）去甲肾上腺素

1. 合成 在去甲肾上腺素能神经末梢内，酪氨酸在酪氨酸羟化酶的作用下生成多巴，多巴在多巴脱羧酶的作用下生成多巴胺（dopamine，DA），后者进入囊泡中，经多巴胺β-羟化酶催化生成 NA。在 NA 的生物合成过程中，酪氨酸羟化酶是限速酶。当胞质中 DA 和游离的 NA 增加时，对此酶有负反馈作用。

2. 贮存与释放 合成的 NA 与 ATP 及嗜铬颗粒蛋白结合，贮存于囊泡中。当神经冲动到达神经末梢时，以胞裂外排的方式将 NA 释放至突触间隙。

3. 消除 释放到突出间隙的 NA，75%～95%被突触前膜重摄取，这是 NA 消除的主要方式，进入神经末梢的 NA 大部分进一步转运进入囊泡中贮存，以供再次释放用。少部分未进入囊泡的 NA 可被胞质中线粒体膜上的单胺氧化酶（MAO）破坏。此外，还有小部分 NA 释放后从突触间隙扩散到血液中，最后被肝、肾等组织中的儿茶酚氧位甲基转移酶（COMT）和 MAO 所破坏。

三、传出神经系统受体的分类、分布及效应

传出神经系统的受体主要分为胆碱受体和肾上腺素受体两大类。

（一）胆碱受体

胆碱受体能选择性与乙酰胆碱结合，可分为毒蕈碱型受体和烟碱型受体。

1. 毒蕈碱型受体（简称 M 受体） 因对以毒蕈碱为代表的拟胆碱药较敏感而得名。目前 M 受体分为 5 个亚型，主要分布在副交感神经节后纤维所支配的效应器官上，如心脏、胃肠道、血管和支气管平滑肌、腺体、瞳孔括约肌等细胞膜上。当 M 受体被激动时，可引起心脏抑制、血管扩张、内脏平滑肌收缩、腺体（汗腺、唾液腺为主）分泌增加和瞳孔缩小等效应，这组效应可称为 M 样作用。

2. 烟碱型受体（简称 N 受体） 因对烟碱较敏感而得名。可分为 N_1 受体和 N_2 受体两种亚型。N_1 受体主要分布于自主神经节和肾上腺髓质，激动时引起神经节兴奋和肾上腺髓质分泌增加；N_2 受体分布于骨骼肌，激动时可引起骨骼肌收缩等效应，这组效应可称为 N 样作用。

（二）肾上腺素受体

肾上腺素受体能选择性与去甲肾上腺素或肾上腺素结合，分为 α 肾上腺素受体和 β 肾上腺素受体。

1. α 肾上腺素受体（简称 α 受体） 可分为 α_1 受体和 α_2 受体两种亚型。α_1 受体主要分布在全身皮肤、黏膜、内脏血管平滑肌等效应器，激动时可引起血管平滑肌收缩。α_2 受体分布在去甲肾上腺素能神经突触前膜，激动时可抑制去甲肾上腺素的释放（负反馈调节）。

2. β 肾上腺素受体（简称 β 受体） 可分为 β_1 受体、β_2 受体和 β_3 受体三种亚型。β_1 受体主要分布在心脏，β_2 受体主要分布在支气管平滑肌、骨骼肌血管和冠状血管等效应器官，β_3 受体主要分布在脂肪组织。当 β 受体激动时可引起心脏兴奋、支气管舒张、骨骼肌血管和冠状血管扩张、糖原和脂肪分解等效应。

多数效应器接受胆碱能和去甲肾上腺素能神经的双重支配（表 2-1-1），两类神经对效应器支配的结果大多是相互对抗的，只是在不同效应器，其支配优势不同，但在中枢神经系统的调节下，两种支配既对立又统一，共同协调机体功能。

四、传出神经系统药物的作用方式

（一）直接作用于受体

许多传出神经系统药物能直接与胆碱受体或肾上腺素受体结合，产生激动或阻断受体的效应，分别称为该受体的激动药或阻断药（拮抗药）。如毛果芸香碱为 M 受体激动药，阿托品为 M 受体阻断药。

表 2-1-1 传出神经系统主要受体分布及激动后效应

效应器	胆碱能神经元兴奋		肾上腺素能神经兴奋	
	受体类型	效应	受体类型	效应
心脏	M_2	传导及心率减慢，收缩力减弱	β_1	传导及心率加快，收缩力增强
血管	M_2	骨骼肌血管舒张	α_1	皮肤、黏膜、内脏血管平滑肌收缩
			β_2	骨骼肌血管和冠状血管扩张
内脏	M_3	支气管、膀胱、胃肠平滑肌收缩	β_2	支气管、膀胱、胃肠平滑肌舒张
	M_3	胃肠、膀胱括约肌舒张	α_1	胃肠、膀胱括约肌收缩
眼	M_3	睫状肌、瞳孔括约肌收缩（缩瞳）	α_1	瞳孔开大肌收缩（扩瞳）
腺体	M_3	腺体分泌增加	α_1	腺体分泌减少
骨骼肌	N_2	骨骼肌收缩		
代谢			β_2	肝糖原、肌糖原分解
			β_3	脂肪分解
其他	N_1	神经节兴奋、肾上腺髓质分泌		

（二）影响递质代谢

1. 影响递质的生物合成 密胆碱抑制乙酰胆碱的合成，目前仅用作实验研究的工具药，尚无临床应用价值。

2. 影响递质的释放 药物可促进神经末梢释放递质而发挥作用。如间羟胺能促进去甲肾上腺素的释放而发挥拟肾上腺素作用。

3. 影响递质的转化或贮存 药物可通过抑制递质的灭活，使递质在体内数量增多而发挥作用。如胆碱酯酶抑制药新斯的明发挥拟胆碱作用。

五、传出神经系统药物分类

按作用性质及对受体的选择性不同，对传出神经系统药物进行分类（表 2-1-2）。

表 2-1-2 传出神经系统药物的分类

拟似药	拮抗药
一、胆碱受体激动药	一、胆碱受体阻断药
1. M、N 受体激动药（乙酰胆碱）	1. M 受体阻断药（阿托品）
2. M 受体激动药（毛果芸香碱）	2. M_1 受体阻断药（哌仑西平）
3. N 受体激动药（烟碱）	3. N_1 受体阻断药（美卡拉明）
	4. N_2 受体阻断药（筒箭毒碱）

续表

拟似药	拮抗药
二、抗胆碱酯酶药(新斯的明)	二、胆碱酯酶复活药(氯解磷定)
三、肾上腺素受体激动药	三、肾上腺素受体阻断药
1. α、β受体激动药(肾上腺素)	1. α、β受体阻断药(拉贝洛尔)
2. α受体激动药(去甲肾上腺素)	2. α受体阻断药(酚妥拉明)
3. β受体激动药(异丙肾上腺素)	3. $α_1$ 受体阻断药(哌唑嗪)
4. $β_1$ 受体激动药(多巴酚丁胺)	4. β受体阻断药(普萘洛尔)
5. $β_2$ 受体激动药(沙丁胺醇)	5. $β_1$ 受体阻断药(阿替洛尔)

学习小结

传出神经系统受体的分布及效应是本节的学习重点,通过学习传出神经的分类,熟悉传出神经的主要递质,掌握心脏、血管、骨骼肌、腺体等效应器有哪些传出神经相应受体分布及激动受体时所产生的效应,为理解和掌握传出神经系统药物的作用、临床应用及护理工作打下良好基础。

目标检测

扫一扫,测一测

第二节 拟胆碱药

学习目标

1. 掌握毛果芸香碱、新斯的明的作用、临床应用和不良反应。
2. 了解其他胆碱受体激动药和胆碱酯酶抑制药的特点。
3. 学会观察本类药物的疗效与不良反应,能够熟练进行用药护理,并能正确指导患者合理用药。

▶ 临床案例

患者,女,40岁。因剧烈眼痛、头痛、恶心、呕吐,来院就诊。检查:眼结膜充血,角膜水肿,房角关闭,瞳孔中度开大,呈竖椭圆形,眼压升高为6.7 kPa。诊断:闭角型青光眼急性发作。

思考:

1. 你认为可选用本章哪些药物进行治疗?其降低眼内压机制是什么?
2. 应用时需注意哪些护理措施?

胆碱受体激动药能直接激动胆碱受体，胆碱酯酶抑制药能抑制胆碱酯酶的活性，使ACh水解减少，间接激动胆碱受体，两者合称为拟胆碱药。

一、胆碱受体激动药

胆碱受体激动药是一类结合并激动胆碱受体，产生与乙酰胆碱相似作用的药物。根据对胆碱受体选择性的不同，可分为M、N受体激动药，M受体激动药和N受体激动药三类。

（一）M、N受体激动药

乙酰胆碱

乙酰胆碱（acetylcholine，ACh）作为胆碱能神经释放的神经递质，对M、N受体无选择性，可同时产生M样和N样作用。由于选择性低，不良反应较多，无临床应用价值，但其作为内源性神经递质，对于维持机体器官的正常功能具有重要意义。

卡巴胆碱

卡巴胆碱（carbamylcholine）对M、N受体激动作用与乙酰胆碱相似，选择性低，作用时间较长，不良反应较多，目前主要用于治疗青光眼。

（二）M受体激动药

毛果芸香碱

毛果芸香碱（pilocarpine，匹罗卡品）是从毛果芸香属植物中提取的生物碱，其水溶液稳定，也可人工合成。

毛果芸香碱用药基础及护理

【药理作用】 选择性激动M受体，产生M样作用，特别是对眼睛和腺体的作用最为明显。

1. 对眼睛的作用

（1）缩瞳：毛果芸香碱激动瞳孔括约肌上的M受体，使瞳孔括约肌收缩，瞳孔缩小。局部用药，作用可维持数小时至一天。

（2）降低眼内压：毛果芸香碱通过缩瞳作用，使虹膜向中心方向拉动，虹膜根部变薄，前房角间隙扩大，房水易于通过小梁网及巩膜静脉窦进入血液循环，降低眼内压。

（3）调节痉挛：毛果芸香碱激动睫状肌上的M受体，睫状肌向瞳孔中心方向收缩，造成悬韧带松弛，晶状体由于自身弹性而变凸，屈光度增加，视近物清楚，视远物模糊，这种作用称为调节痉挛（图2-2-1）。

2. 对腺体的作用 皮下注射后可使腺体分泌增加，以汗腺和唾液腺最为明显，但临床意义不大。

【临床应用】

1. 青光眼 低浓度的毛果芸香碱（2%）滴眼，可治疗闭角型青光眼。用药后可使患者瞳孔缩小，前房角间隙扩大，房水回流通畅，眼压下降。但高浓度药物可使患者症状加重，不宜使用。对开角型青光眼的早期也有一定疗效，但机制未明。

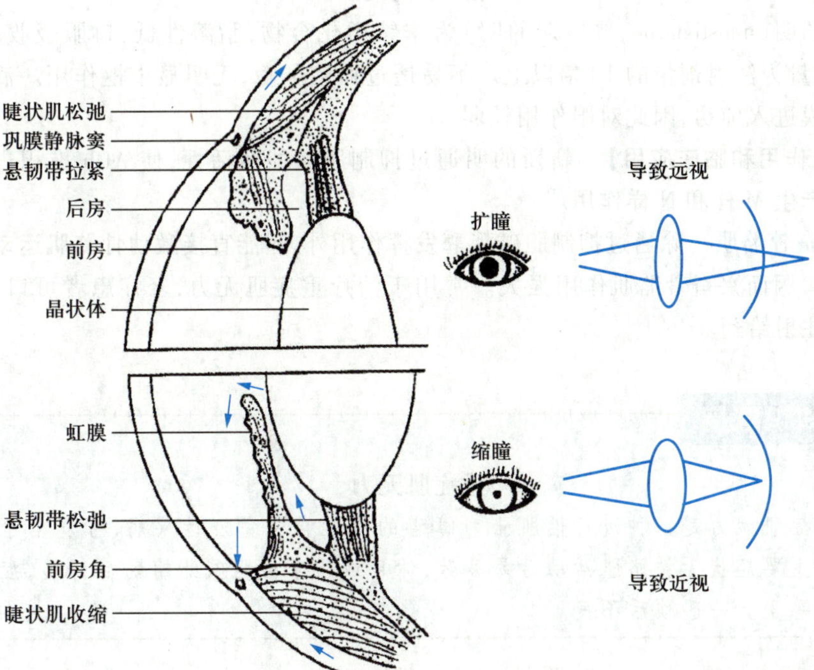

图 2-2-1　拟胆碱药(下)和抗胆碱药(上)对眼的作用

知识链接

青光眼

青光眼是以进行性视神经乳头凹陷、眼内压升高为主要特征,严重者可致失明的眼科常见疾病。可分为闭角型青光眼和开角型青光眼,前者是由于前房角狭窄,阻碍房水回流而使眼内压升高;后者主要是小梁网及巩膜静脉窦变性或硬化,阻碍房水回流而使眼内压升高。

2. 虹膜睫状体炎　与扩瞳药交替应用,使虹膜交替收缩与舒张,可防止虹膜与晶状体粘连。

3. M 受体阻断药中毒　毛果芸香碱全身用药可解救阿托品等 M 受体阻断药中毒。

【不良反应】　局部应用副作用较少。滴眼时应注意压迫内眦,避免药液流进鼻腔经鼻黏膜吸收引起全身不良反应。

二、胆碱酯酶抑制药

胆碱酯酶抑制药又称抗胆碱酯酶药,能与胆碱酯酶结合,抑制其活性,使胆碱能神经末梢释放的乙酰胆碱堆积,进而激动胆碱受体,产生 M 样及 N 样作用。根据与胆碱酯酶结合后解离的难易度分为两类,一类是易逆性胆碱酯酶抑制药,如新斯的明、吡斯的明;另一类是难逆性胆碱酯酶抑制药,如有机磷酸酯类。

新斯的明

新斯的明(neostigmine,普鲁斯的明)为季铵类化合物,脂溶性低,口服吸收少、不规则,口服剂量为注射剂量的10倍以上。不易透过血脑屏障,无明显中枢作用。滴眼时不易透过角膜进入前房,因此对眼作用较弱。

新斯的明

【药理作用和临床应用】 新斯的明通过抑制胆碱酯酶活性,使ACh堆积进而激动胆碱受体产生M样和N样作用。

1. 兴奋骨骼肌 除通过抑制胆碱酯酶发挥作用外,还能直接激动骨骼肌运动终板上的N_2受体,因而兴奋骨骼肌作用强大。常用于治疗重症肌无力,轻症患者可口服给药,严重者可注射给药。

> **知识链接**
>
> **重症肌无力**
>
> 重症肌无力是一种进行性肌张力障碍的慢性自身免疫性疾病,可发生于任何年龄。主要症状为骨骼肌活动后易疲劳,休息或给予抗胆碱酯酶药后好转,症状通常晨轻暮重。一般预后不良。

2. 兴奋平滑肌 对胃肠和膀胱平滑肌的兴奋作用较强,能促进排气、排尿,适用于术后的腹胀气和尿潴留。

3. 减慢心率 可间接兴奋心脏上M受体,使心率减慢,可治疗阵发性室上性心动过速。

4. 其他 能对抗筒箭毒碱和阿托品的作用,用于抢救筒箭毒碱等非除极化型肌松药中毒和阿托品等抗胆碱药中毒出现的外周症状。

【不良反应】 治疗量不良反应较少。过量可产生恶心、呕吐、腹痛、心动过缓、肌肉震颤等症状,严重者可致肌无力加重,称"胆碱能危象",可用阿托品对抗。支气管哮喘、心动过缓、机械性肠梗阻、尿路梗阻患者禁用。

溴吡斯的明

溴吡斯的明(pyridostigmine bromide)作用较新斯的明弱,起效慢,维持时间长,常用于治疗重症肌无力,也可用于治疗术后腹气胀和尿潴留。不良反应较新斯的明轻,很少引起胆碱能危象。

毒扁豆碱

毒扁豆碱(physostigmine,依色林)是从非洲产毒扁豆种子中提取的生物碱,现已能人工合成。作用与新斯的明相似,对中枢作用明显,小剂量兴奋中枢,大剂量则抑制,中毒时可致呼吸麻痹。由于选择性差,毒性较新斯的明严重,故主要用于局部治疗青光眼。水溶液不稳定,易氧化成红色,药效降低,刺激性增加,故应临用前配制,避光保存。滴眼时应压迫内眦,避免鼻黏膜吸收中毒。

安贝氯铵

安贝氯铵(ambenonium,酶抑宁)作用较新斯的明强而持久,主要用于不能耐受新斯的明的重症肌无力、腹气胀等。

依 酚 氯 铵

依酚氯铵（edrophonium，腾喜龙）抑制胆碱酯酶作用快而短暂，可用于诊断重症肌无力，诊断用药时应备好阿托品，以防出现毒性反应。另外，还用于解救非除极化型肌松药中毒。

学习小结

毛果芸香碱、新斯的明是本章的重点药物，也是学习总论之后初次学习的具体药物，理解其作用可能有一定的难度。同学们要通过学习，掌握其临床应用及特点。同时，学会在实际工作中注意药物应用的问题。

常用制剂和用法

硝酸毛果芸香碱　滴眼液：1%～2%。一次1～2滴，一日3～5次。眼膏剂：晚上或需要时涂眼膏。长效毛果芸香碱眼用缓释药膜：药膜放入眼结膜囊内后缓慢释放，一周1片。

新斯的明　片剂：15 mg。一次15 mg，一日3次，极量一次20 mg，一日100 mg。注射剂：0.5 mg/1 ml、1 mg/2 ml。一次0.25～1.0 mg，一日1～3次，皮下注射或肌内注射，极量一次1 mg，一日5 mg。

溴吡斯的明　片剂：60 mg。一次60 mg，一日3次。

毒扁豆碱　滴眼液或眼膏：0.25%。每3～4小时1次或遵医嘱，药液变红后禁用。

安贝氯铵　片剂：5 mg，10 mg、25 mg。口服：一次5～25 mg，一日3次。

依酚氯铵　注射剂：10 mg/ml、100 mg/10 ml。诊断重症肌无力：2～5 mg静脉注射。对抗肌松药：一次10 mg，肌内注射。

目标检测

扫一扫，测一测

第三节　胆碱受体阻断药

学习目标

1. 掌握阿托品的作用、临床应用及不良反应。
2. 熟悉东莨菪碱、山莨菪碱、丙胺太林的作用特点及临床应用。
3. 了解后马托品、琥珀胆碱等的作用特点及临床应用。
4. 能正确观察药物的疗效和不良反应，能熟练进行用药护理，并能正确指导患者安全、合理用药。

▶ 临床案例

患者，男，8 岁，因高热、腹泻、四肢抽搐急诊入院。经检查诊断为：中毒性休克。

思考：

1. 对中毒性休克，除了抗感染药、糖皮质激素外，本章学习到的药物哪些也可考虑使用？

2. 应用这些药物时需注意什么？

胆碱受体阻断药又称抗胆碱药，分为 M 受体阻断药和 N 受体阻断药。

一、M 受体阻断药

根据其来源不同，可分为阿托品类生物碱和阿托品的合成代用品。

（一）阿托品类生物碱

阿 托 品

阿托品(atropine)是从茄科植物颠茄、莨菪或曼陀罗等植物中提取的生物碱，也可人工合成。本品口服易吸收，肌内注射和静脉注射起效更快，可透过血脑屏障影响中枢。局部滴眼，作用可维持数日。

【药理作用】 阿托品与胆碱受体结合，竞争性的拮抗乙酰胆碱或胆碱受体激动药对 M 受体的激动作用。

1. 松弛内脏平滑肌 阻断内脏平滑肌上的 M 受体，松弛内脏平滑肌，尤其对处于过度兴奋或痉挛状态的平滑肌有较强的松弛作用。对不同器官的平滑肌解痉强度不同，如对胃肠道、输尿管和膀胱逼尿肌松弛作用较强，对胆道、支气管平滑肌作用弱，对子宫平滑肌影响较小。

2. 抑制腺体分泌 能阻断腺体上的 M 受体，抑制腺体分泌。以唾液腺和汗腺最为敏感，一般治疗量(0.5 mg)即有明显抑制作用，引起口干和皮肤干燥，也抑制泪腺和支气管腺体分泌。较大剂量能抑制胃液分泌，但对胃酸分泌影响较小。

3. 对心血管的作用

(1) 心脏：注射治疗量(0.5 mg)阿托品，可使部分患者出现轻度心率减慢，这可能是由于阿托品兴奋迷走神经中枢所致；较大剂量阿托品(1～2 mg)阻断心脏窦房结上的 M 受体，解除迷走神经对心脏的抑制，使心率加快，传导加速。

(2) 血管和血压：治疗量阿托品对血管无明显影响，较大剂量时能扩张皮肤黏膜血管，解除血管痉挛，增加重要脏器血流灌注，改善组织的供血、供氧，改善微循环。此作用机制尚未明确，与阻断 M 受体无关，可能与直接扩血管作用有关。

4. 对眼睛的作用

(1) 扩瞳：阿托品阻断瞳孔括约肌上的 M 受体，使瞳孔括约肌松弛，而瞳孔开大肌则保持原有收缩力向外收缩，故扩大瞳孔。

(2) 升高眼内压：由于瞳孔扩大，虹膜退向四周外缘，前房角间隙变窄，阻碍房水回流入血液循环，使房水蓄积，引起眼内压升高。

(3) 调节麻痹：阿托品阻断睫状肌上的 M 受体，使睫状肌松弛退向外缘，悬韧带拉紧，晶状体处于扁平，屈光度变小，不能将近物清晰地成像于视网膜上，致视近物模糊，呈远视状态，称为调节麻痹（图 2-2-1）。

5. 对中枢的作用 治疗量的阿托品对中枢作用不明显，较大剂量（1~2 mg）可兴奋延髓；更大剂量（2~5 mg）时兴奋大脑皮质，表现为烦躁不安、多言、谵妄等；中毒剂量（>10 mg）可致幻觉、定向障碍、惊厥和运动失调等，严重时由兴奋转为抑制。

【临床应用】

1. 内脏绞痛和遗尿症 阿托品可用于各种内脏绞痛。对胃肠道痉挛性疼痛，能迅速缓解；对输尿管平滑肌痉挛所致的绞痛及尿频、尿急等膀胱刺激症状疗效较好；对胆绞痛及肾绞痛疗效较差，常与阿片类镇痛药合用，以增强疗效。利用其松弛膀胱逼尿肌的作用，尚可用于治疗遗尿症。

2. 麻醉前给药 抑制呼吸道腺体分泌，防止分泌物阻塞呼吸道及吸入性肺炎的发生。也可用于严重盗汗和流涎症。

3. 眼科应用

（1）虹膜睫状体炎：阿托品滴眼后，能松弛虹膜括约肌和睫状肌，使其活动减少，有利于炎症的消退；同时还可预防虹膜与晶状体粘连及瞳孔闭锁。

（2）检查眼底：利用阿托品的扩瞳作用，可以进行眼底检查。但因其扩瞳作用可维持 1~2 周，调节麻痹作用也可维持 2~3 天，视力恢复较慢，常被作用较短的阿托品的合成代用品托吡卡胺等取代。

（3）验光配镜：阿托品滴眼后，可使睫状肌麻痹，晶状体固定，可准确测定晶状体的屈光度，但由于持续时间过长，现已少用，仅在儿童验光时应用。

4. 缓慢型心律失常 阿托品可治疗因迷走神经过度兴奋所致窦性心动过缓、房室传导阻滞等缓慢型心律失常。

5. 中毒性休克 主要用于严重感染所致的中毒性休克，使用大剂量阿托品，可解除血管痉挛，改善微循环，纠正组织缺氧状态，并可使回心血量增加，血压上升，使休克好转。但应注意在补足血容量的基础上应用。由于阿托品不良反应较多，此应用已被山莨菪碱取代。

知识链接

休 克

休克是由多种致病因素引起的急性循环功能障碍综合征。其病理过程是微循环障碍、组织器官灌流不足、细胞代谢紊乱和组织受损等。可分为 3 个时期：休克早期（微循环缺血期）、休克期（微循环淤血期）及休克晚期（微循环凝血期）。临床上可根据休克不同时期微循环病理改变，在补足血容量的基础上，合理选用血管扩张药或血管收缩药来维持有效血液循环。

6. 有机磷酸酯类药物中毒 有机磷酸酯类中毒时，给以阿托品能迅速解除 M 样症状，解除部分中枢症状，但对 N_2 胆碱受体激动引起的肌肉震颤无效。因对胆碱酯酶无复活作用，故应与胆碱酯酶复活药合用，此时阿托品用量应减少。

【不良反应】 阿托品作用广泛，副作用较多，常见口干、便秘、视力模糊、心悸、皮肤干燥潮红、体温升高等。过量中毒时，有烦躁不安、幻觉、惊厥、谵妄等兴奋症状，严重时可由兴奋转入抑制，出现昏迷、呼吸麻痹等。中毒解救措施主要是对症处理，用镇静药或抗惊厥药对抗其中枢兴奋症状；用胆碱受体激动药对抗其外周作用；呼吸抑制可用人工呼吸、给氧等处理；降低体温可用冰袋或酒精擦浴。用毛果芸香碱或毒扁豆碱和新斯的明可对抗阿托品中毒症状，其中毒扁豆碱对中枢症状缓解较好。阿托品的最低致死量成人为 80~130 mg，儿童约为 10 mg。

【禁忌证】 青光眼、前列腺肥大、幽门梗阻、休克伴有心动过速者禁用。

东莨菪碱

东莨菪碱（scopolamine）是从洋金花等植物中提取的生物碱。

【药理作用】

1. 外周作用 与阿托品相似，但抑制腺体分泌较阿托品强，扩瞳、调节麻痹作用稍弱，对心血管作用较弱。

2. 中枢作用 对中枢主要起抑制作用，小剂量镇静，较大剂量催眠，甚至麻醉，但可兴奋呼吸中枢；还具有中枢性抗胆碱作用及防晕止吐作用。

【临床应用】

1. 麻醉前给药 本品既可抑制腺体分泌，又有镇静和兴奋呼吸中枢作用，故麻醉前给药优于阿托品。

2. 预防晕动病 用于预防晕动病，对晕车、晕船等引起的头晕、恶心、呕吐等症状有效，也可治疗妊娠呕吐及放射病呕吐。

3. 治疗震颤麻痹 利用其中枢性抗胆碱作用，可缓解患者的流涎、肌强直和震颤等症状。

4. 全身麻醉 可代替中药洋金花做复合麻醉用。

【不良反应】 不良反应及禁忌证与阿托品相似。

山莨菪碱

山莨菪碱（anisodamine）是从茄科植物唐古特莨菪中提出的生物碱，也可人工合成，天然品称为 654-1，人工合成品称为 654-2。

本品作用与阿托品相似，但对平滑肌的解痉作用较阿托品强；解除血管痉挛、改善微循环的作用突出；抑制腺体分泌和扩瞳作用较弱；不易透过血脑屏障，故对中枢影响较小。

临床上取代阿托品用于各种感染性休克，也可用于内脏平滑肌痉挛性绞痛。不良反应和禁忌证与阿托品相似，但其毒性较低，临床多用。

（二）阿托品的合成代用品

合成扩瞳药：后马托品（homatropine）、托吡卡胺（tropicamide）为临床常用的合成扩瞳药，扩瞳、调节麻痹作用维持时间明显缩短，故适用于一般的眼科检查。

合成解痉药：

丙胺太林

丙胺太林（propantheline，普鲁本辛）口服吸收不完全，食物可影响其吸收，宜空腹服用。其对胃肠道平滑肌上的 M 受体选择性高，治疗量即可解除胃肠平滑肌痉挛，能延缓胃的排空时间,并抑制胃酸分泌。主要用于消化性溃疡、胃肠痉挛,也可用于治疗遗尿症及妊娠呕吐。不良反应与阿托品类似,但较少。

哌仑西平

哌仑西平(pirenzepine)能选择性阻断胃壁细胞上的 M_1 受体,抑制胃酸分泌,可用于治疗消化性溃疡。较少出现口干和视力模糊等作用。

与丙胺太林相似的其他合成解痉药有贝那替秦(胃复康)、甲溴阿托品(胃疡平)、胃安等。

二、N 受体阻断药

(一) N_1 受体阻断药

N_1 受体阻断药又称神经节阻断药,能与 ACh 竞争神经节细胞膜上的 N_1 胆碱受体,阻断 ACh 与 N_1 胆碱受体的结合,从而阻断神经冲动在神经节中的传递。代表药有美卡拉明、樟磺咪芬等,曾用于治疗高血压急症,因不良反应较多,现已少用。

(二) N_2 受体阻断药

N_2 受体阻断药又称骨骼肌松弛药,通过与骨骼肌运动终板膜上 N_2 受体结合,阻断神经冲动的传递,使骨骼肌松弛。按作用机制不同,可分为去极化型和非去极化型肌松药两类。

去极化型肌松药:

琥珀胆碱

【作用和临床应用】 琥珀胆碱(succinylcholine,司可林)静脉给药后先出现短暂的肌束颤动,1 min 后即出现肌肉松弛,2 min 后作用最强,5 min 左右肌松作用消失。肌肉松弛的顺序是眼睑、颜面部肌肉、颈部肌、上肢肌、下肢肌、躯干肌、肋间肌和膈肌,恢复顺序则相反。临床作为外科麻醉辅助用药及气管插管、气管镜、食管镜检查等短时操作。

【不良反应】 不良反应常见肌肉酸痛、眼压升高、血钾升高等。剂量过大可引起呼吸肌麻痹,用药时应备有人工呼吸机及其他抢救器材。

非去极化型肌松药:

筒箭毒碱

筒箭毒碱(tubocurarine)是临床上应用最早的非去极化型肌松药,通过阻断骨骼肌运动终板上的 N_2 受体,使骨骼肌松弛。可用于外科麻醉时的辅助用药。过量可引起呼吸肌麻痹,因毒性较大,来源有限,临床上较少应用。

其他类非去极化型肌松药还有泮库溴铵、维库溴铵、阿曲库铵、哌库溴铵、米库氯铵等,其中泮库溴铵为其代表性药物。泮库溴铵肌松作用较筒箭毒碱强 5 倍,主要用于维持肌松和气管内插管,心动过速、冠心病或肾功能低下者慎用。

三、胆碱受体阻断药的用药护理

1. 给药前,必须确认是否存在用药禁忌证。青光眼、前列腺肥大及幽门梗阻等患者禁用 M 受体阻断药。大面积软组织损伤、烧伤、偏瘫、脑血管疾病及恶性肿瘤等患者禁用琥珀胆碱。

2. 口服阿托品应在餐前 30 min 给药；可静脉推注也可适当稀释后注射，注射速度不宜过快。

给药期间，应注意观察有无尿潴留症状，有无眼压升高、散瞳、视物模糊症状及有无胸闷、心绞痛症状，嘱咐患者排尿、排便、避免光照，服用硝酸甘油等药物可对抗心绞痛症状；还应密切监测患者的心率、体温变化，如果出现呼吸加快、中枢兴奋等症状，应及时报告医生处理；对于心率超过 110 次/min 并有室性心动过速时，要及时报告医生，并备好利多卡因及除颤器待抢救。

用药后，患者可能有口渴感、皮肤干燥、便秘等，应嘱咐患者少量多次饮水，并食用高纤维素食物或咀嚼口香糖等以助排便。

3. 阿托品局部滴眼时，也可因吸收引起中毒，用药过程中如出现眼痛、心悸、眩晕等症状，应立即停药。

4. 手术中需要使用肌松药时，应先给予阿托品，以减少流涎防止吸入性肺炎发生。肌松药使用中应密切观察患者的脉搏、血压、呼吸及心电图等，肌肉松弛后应保持呼吸道通畅和正确的呼吸管理。琥珀胆碱静脉滴注时若发现患者有腹胀或心电图改变，应急查血钾以防严重后果发生，过量易引起呼吸肌麻痹而导致呼吸衰竭，应备好呼吸机。

四、有机磷酸酯类中毒与解救

有机磷酸酯类中毒与解救

常用的毒性相对较低的有机磷酸酯类为敌百虫、马拉硫磷及乐果；毒性有机磷酸酯类为敌敌畏（DDVP）、对硫磷（1605）、内吸磷（1059）和甲拌磷（3911）等；剧毒类为沙林、塔朋及梭曼，剧毒类往往用作神经毒气（战争毒剂）。

（一）中毒机制

有机磷酸酯类脂溶性高，易经皮肤、呼吸道、胃肠等不同途径吸收，吸收后与胆碱酯酶牢固结合，形成不易解离的磷酰化胆碱酯酶，使胆碱酯酶失活，致使突触间隙乙酰胆碱大量蓄积，产生一系列中毒症状。

（二）中毒症状

1. 轻度中毒 以 M 样症状为主，表现为瞳孔缩小、视力模糊、流涎以至口吐白沫、大汗淋漓、呼吸困难、恶心呕吐、腹痛、腹泻、大小便失禁、心动过缓、血压下降等。

2. 中度中毒 可同时有 M 样症状和 N 样症状，后者主要表现为肌肉震颤、抽搐、肌麻痹、心动过速、血压升高等。

3. 严重中毒 除有 M 样症状和 N 样症状外，还出现中枢神经系统症状，表现为先兴奋：如不安、谵妄、精神错乱以及全身肌肉抽搐；进而因过度兴奋转入抑制，出现昏迷，因血管运动中枢抑制，导致血压下降、呼吸中枢麻痹而致呼吸停止。

（三）解救措施

一旦发生中毒，应立即抢救。

1. 清除毒物 发现中毒时，应立即把患者移出现场，去除污染的衣服。由皮肤吸收者，应用温水和肥皂清洗皮肤。经口中毒者，应首先抽出胃液和毒物，并用微温的 2% 碳酸氢钠溶液或 1% 盐水反复洗胃，直至洗出液中不含农药味，然后可用硫酸镁导泻或呋塞米利尿，加快毒物排泄。敌百虫遇碱可转化为毒性作用更强的敌敌畏，故解救敌百虫中毒时,不宜使用碱性溶液洗胃。对硫磷遇高锰酸钾可被氧化为毒性作用更强的对氧磷,解救对硫磷中毒时,不宜使用高锰酸钾洗胃。

2. 对症治疗

(1) 维持患者气道通畅,包括支气管内吸引术。必要时进行人工呼吸、给氧。

(2) 用地西泮(5~10 mg,静脉注射)控制持续惊厥。

(3) 抗休克。

3. 特异解毒药

(1) 对症治疗药:M 受体阻断剂阿托品等,能迅速解除有机磷酸酯类中毒时的 M 样症状和部分中枢症状。对中枢的作用较弱,能解除一部分中枢神经系统中毒症状,使昏迷患者苏醒。大剂量阿托品还具有阻断神经节作用,从而对抗有机磷酸酯类的兴奋神经节作用。但对 N_2 受体激动引起的骨骼肌震颤、呼吸肌麻痹等无效,也无复活胆碱酯酶作用,因此需与对因治疗药——胆碱酯酶复活剂合用。

阿托品应早期、足量、反复使用,直至阿托品化后,可根据病情减少剂量,维持,逐渐延长给药间隔,直至临床症状和体征基本消失后方可停药。有机磷酸酯类中毒者,对阿托品的耐受量明显提高,故此时用量比常规用量要大。

(2) 对因治疗药:胆碱酯酶复活药(氯解磷定和碘解磷定等)。胆碱酯酶复活药是一类能使失活的胆碱酯酶恢复活性的药物,常用的有氯解磷定和碘解磷定。

氯解磷定

氯解磷定(pyraloxime methylchloride,PAM-Cl)水溶液较稳定,使用方便,可肌内注射或静脉给药,作用较快,不良反应较少,故临床上较为常用。

【药理作用与临床应用】 氯解磷定可与磷酰化胆碱酯酶中的磷酰基结合为复合物,置换出胆碱酯酶,使其恢复活性。也可直接与体内游离的有机磷酸酯类结合,成为无毒的磷酰化氯解磷定从尿中排出。

用于解救有机磷酸酯类中毒时,可明显减轻 N 样症状和中枢症状,但对 M 样症状影响较小,故应与阿托品合用,以控制症状。

解救有机磷中毒时,氯解磷定为胆碱酯酶复活药中首选药物。对 1059、1065、敌百虫、敌敌畏、苏化 203、甲拌磷(3911)等中毒有效。

【不良反应】 治疗剂量的氯解磷定毒性较小,肌内注射局部有轻微疼痛。静脉注射过快(>500 mg/min)可出现头痛、眩晕、视力模糊、恶心、呕吐及心动过速等,剂量过大(>8 g/24 h)可抑制胆碱酯酶,加重有机磷酸酯类中毒程度,故应控制剂量。

【用药护理】

1. 解救用药要尽早、足量和反复,若治疗不及时,被磷酰化的胆碱酯酶难以复活,即磷酰化胆碱酯酶“老化”。中毒 36 h 以上者疗效差。

2. 静脉给药过快,可引起乏力、头痛、眩晕、视力模糊、心动过速及呼吸抑制等症状。在用药过程中应密切观察患者的症状和体征(心率、血压、尿量等)。

3. 在碱性条件下可水解出氰离子(CN^-),故禁与碱性药物配伍。

4. 给药剂量过大,可抑制胆碱酯酶,应注意与有机磷中毒症状相区别。

碘解磷定

碘解磷定(pralidoxime iodide)为最早应用的胆碱酯酶复活药,药理作用和应用与氯解磷定相似。本品对不同有机磷酸酯类中毒疗效存在差异,如对内吸磷、马拉硫磷和对硫磷中毒疗效好,对敌百虫和敌敌畏中毒疗效稍差,对乐果中毒则无效。由于碘解磷定含碘,可引起口苦、咽痛和对注射部位有刺激性,不良反应多,药理作用弱,且只能静脉注射,故目前已较少使用。

学习小结

本章节学习的是M受体阻断剂,以阿托品为代表,全面阐述其药理作用和临床应用。阿托品是药理学学习的重点药物,同学们要学好此章节,就要采用举一反三,以点带面,善于归纳总结,同时区分每个药物的特点,了解其临床应用。尤其是有机磷中毒的知识,是重点内容,要全面掌握、合理应用。

常用制剂和用法

阿托品　片剂:0.3 mg。一次0.3~0.6 mg,一日3次。注射剂:0.5 mg/1 ml、1 mg/2 ml、5 mg/1 ml。一次0.5 mg,皮下、肌内或静脉注射均可。滴眼液:0.5%~1%。眼膏:1%。极量:口服,一次1 mg,一日3 mg;皮下或静脉注射,一次2 mg。

山莨菪碱　片剂:5 mg、10 mg。一次5~10 mg,一日3次。注射剂:5 mg/1 ml、10 mg/1 ml、20 mg/1 ml。肌内注射或静脉注射,一次5~10 mg,一日1~2次。

东莨菪碱　片剂:0.2 mg,一次0.2~0.3 mg,一日3次。注射剂:0.3 mg/1 ml、0.5 mg/1 ml,皮下注射或肌内注射,一次0.2~0.5 mg。极量:口服,一次0.6 mg,一日2 mg;注射,一次0.5 mg,一日1.5 mg。

后马托品　滴眼液:1%~2%,一次1~2滴,遵医嘱执行。

托吡卡胺　滴眼液:0.5%、1%。一次1~2滴,5 min后重复1次。

溴丙胺太林　片剂:15 mg。一次15 mg,一日3次。

琥珀胆碱　注射剂:50 mg/1 ml、100 mg/2 ml。一次1~2 mg/kg,静脉注射,也可溶于5%葡萄糖注射液中稀释至0.1%浓度,静脉滴注;小儿一次1~2 mg/kg。极量:一次250 mg,每次手术最大用量不超过500~600 mg。

筒箭毒碱　注射剂:10 mg/1 ml。首次6~9 mg静脉注射,重复时用量减半。

泮库溴铵　注射剂:4 mg/2 ml。首次0.1~0.15 mg/kg静脉注射,重复给药时剂量减半。

目标检测

扫一扫,测一测

第四节 肾上腺素受体激动药

学习目标

1. 掌握肾上腺素、去甲肾上腺素和异丙肾上腺素的药理作用、临床应用和不良反应。

2. 熟悉麻黄碱、多巴胺、间羟胺的作用特点及临床应用。

3. 学会观察药物的疗效与不良反应，能够熟练进行用药护理，并能正确指导患者合理、安全用药。

▶ 临床案例

患者，女，20岁，因患急性扁桃腺炎入院就医。给予青霉素等药物治疗。给药前行青霉素皮试，1 min后患者顿感不适，出现冷汗如注、面色苍白、胸闷、呼吸困难症状，检测血压为6.67/4 kPa(50/30 mmHg)。诊断：过敏性休克。

思考：

1. 抢救过敏性休克患者首选什么药，为什么？

2. 简述该病的用药护理措施。

肾上腺素受体激动药又称拟肾上腺素药，是一类能与肾上腺素受体结合并激动受体产生与肾上腺素相似作用的药物。按对不同肾上腺素受体的选择性，可分为α、β受体激动药、α受体激动药、β受体激动药三类。

一、α、β受体激动药

肾上腺素

肾上腺素

肾上腺素(adrenaline，AD)是肾上腺髓质分泌的主要激素，药用肾上腺素是从家畜肾上腺中提取或由人工合成。化学性质不稳定，见光易分解，在中性，尤其是碱性溶液中易氧化成粉红色或棕色而失效，故禁与碱性药液配伍。

【体内过程】 口服后在碱性肠液、肠黏膜及肝内易被破坏氧化失效，不能达到有效血药浓度。皮下注射因能收缩血管，故吸收缓慢，作用维持时间长，为1 h左右。肌内注射的吸收速度比皮下注射快，作用维持10~30 min。静脉注射立即生效，作用仅维持数分钟。肾上腺素在体内的摄取及代谢途径与去甲肾上腺素相似，主要以代谢产物和少量原形经肾排泄。

【药理作用】 肾上腺素对α、β受体均有强大的激动作用。

1. 兴奋心脏 激动β_1受体，对心脏产生强大的兴奋作用，表现为心肌收缩力增强、传导加速、心率加快、心排出量增加。心脏正、异位起搏点的自律性均升高，心肌耗氧量增加，易引起心肌缺氧或诱发各种快速型心律失常。

2. 收缩或舒张血管 激动α_1受体，使皮肤、黏膜及内脏血管收缩；激动β_2受体，使骨骼肌血管和冠状血管扩张；对肺和脑血管收缩作用微弱。

3. 影响血压 治疗量的肾上腺素可使心脏兴奋，收缩压升高，舒张血管，可致舒张压不变或降低。大剂量或静脉快速注射肾上腺素，可激动 α_1 受体，外周阻力显著增加，收缩压和舒张压均升高。

若先用 α 受体阻断药，取消肾上腺素的 α 样缩血管作用，再用原升压剂量的肾上腺素，则肾上腺素 β_2 样扩血管作用就明显表现出来，导致血压下降，这种现象称为肾上腺素升压作用的翻转。

肾上腺素升压作用的翻转

4. 舒张支气管 激动支气管平滑肌的 β_2 受体，产生强大舒张作用，在支气管平滑肌痉挛状态时舒张作用更明显。肾上腺素还激动支气管黏膜血管的 α_1 受体，产生缩血管作用，降低血管通透性，减轻黏膜水肿和充血。还能抑制肥大细胞释放组胺、白三烯等过敏物质。

5. 促进代谢 肾上腺素明显提高机体代谢率和耗氧量，促进糖原、脂肪分解，升高血糖和血中游离脂肪酸含量。

【临床应用】

1. 心脏骤停 肾上腺素是心脏骤停复苏的首选药，主要用于溺水、药物中毒、传染病、房室传导阻滞、手术意外等引起的心脏骤停。本品 0.5～1 mg 稀释后心室内注射，可促使心跳恢复，同时需配合心脏按压、人工呼吸和纠正酸中毒等措施。目前临床常用为“心脏复苏三联针”（肾上腺素 1 mg、阿托品 1 mg、利多卡因 100 mg）进行心内注射，治疗心脏骤停。对电击所致的心脏骤停，在应用肾上腺素时应配合心脏除颤或利多卡因等药物除颤。

2. 过敏性休克 肾上腺素是抢救过敏性休克的首选药，可通过其兴奋心脏、收缩血管、降低血管通透性、升高血压、扩张支气管等作用，迅速缓解休克症状。一般采用皮下或肌内注射，危急时也可用生理盐水稀释 10 倍后缓慢静脉注射。

肾上腺素抢救过敏性休克的机制

3. 急性支气管哮喘 作用迅速强大，常用于控制支气管哮喘的急性发作，但由于其易兴奋心脏，加快心率等作用，故不作为哮喘的常用治疗药物。

4. 与局麻药配伍 在局麻药中加入少量肾上腺素（一般浓度为 1∶200 000），可使局部血管收缩，减少局麻药的吸收，延长局麻作用时间。在手指、脚趾、阴茎等末梢部位手术时不宜加用肾上腺素，以免引起局部组织缺血坏死。

5. 局部止血 当鼻黏膜或牙龈出血时，将浸有 0.1% 肾上腺素的棉球填塞出血处可起止血作用。

【不良反应】 主要有心悸、头痛、激动不安、血压升高等。剂量过大或滴注速度过快有诱发脑出血的风险，也可致期前收缩、心动过速甚至心室颤动等心律失常。

【禁忌证】 高血压、脑动脉硬化、器质性心脏病、糖尿病、甲状腺功能亢进患者禁用，老年人慎用。

麻黄碱

麻黄碱（ephedrine，麻黄素）是从中药麻黄中提取的生物碱，现已可人工合成。

【药理作用】 对 α、β 受体均有直接兴奋作用。与肾上腺素相比，其有以下特点：① 性质稳定，可以口服；② 升压作用温和、缓慢而持久；③ 对皮肤、黏膜和内脏血管收缩作用强；④ 中枢兴奋作用较明显，可引起不安、失眠和呼吸兴奋等；⑤ 连续用药易产生快速耐受性。

【临床应用】

1. 支气管哮喘 用于预防和治疗轻症支气管哮喘，对于重症哮喘或急性哮喘发作疗效较差。

2. 防治低血压 可用于防治蛛网膜下隙麻醉、硬膜外麻醉引起的低血压。

3. 鼻塞 解除鼻黏膜水肿、充血所引起的鼻塞，常用 0.5% ~ 1% 盐酸麻黄碱溶液滴鼻。

4. 防治变态反应性疾病 可用于治疗荨麻疹和血管神经性水肿等变态反应的皮肤黏膜症状。

【不良反应】 易兴奋中枢，可致不安、失眠等症状，加服镇静催眠药可以减轻。禁忌证同肾上腺素。

多巴胺

多巴胺(dopamine, DA)为去甲肾上腺素生物合成的前体，药用为人工合成品。口服无效，常采用静脉给药。不易透过血脑屏障，故外源性多巴胺对中枢几乎无作用。

【药理作用】 可直接激动 α、β 受体和外周多巴胺受体。

1. 心脏 激动心脏上 β_1 受体，使心肌收缩力增强、心排出量增加，对心率无明显影响，较少诱发心律失常。

2. 血管和血压 小剂量时可激动多巴胺受体，扩张肾、肠系膜、脑血管；大剂量时可激动 α_1 受体，使皮肤、黏膜血管收缩，升高血压，此作用可被 α 受体阻断药拮抗。

3. 肾 小剂量可激动肾的多巴胺受体，使肾血管扩张，肾血流量和肾小球滤过率增加。同时还能抑制肾小球对钠离子的重吸收而利尿。大剂量时因兴奋肾的 α_1 受体而致肾血管收缩，使肾血流量减少。

【临床应用】

1. 休克 适用于感染性休克、心源性休克及出血性休克等，对伴有心肌收缩力减弱及尿量减少的休克患者尤为适宜。在补足血容量、纠正酸中毒后使用，可取得较好疗效。

2. 急性肾衰竭 利用多巴胺的改善肾功能、增加尿量作用，与利尿药合用可治疗急性肾衰竭。

知识链接

急性肾衰竭

急性肾衰竭是由各种原因引起肾功能在短时间内(数小时至数日)急剧下降，表现为肾小球滤过率明显降低导致进行性氮质血症及因肾小管功能低下引起水、电解质和酸碱平衡紊乱等临床综合征。以尿量多少可分为少尿(无尿)型和非少尿型。

【不良反应】 不良反应较轻，有恶心、呕吐、头痛等。用量过大或静脉滴注过快可致心律失常、血压升高等，一旦出现，应减慢滴速或停药。

二、α 受体激动药

去甲肾上腺素

去甲肾上腺素(noradrenaline,NA)是去甲肾上腺素能神经末梢释放的主要递质,肾上腺髓质也有少量分泌。药用为人工合成品,性质不稳定,遇光或碱性溶液变色而失效。因可使血管强烈收缩,易致局部组织缺血坏死,禁止皮下和肌内注射,宜静脉滴注给药。

【药理作用】 主要激动 α 受体,对 β_1 受体激动作用微弱,对 β_2 受体几乎无影响。

1. 血管 通过激动血管平滑肌上的 α 受体,使血管收缩,以皮肤、黏膜血管收缩最明显,其次是肾、脑、肝、肠系膜和骨骼肌血管。而对冠状动脉血管呈舒张作用,这是由于心脏兴奋,心肌的代谢产物(腺苷)增加所致。

2. 心脏 激动心脏 β_1 受体,使心肌收缩力增强、心率加快、心排出量增加、心肌耗氧量增加,但整体条件下,可因血压升高反射性地兴奋迷走神经而减慢心率,剂量过大,也可诱发心律失常。

3. 血压 小剂量时使心肌收缩力加强,外周血管阻力增加,收缩压增加而舒张压略微升高,脉压差加大;大剂量时几乎所有的血管剧烈收缩,使收缩压和舒张压均增高,脉压差减小。其升压作用可被 α 受体阻断药拮抗。

【临床应用】

1. 休克 主要用于神经性休克早期血压下降时。小剂量、短时间静脉滴注,使收缩压维持在 90 mmHg 左右,以保证心、脑、肾等重要脏器的血液供应,但长时间或大剂量用药可致血压过高,造成微循环障碍。

2. 上消化道出血 取本药 1~3 mg,适当稀释后口服,可使食管和胃黏膜血管收缩,产生止血效果。

3. 药物中毒性低血压 中枢抑制药中毒引起的低血压,用本品静脉滴注,可使血压回升,特别是 α 受体阻断药、氯丙嗪等中毒时,可首选去甲肾上腺素。

【不良反应】

1. 局部组织缺血坏死 浓度过高、滴注时间过长或药液漏出血管,由于强收缩血管作用而致局部组织缺血坏死,故使用时应注意观察局部反应,一旦出现药液外漏或滴注部位皮肤苍白,应立即停药或更换滴注部位,采取热敷,使用普鲁卡因或酚妥拉明做局部浸润注射,以防组织坏死。

2. 急性肾衰竭 剂量过大或滴注时间过长使肾血管强烈收缩,出现尿少、尿闭甚至急性肾衰竭。用药期间应保持每小时尿量在 25 ml 以上,以防肾衰竭。高血压、冠心病、动脉硬化、甲亢、少尿或无尿患者禁用。

间　羟　胺

间羟胺(metaraminol,阿拉明)为人工合成品。主要激动 α 受体,对 β_1 受体激动作用较弱,也可促进去甲肾上腺素释放。

间羟胺的收缩血管、升高血压作用较去甲肾上腺素缓慢而持久;收缩肾血管作用较弱,较少引起急性肾衰竭;可使心肌收缩力加强,心排出量增加,冠状动脉流量增加,但对心率影响不明显,较少引起心律失常。

临床上取代去甲肾上腺素用于各种低血压和休克早期。

短期内连续应用可产生快速耐受性，长期使用突然停药可致低血压。

去氧肾上腺素

去氧肾上腺素（phenylephrine，苯肾上腺素、新福林）为人工合成品，收缩血管、升高血压作用较去甲肾上腺素弱而持久。用于防治全身麻醉、椎管内麻醉及休克时引起的低血压。因激动瞳孔开大肌的 α_1 受体，使瞳孔扩大，但作用较阿托品弱，维持时间短，一般不引起调节麻痹和眼压升高，可作为眼底检查时的快速短效扩瞳药。

三、β 受体激动药

异丙肾上腺素

异丙肾上腺素（isoprenaline，喘息定）是人工合成品，口服无效，可舌下和气雾给药，吸收较快，也可静脉滴注。

【药理作用】 对 β_1 和 β_2 受体有很强的激动作用，对 α 受体几乎无影响。

1. 心脏 激动心脏的 β_1 受体，使心肌收缩力增强、传导加快、心率加快、心排血量增多，心肌耗氧量增加。兴奋窦房结作用较强，也可引起心律失常，但较肾上腺素少见。

2. 血管 激动 β_2 受体，使骨骼肌、肾和肠系膜血管不同程度舒张，以骨骼肌血管舒张最为明显。

3. 血压 本品 2~10 μg/min 静脉滴注时，由于心脏兴奋和外周血管扩张，使收缩压升高，舒张压下降。但静脉注射用量过大时，可致收缩压和舒张压均下降。

4. 支气管 激动支气管的 β_2 受体，使支气管平滑肌松弛，作用较肾上腺素略强，并可抑制组胺等过敏物质释放，但对支气管黏膜血管无收缩作用。

5. 代谢 激动 β 受体，可促进糖原和脂肪分解，增加组织耗氧量，升高血糖和血液中游离脂肪酸含量。

【临床应用】

1. 支气管哮喘 气雾吸入或舌下给药，用于控制支气管哮喘急性发作，久用可产生耐受性。

2. 心脏骤停 治疗各种原因如溺水、高度房室传导阻滞等引起的心脏骤停，常与肾上腺素、间羟胺配伍心室内注射，可产生强大的起搏作用。

3. 房室传导阻滞 静脉滴注或舌下给药，用于治疗Ⅱ、Ⅲ度房室传导阻滞。

4. 休克 在补足血容量的基础上，使用本品，可增加心排出量及扩张血管，改善微循环，用于治疗感染性休克。

【不良反应】 常见有心悸、头晕、头痛等，剂量过大易致心律失常。冠心病、心肌炎和甲状腺功能亢进患者禁用。

四、肾上腺素受体激动药的用药护理

1. 给药前必须确认是否存在用药禁忌证，如肾上腺素受体激动药禁用于高血压、冠心病、心律失常、糖尿病、甲状腺功能亢进等患者。

2. 肾上腺素注射使用时，剂量务必精确，如有差错，可致患者猝死。皮下或肌内注射时，应回抽以防误入静脉；心内注射时，应确定在心脏停搏后穿刺，以防损伤心脏；心内或静脉推注，为防止组织坏死及血压突然升高，应用 0.9% 氯化钠注射液稀释使用。应用过程中注意监测患者的血压、心率及脉搏变化。

3. 多巴胺最大静脉滴速为75～100 μg/min。去甲肾上腺素宜加至葡萄糖溶液中稀释后缓慢静脉滴注，滴速4～8 μg/min，以收缩压维持在90 mmHg为宜，并密切观察尿量和局部反应，尿量至少保持在25 ml/h以上；并严防药液外漏，一旦发现局部水肿或皮肤苍白，应立即更换注射部位，并用α受体阻断药酚妥拉明局部浸润注射，同时局部热敷。

4. 睡前服麻黄碱易致精神兴奋，可服用镇静催眠药对抗。麻黄碱滴鼻时，应先揿净鼻涕，头稍后仰，滴入药后，勿使药物流入咽喉部而下咽，连续使用不要超过3日。

5. 对于支气管哮喘患者，应告知注意避免接触过敏原，如花粉、冷空气、鱼虾等；情绪的急剧变化可诱发哮喘，注意稳定情绪，初感胸闷时立即放松静坐。使用异丙肾上腺素舌下给药时，应告知患者让药物在舌下自行融化吸收，不可嚼碎，药物吸收后，应立即漱口，以减少牙齿和口腔刺激；喷雾给药时，吸入后唾液或痰液可呈粉红色，告知患者此为正常反应；静脉滴注时，应密切监护患者血压、心输出量、心电图情况。

学习小结

肾上腺素是治疗心脏骤停、过敏性休克的首选药；去甲肾上腺素是治疗药物中毒性低血压、上消化道出血的主要药物；异丙肾上腺素是治疗支气管哮喘、房室传导阻滞的药物，是本章节的学习重点，通过学习，同学们应重点归纳、分析比较三类药物的作用、用途及不良反应，强化其用药护理。在此基础上，熟悉本章其他药物的特点和临床用途。

常用制剂和用法

盐酸肾上腺素　注射剂：0.5 mg、1 mg。一次0.25～1 mg，皮下或肌内注射，必要时可稀释后静脉或心内注射。极量：皮下注射一次1 mg。

盐酸麻黄碱　片剂：15 mg、25 mg、30 mg。一次15～30 mg，一日3次；极量：一次60 mg，一日150 mg。小儿一次0.5～0.75 mg/kg。注射剂：30 mg。一次15～30 mg，一日45～60 mg，皮下或肌内注射。极量：一次60 mg，一日150 mg。

盐酸多巴胺　注射剂：20 mg。一次20 mg，以0.9%氯化钠注射液或5%葡萄糖注射液稀释后静脉滴注；极量为每分钟20 μg/kg。

重酒石酸去甲肾上腺素　注射剂：2 mg、10 mg。常用2～4 mg重酒石酸去甲肾上腺素加入5%葡萄糖注射液500 ml中以每分钟4～10 μg速度静脉滴注。

重酒石酸间羟胺　注射剂：10 mg（间羟胺）、50 mg（间羟胺）。一次10～20 mg，小儿一次0.1 mg/kg，肌内注射；亦可一次用10～40 mg，以0.9%氯化钠注射液或5%葡萄糖注射液稀释后缓慢静脉滴注。静脉滴注极量：一次100 mg（每分钟0.2～0.4 mg）。

盐酸去氧肾上腺素　注射剂：10 mg。一次2～5 mg，肌内注射；一次10～20 mg，稀释后缓慢静脉滴注。极量：肌内注射一次10 mg，静脉滴注每分钟0.18 mg。滴眼剂：0.25%，滴眼。

盐酸异丙肾上腺素　注射剂：1 mg。一次0.5～1 mg，稀释后缓慢静脉滴注，每分钟0.5～2 μg。舌下含片：10 mg。一次10～15 mg，一日30～45 mg。气雾剂：0.25%（20 ml），喷雾吸入，每次不超过0.5 ml。极量：吸入，一次0.4 mg，一日2.4 mg；舌下含化，一次20 mg，一日60 mg。

目标检测

扫一扫,测一测

第五节 肾上腺素受体阻断药

学习目标

1. 掌握酚妥拉明、普萘洛尔的作用、临床应用与不良反应。
2. 熟悉其他 α 受体阻断药和 β 受体阻断药的特点。
3. 学会观察药物的疗效与不良反应,能够熟练进行用药护理,并能正确指导患者合理、安全用药。

▶ 临床案例

患者,女,35 岁。因感觉手指麻木、疼痛入院。查体:患者双手指尖端发白,手足厥冷,伴麻木感。诊断:雷诺病。

思考:

1. 可选用何种药物治疗?为什么?
2. 应如何做好用药护理?

肾上腺素受体阻断药能与肾上腺素受体结合,阻断去甲肾上腺素能神经递质或肾上腺素受体激动药的作用,从而产生拮抗作用。根据药物对受体选择性不同,可分为 α 受体阻断药,β 受体阻断药和 α、β 受体阻断药三类。

一、α 受体阻断药

α 受体阻断药可分为短效类和长效类。短效类以氢键或离子键与 α 受体结合,结合弱,易解离,维持时间较短,可被大剂量的儿茶酚胺类拮抗,也称为竞争性 α 受体阻断药。代表药为酚妥拉明;长效类以共价键与 α 受体牢固结合,阻断作用较强,维持时间较长,大量的儿茶酚胺也难以与其竞争,又称非竞争性 α 受体阻断药。代表药为酚苄明。

酚妥拉明

酚妥拉明(phentolamine,立其丁)为人工合成品,属短效类 α 受体阻断药。口服给药生物利用度低,其效果仅为注射给药的 20%,故临床常采用肌内注射或静脉给药。

【药理作用】

1. 血管 能阻断血管平滑肌上的 α_1 受体,也可直接松弛血管平滑肌,使血管扩张,外周阻力下降,血压下降,组织血流灌注量增加,改善微循环。

2. 心脏 使心肌收缩力加强,心率加快,心排出量增加。酚妥拉明可通过血管舒张、血压下降引起的交感神经反射兴奋，从而兴奋心脏，也可通过阻断心脏交感神经末梢突触前膜的 α_2 受体，取消负反馈作用，促进去甲肾上腺素递质释放使心脏兴奋。

3. 其他 拟胆碱作用使胃肠平滑肌兴奋；组胺样作用使胃酸分泌增加、皮肤潮红等。

【临床应用】

1. 外周血管痉挛性疾病 可用于治疗肢端动脉痉挛引起的雷诺病及血栓闭塞性脉管炎等。

2. 休克 在补足血容量的基础上，使用本品可改善重要脏器血液灌注，解除微循环障碍，增加组织血流灌注量，治疗感染性休克。

3. 嗜铬细胞瘤的诊断 肾上腺嗜铬细胞瘤能分泌大量肾上腺素可引起高血压。可用于嗜铬细胞瘤的鉴别诊断、嗜铬细胞瘤所致的高血压危象及手术前准备。用于诊断试验时，有假阳性及致死的报道，应慎用。

4. 难治性充血性心力衰竭 酚妥拉明可扩张血管，降低外周阻力，降低心脏前后负荷，使左室舒张末压和肺动脉压下降，心排出量增加，心力衰竭得以改善。

5. 去甲肾上腺素静脉滴注外漏 皮下浸润注射可对抗静脉滴注去甲肾上腺素外漏时引起的局部血管收缩。

【不良反应】 常见恶心、呕吐、腹痛、腹泻等胃肠道反应；可诱发或加重消化性溃疡。胃、十二指肠溃疡和心绞痛患者慎用。大剂量可引起直立性低血压、心动过速等心血管反应。

酚苄明

酚苄明（phenoxybenzamine）为人工合成品，属长效 α 受体阻断药。其与 α 受体结合牢固，起效慢、作用强而持久。主要用于治疗外周血管痉挛性疾病、血栓闭塞性脉管炎、感染性休克及嗜铬细胞瘤引起的高血压。此外，还具有较弱的抗组胺及抗胆碱作用。

不良反应常见有直立性低血压、心悸、恶心、呕吐等；因有局部刺激性，不宜做肌内及皮下注射。

二、β 受体阻断药

β 受体阻断药能选择性的与 β 受体结合，竞争性阻断去甲肾上腺素能神经递质或肾上腺素激动药与 β 受体结合，从而产生拮抗作用。根据药物对 β_1 和 β_2 受体的选择性不同，分为 β_1 和 β_2 受体阻断药；β_1 受体阻断药及 α、β 受体阻断药，见表 2-5-1。

表 2-5-1 β 受体阻断药的分类及特点

药物分类	内在拟交感活性	膜稳定作用	生物利用度/%	半衰期/h	主要消除器官
β_1、β_2 受体阻断药					
普萘洛尔	−	++	30	3~5	肝
噻吗洛尔	−	−	75	3~5	肝
吲哚洛尔	++	+	95	3~4	肝、肾
纳多洛尔	−	−	30~40	14~24	肾
β_1 受体阻断药					
美托洛尔	−	+/−	50	3~4	肝
阿替洛尔	−	−	40	5~8	肾
醋丁洛尔	+	+	40	2~4	肝

续表

药物分类	内在拟交感活性	膜稳定作用	生物利用度/%	半衰期/h	主要消除器官
α、β受体阻断药					
拉贝洛尔	+/-	+/-	20~40	4~6	肝

【药理作用】

1. β受体阻断作用

（1）心脏：阻断心脏 β_1 受体，使心肌收缩力减弱，心率及房室传导减慢，心排出量减少，心肌耗氧量下降。

（2）支气管：阻断 β_2 受体，使支气管平滑肌收缩，呼吸道阻力增加，可诱发或加重支气管哮喘。

（3）血管：阻断 β_2 受体及心功能抑制，反射性兴奋交感神经而引起血管收缩，外周阻力增加。

（4）其他：可对抗儿茶酚胺类所引起的糖原和脂肪分解，延缓用胰岛素后血糖水平的恢复。在用胰岛素治疗的糖尿病患者时，同用β受体阻断药可引起低血糖反应，须警惕。还可通过阻断肾小球旁系细胞上的 β_1 受体，抑制肾素释放，降低血压。

2. 内在拟交感活性 吲哚洛尔、醋丁洛尔等β受体阻断药在阻断β受体的同时，尚有微弱的激动β受体的作用，称为内在拟交感活性。由于这种作用较弱，往往被β受体阻断作用所掩盖。

3. 膜稳定作用 有些β受体阻断药有局部麻醉作用和奎尼丁样作用，可降低细胞膜对 Na^+离子的通透性，从而稳定神经细胞膜和心肌细胞膜，称为膜稳定作用。常用量时对膜稳定作用影响不大。

4. 降低眼压 局部应用噻吗洛尔可减少房水生成，降低眼内压。

【临床应用】

1. 心律失常 可治疗多种心律失常，如窦性心动过速和室上性心动过速，与强心苷合用治疗心房颤动、心房扑动。

2. 心绞痛和心肌梗死 能降低心肌耗氧量、改善缺血区血液供应，可用于治疗心绞痛，长期应用也可降低心肌梗死复发率和猝死率。

3. 高血压 是治疗高血压的常用药物，在降血压时伴有心率减慢。

4. 充血性心力衰竭 对扩张型心肌病的心力衰竭治疗作用明显。

5. 甲状腺功能亢进 通过阻断β受体而控制甲状腺功能亢进患者的交感神经兴奋症状，并能降低基础代谢率。

6. 其他 普萘洛尔也可试用于偏头痛；噻吗洛尔滴眼可降低眼内压，治疗青光眼。

【不良反应】

1. 一般不良反应 常见有恶心、呕吐、腹痛、腹泻，继续使用可在一周内消失。

2. 心血管反应 可出现心动过缓、房室传导阻滞及诱发心功能不全。可使外周血管痉挛收缩，可出现四肢发冷、皮肤苍白、雷诺病等症状。

3. 诱发或加重支气管哮喘 非选择性β受体阻断使药呼吸道阻力增加，诱发或加重哮喘。

4. 其他 偶可引起过敏反应，如皮疹及血小板减少性紫癜；偶可引起失眠、多梦和抑郁等。

普萘洛尔

普萘洛尔(propranolol)又名心得安。

【体内过程】 口服吸收快而完全，因有明显的“首过效应”，口服生物利用度低；本品入血后，90%与血浆蛋白结合，易通过血脑屏障和胎盘，也可分布于乳汁中。其代谢产物主要经肾排泄。不同个体口服相同剂量后，血药浓度可相差 20 倍之多，故用药应采用个体化给药方案。

【药理作用】 对 β_1 和 β_2 受体均有较强的阻断作用，无内在拟交感活性。用药后使心率减慢，心肌收缩力减弱和心排出量减少，冠脉血流量降低，心肌耗氧明显减少，血压下降，支气管平滑肌收缩。

【临床应用】 治疗心律失常、心绞痛、高血压及甲状腺功能亢进等。

【不良反应】 诱发和加重支气管哮喘，也可引起四肢发冷、皮肤苍白等。

【禁忌证】 支气管哮喘、严重心功能不全、心源性休克、重度房室传导阻滞禁用；因能加强胰岛素的降血糖作用，糖尿病患者慎用。

阿替洛尔和美托洛尔

两药对 β_1 受体有选择性的阻断作用，无内在拟交感活性和膜稳定作用。对 β_2 受体阻断作用较弱，故一般不诱发或加重支气管哮喘。主要用于治疗室上性心律失常、心绞痛、高血压及甲状腺功能亢进等。

三、α、β 受体阻断药

拉贝洛尔

拉贝洛尔(labetalol)兼有 α、β 受体阻断作用，但对 β 受体阻断作用要强于 α 受体阻断作用。因对 β_2 受体的内在拟交感活性和直接作用，可舒张血管，增加肾血流量。主要用于治疗中、重度高血压及高血压危象。

四、肾上腺素受体阻断药的用药护理

1. 酚妥拉明静脉滴注时应控制滴速，用于嗜铬细胞瘤滴速为 0.5~1 mg/min，用于心力衰竭为 0.17~0.4 mg/min；给药期间，应密切监测血压、心率、脉搏变化，必要时做心电图监护；用药后嘱患者卧床休息 30 min，以防发生直立性低血压，一旦发生低血压，应让患者去枕平卧，必要时给去甲肾上腺素解救，禁用肾上腺素。

2. β 受体阻断药用药剂量应个体化，从小剂量开始逐渐增加剂量并密切观察患者血压和心率变化，特别注意有无心动过缓、低血压等心脏过度抑制反应，以便及时发现，及时处理。静脉推注 β 受体阻断药速度宜慢，并应准备好急救设备和药物，以防止引起低血压、支气管哮喘及心功能不全等反应。如安静状态下心率低于 50 次/min，应及时报告医生。可增强降糖药的作用，并可掩盖低血糖时的出汗和心悸等反应，不宜合用。

3. 食物可延缓普萘洛尔吸收，故应避开用餐时间服用，普萘洛尔可引起多梦、幻觉、失眠等，不宜睡前服用。患者用药后如有头晕现象，应嘱咐患者卧床休息 30 min，起床时逐渐改变体位，不要突然站立。长期使用不能突然停药，否则会引起反跳现象而加重病情，停药前应有 2 周的减量过程。

学习小结

酚妥拉明、普萘洛尔分别为 α 受体阻断药和 β 受体阻断药的代表药物。通过学习，同学们应重点掌握两药的作用、临床应用与不良反应，在此基础上，学习其他同类药物，并强化用药护理、正确使用本章药物。

常用制剂和用法

酚妥拉明　注射剂：5 mg/1 ml、10 mg/1 ml。一次 5 mg，肌内或静脉注射；或用葡萄糖注射液稀释后静脉滴注，每分钟 0.3 mg。片剂：25 mg。一次 25~50 mg，一日 3 次。

酚苄明　片剂：10 mg。开始一次 10 mg，一日 2 次，隔日增加 10 mg，维持量一次 20~40 mg，一日 2 次。注射剂：10 mg/1 ml。一次 0.5~1 mg/kg，加入 5%葡萄糖注射液 250~500 ml 中静脉滴注，滴速不能太快。一日总量不超过 2 mg/kg。

普萘洛尔　片剂：10 mg。抗心绞痛及抗高血压，一次 5 mg，一日 4 次，每 1~2 周后增加 1/4 量，直至每日 80~100 mg 或至症状明显减轻或消失。抗心律失常，每日 10~30 mg，分 3 次服用，用量根据心律、心率及血压变化而即使调整。注射剂：5 mg/5 ml。一次 5 mg，以 5%葡萄糖注射液 100 ml 稀释后静脉滴注，按病情调整滴注速度。

噻吗洛尔　滴眼剂：0.25%。一次 1 滴，一日 2 次。片剂：5 mg、10 mg、20 mg。一次 5~10 mg，一日 2~3 次，维持量一日 20~40 mg。

吲哚洛尔　片剂：1 mg、5 mg、10 mg。一次 5~10 mg，一日 3 次。注射剂：0.2 mg/2 ml、0.4 mg/2 ml。一次 0.2~1 mg，静脉注射或静脉滴注。

美托洛尔　片剂：50 mg、100 mg。一次 50~100 mg，一日 2 次。注射剂：5 mg/5 ml。用于心律失常，开始时一次 5 mg，静脉推注速度每分钟 1~2 mg，隔 5 min 可重复注射，直至生效。一般总量为 10~15 mg。

阿替洛尔　片剂：25 mg、50 mg、100 mg。一次 50~100 mg，一日 1~2 次。

醋丁洛尔　片剂：400 mg。一次 400 mg，一日 1 次。注射剂：25 mg/5 ml。一次 12.5~25 mg，一日总量不超过 100 mg，缓慢静脉注射。

拉贝洛尔　片剂：100 mg、200 mg。一次 100 mg，一日 2~3 次。注射剂：50 mg/5 ml。一次 100~200 mg，静脉注射。

目标检测

扫一扫，测一测

（张晓红）

第三章

麻 醉 药

学习目标

1. 熟悉局麻药的基本作用及不良反应。熟悉吸入麻醉、静脉麻醉及复合麻醉的临床特点，了解临床常用全身麻醉药物。

2. 熟悉普鲁卡因、利多卡因、丁卡因和布比卡因的作用和临床应用。

3. 了解局麻药的给药方法。

4. 学会观察药物的麻醉效果与不良反应，能够熟练进行麻醉药物的给药及用药护理。

▶ **临床案例**

患者，男，20 岁。因扁桃体经常发炎要求入院手术，采取局部麻醉手术摘除扁桃体，用 1%普鲁卡因肾上腺素静脉注射片刻后，患者诉心悸难受，顿时颜面苍白，呼吸急促，紧接意识丧失，呼唤不应。

思考：

1. 出现以上症状的可能原因是什么？

2. 简述局部麻醉手术不良反应和护理措施。

麻醉是指机体或机体的一部分暂时失去对外界刺激反应性的一种状态或指造成这种状态的方法。能够引起麻醉状态的药物称为麻醉药，包括局部麻醉药和全身麻醉药两类。

第一节 全身麻醉药

全身麻醉药简称全麻药，是指能可逆性地抑制中枢神经系统的功能，使患者意识、感觉（尤其是痛觉）和自主反射等反应消失的药物，常辅助用于外科手术。全身麻醉药通常分为吸入性麻醉药和静脉麻醉药两类。

一、吸入性麻醉药

吸入性麻醉药是通过呼吸道吸收进入体内而达到麻醉效果的药物，包括气体和液体吸入性麻醉药两类，前者中常用的有氧化亚氮，后者临床常用的包括氟烷、异氟烷、恩氟烷、地氟烷和七氟烷等。

知识链接

麻醉分期

吸入性麻醉药对患者麻醉深度可根据乙醚的作用特点，人为划分为4个期：①第一期（镇痛期）：是指从给予吸入性麻醉药开始至意识完全消失的时间，此期适合进行小手术和分娩止痛；②第二期（兴奋期）：是指从意识消失开始至出现有规律呼吸的外科麻醉期为止的一段时间，此期患者相对较危险，不宜做任何手术或医疗检查；③第三期（外科麻醉期）：是指从兴奋转为安静、呼吸由不规则变为规则的时间，此期适合进行大多数外科手术；④第四期（麻醉中毒期）：是指超过外科麻醉期，从呼吸肌麻痹至循环衰竭、心跳停止的一段时间。

吸入性麻醉药通过呼吸道吸收入血并到达中枢发挥作用。药物的脂溶性越高、吸入气中全麻药的浓度越高、肺部血流量及通气量越大，药物的吸收速率越快。临床一般应用最小肺泡浓度（minimal alveolar concentration，MAC）衡量药物麻醉作用的强度，MAC是指在一个大气压下，可使50%患者痛觉消失的肺泡气体中全麻药的浓度。药物的MAC值越低，则药物的麻醉作用越强。

麻醉药首先分布于血液，当血液中与吸入气体中药物浓度达到平衡时的比值称作血/气分布系数。血/气分布系数越大，药物在血液中的溶解度大，分布于血液的药物越多，组织尤其是脑组织的药物含量则升高缓慢，麻醉诱导时间长；反之，则药物的麻醉诱导时间短。吸入性麻醉药经肺泡呼出而消除。药物的血/气及脑/血分配系数越小，消除越快，患者的苏醒越快。

氧化亚氮

氧化亚氮（nitrous oxide，笑气）化学性质稳定，体内不被代谢，镇痛作用较强。临床用于诱导麻醉或作为麻醉辅助药与其他吸入性麻醉剂合用。

氟　烷

氟烷（halothane）化学性质不稳定，不燃烧，不爆炸。麻醉作用强，麻醉诱导期短，患者苏醒快。镇痛及肌肉松弛作用较弱，临床需合用阿片类镇痛药或肌肉松弛药。氟烷可升高颅内压、诱发心律失常，偶见肝坏死。

异氟烷和恩氟烷

异氟烷（isoflurane）和恩氟烷（enflurane）为同分异构体，与氟烷相似，麻醉效价强度稍低，麻醉诱导期平稳迅速，抑制心血管系统作用弱。为目前临床常用的吸入性麻醉药。

地　氟　烷

地氟烷（desflurane）其脂溶性、代谢性及麻醉作用强度均较低，麻醉诱导期极短，患者苏醒快。临床主要用于成人及儿童的维持麻醉。

七　氟　烷

七氟烷（sevoflurane）其麻醉诱导期短、患者苏醒快，目前用于儿童及成人诱导麻醉和维持麻醉。

二、静脉麻醉药

静脉麻醉药主要包括硫喷妥钠、氯胺酮、异丙酚等。

硫喷妥钠

硫喷妥钠(thiopental sodium)是超短效巴比妥类药物,脂溶性高,作用时间短,麻醉作用起效快。临床用于诱导麻醉、基础麻醉及短时小手术等。其抑制呼吸作用明显,并可诱发喉头和支气管痉挛。新生儿、婴幼儿及支气管哮喘者禁用。

氯胺酮

氯胺酮(ketamine,ketalar)能特异性阻断中枢兴奋性递质谷氨酸的受体,又能作用于脑干及边缘系统。应用后可产生分离麻醉,即出现镇静、镇痛、记忆缺失、意识模糊及梦幻等。对心血管系统有兴奋作用,对呼吸影响小。临床主要用于诱导麻醉或与地西泮联合用于小手术。

三、复合麻醉

复合麻醉是指联合应用麻醉药物,以增加安全性,减少其不良反应,获得满意的麻醉效果。常用的复合麻醉如下:

1. 麻醉前给药 是指麻醉前应用的用以弥补麻醉药缺点的药物,如术前应用地西泮可消除患者紧张情绪,应用阿托品能减少呼吸道的分泌物,应用阿片生物碱类等中枢抑制药可增强麻醉效果等。

2. 诱导麻醉 是指应用起效迅速的全麻药缩短诱导期,使患者快速进入外科麻醉期的方法。可选用硫喷妥钠等。

3. 基础麻醉 是指术前给予患者大剂量催眠药,使其处于深睡或浅麻醉状态。可减少麻醉药的用量,使麻醉平稳。可选用巴比妥类药物。

4. 合用骨骼肌松弛药 是指在麻醉时合用琥珀胆碱等骨骼肌松弛药,以获得满意的肌松程度,利于手术的进行。

5. 神经安定镇痛术及神经安定麻醉 将抗精神病药氟哌利多与镇痛药芬太尼按50∶1的比例用作静脉注射,可使患者的意识蒙眬、痛觉消失及自主活动停止,利于外科小手术的进行。如在以上基础上加用氧化亚氮和骨骼肌松弛药,则可获得满意的外科麻醉状态,即为神经安定麻醉。

6. 低温麻醉 在物理降温的基础上配合氯丙嗪,使体温下降到28~30℃,降低心脏等生命器官的耗氧量,以利于心脏直视手术的进行。

第二节 局部麻醉药

一、概述

局部麻醉药(local anesthetic)简称局麻药,是一类能暂时、完全、可逆地阻断神经冲动发生和传导的药物。用药后局部痛觉暂时消失,而不影响意识,以保证手术的顺利进行。

临床上适用的局麻药应具备无刺激性、不损伤组织、水溶性高、性质稳定、安全范围大、吸收后无明显毒性等特点。

常用局部麻醉药在化学结构上由三部分组成，即芳香族环、中间链和胺基团。中间链是由两个以上碳原子组成的酯类或酰胺类。根据中间链的结构，可将其分为两类：第一类为芳香酯类，结构中具有—COO—基团，属于这一类的药物有如普鲁卡因、丁卡因等；第二类为酰胺类，结构中具有—CONH—基团，属于这一类的药物有利多卡因、布比卡因、罗哌卡因等。

（一）局麻药的作用

【局部麻醉作用】 局部麻醉药作用于神经组织，低浓度时阻断感觉神经冲动的产生和传导，高浓度时对中枢神经和外周神经均有阻断作用。

作用机制：神经兴奋的发生和传导有赖于细胞膜上 Na^+ 通道的开放和 Na^+ 的内流。局麻药穿透细胞膜在其内侧阻断 Na^+ 通道，减少 Na^+ 内流，抑制了动作电位的发生和传导而发挥局麻作用。局麻药并不影响细胞质的物质代谢，故它的作用是可逆性的。

局麻药对外周神经的麻醉作用依次为痛觉、温觉、触压觉。无髓鞘的、细的神经纤维先受影响，有髓鞘的、粗的神经纤维后受抑制。

【吸收作用】

1. 对中枢神经系统作用 大剂量局麻药随血液或脑脊液进入中枢神经组织，中枢神经先兴奋后抑制，表现为不安、震颤乃至神志错乱与阵挛性惊厥，最后可至昏迷、呼吸麻痹及死亡。

2. 对心血管系统作用 局麻药吸收后出现心肌收缩力减弱、不应期延长、传导减慢直至心跳停止，并能使血管平滑肌松弛，小动脉扩张而血压下降。

3. 其他 在抑制中枢神经系统和心血管系统的同时，还可抑制呼吸，由于心肌对局麻药的耐受性较高，故中毒时常见呼吸先停止，宜采用人工呼吸抢救。局麻药的吸收作用是其不良反应。因此，在应用时要尽量避免吸收。

（二）局麻方法

表面麻醉与用药护理

常用的局麻方法有 5 种（图 3-2-1）。

1. 表面麻醉 将穿透性强的局麻药喷或滴于黏膜表面，使黏膜下神经末梢麻醉。常用于眼、鼻、咽喉及尿道等部位手术。

2. 浸润麻醉 将毒性小的局麻药注入手术野附近的皮下及深部组织，使局部神经末梢被药物浸润而致麻醉。常用于表浅小手术。

浸润麻醉与用药护理

3. 传导麻醉（又称阻滞麻醉） 将局麻药注射到外周神经干附近，从而阻滞其传导，使该神经所支配的区域内组织发生麻醉，常用于口腔及四肢部位的手术。

4. 蛛网膜下腔麻醉（又称腰麻） 将局麻药注入蛛网膜下腔，使其脊神经根发生阻滞。主要用于腹部及下肢手术。但需注意血压的监测，且注射的脊髓平面不能太高，以防呼吸肌的麻痹。由于交感神经被阻滞，可出现低血压，可用麻黄碱升高血压。

蛛网膜下腔麻醉与用药护理

5. 硬膜外麻醉（又称硬脊膜外腔阻滞麻醉） 将局麻药注入硬脊膜外腔，使通过的神经根得以麻醉。主要用于颈部至下肢的手术。与腰麻相比，此法对硬脊膜无损伤，不引起麻醉后头痛反应，所以用药量可增大 5 倍，不易引起呼吸中枢麻痹。如果插入停留导管，重复注药可延长麻醉时间，也可麻醉交感神经节后纤维，导致血压下降，心率减慢，注射麻黄碱可防治。由于用药量比腰麻大 5~10 倍，在注射时应注意勿将药液误注入蛛网膜下腔，避免引起呼吸与循环抑制的不良后果。

硬膜外麻醉与用药护理

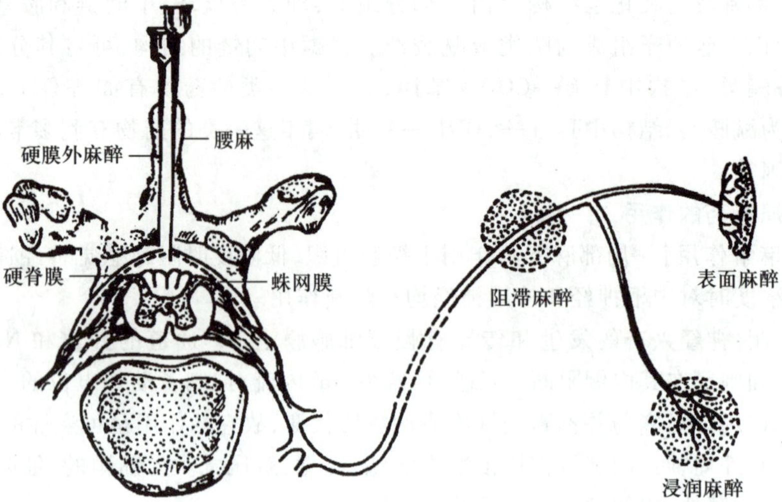

图 3-2-1　局部麻醉药应用方法示意图

（三）不良反应

1. 毒性反应　给药剂量过大、浓度过高或误注入血管，可致急性中毒。表现为中枢神经系统和心血管系统毒性。在吸收作用中已详细叙述。

2. 过敏反应　可出现荨麻疹、支气管哮喘、喉头水肿，严重者可出现过敏性休克。

二、常用的局麻药及用药护理

普鲁卡因的局部封闭

（一）常用的局麻药

普 鲁 卡 因

普鲁卡因（procaine）的盐酸盐称奴佛卡因（novocaine）。毒性小，对组织无刺激性，对黏膜的穿透力弱，一般不用作表面麻醉，广泛用作浸润麻醉、传导麻醉、腰麻及硬膜外麻醉。浸润麻醉用 0.25%~0.5%等渗液；神经干阻滞麻醉和硬膜外麻醉可用 2%溶液；腰麻用 3%~5%溶液，每次不超过 150 mg；也可用作局部封闭疗法，以缓解症状及促进炎症消退，可用 0.25%~0.5%的溶液注射于病灶周围或与病变有关的神经周围。

普鲁卡因易于吸收，在体内很快被血浆假性胆碱酯酶水解，产生对氨基苯甲酸和二乙氨基乙醇，因前者能竞争性地对抗磺胺类药物的抗菌作用，故两药不宜合用。

大剂量可致中枢神经系统先兴奋后转入抑制，并可抑制呼吸。极少数患者可发生过敏反应，过敏者宜改用利多卡因。

丁 卡 因

丁卡因（tetracaine）又称地卡因（dicaine），常用其盐酸盐。水溶液不稳定，微混浊不可再用。丁卡因作用迅速且易穿透黏膜，故常用作表面麻醉。用后 1~3 min 起效，持续2 h以上。主要用于眼科、耳鼻喉科及口腔科的手术麻醉。也可用于神经干阻滞麻醉和硬膜外麻醉。由于它吸收迅速，药效与毒性都比普鲁卡因大 10 倍，易致中毒，不用作浸润麻醉。

利多卡因

利多卡因(lidocaine)的盐酸盐水溶液稳定,局麻作用快,对黏膜穿透力较强,无局部刺激及血管扩张作用,$t_{1/2}$为 90 min。其强度为普鲁卡因的 2~3 倍,持续时间也较普鲁卡因长,可用于多种局麻方法,有全能麻醉药之称,是目前应用最广泛的局麻药。用于表面麻醉时,喷雾用 2%~4%溶液,每次总量不能超过 0.2 g;传导和硬膜外麻醉时用 1.5%~2%溶液,一次总量不得超过 0.4 g。因其易透入胎盘,在剖宫产手术麻醉时,剂量要减小,一般不超过 0.2 g。此外,利多卡因还用于心律失常。

本品的毒性发生率比普鲁卡因高,故应严格控制用量,但过敏反应极少,故对普鲁卡因过敏者可用此麻醉药。

布比卡因

布比卡因(bupivacaine)作用为利多卡因的 3~4 倍,且作用持续时间比利多卡因长 2~3 倍,是比较理想的长效局麻药。不易透过胎盘,故适用于产科麻醉。浸润麻醉用 0.25%溶液,最多可用至 70 ml。黏膜穿透力差,一般不用作表面麻醉(表 3-2-1)。

罗哌卡因

罗哌卡因(ropivacaine)化学结构与布比卡因类似,阻断痛觉的作用较阻断运动作用强,对心肌的毒性比布比卡因小,适用于硬膜外、臂丛阻滞和局部浸润麻醉,是目前麻醉用药的重要选择,是布比卡因的理想替代药。

表 3-2-1 常用局麻药比较表

药物	相对强度/比值	相对毒性/比值	作用持续时间/h	一次极量/mg
普鲁卡因	1	1	1	1 000
丁卡因	10	10	2~3	100
利多卡因	2	2	1~1.5	500
布比卡因	6.5	>4	5~10	200

(二)用药护理

1. 减少吸收 局麻药的不良反应与中毒反应主要与吸收有关。而吸收多少决定于用药剂量及浓度、给药方法及速度。如术前给予地西泮或在局麻药中加入微量肾上腺素(1∶250 000)则可起一定的预防作用,后者可使用药局部的血管收缩,不但减少药物吸收,且可延长局麻时间。但手指、足趾及阴茎手术时则禁止加入肾上腺素,以防局部组织坏死。对高血压、心律失常、外周血管痉挛性疾病等患者亦禁用。

2. 预防过敏反应 局麻药(如普鲁卡因、丁卡因)引起的过敏反应可分为速发型反应及迟发型反应。速发型反应在给药后数分钟内出现,表现为皮肤潮红、荨麻疹、血管神经性水肿、支气管痉挛、休克;迟发型反应可在给药后数小时出现,以头痛及面、舌、颈、咽喉等处黏膜水肿为主,伴有轻重不等的全身症状。因此,用药前应做皮肤过敏试验,备好抢救药物如肾上腺素等。如有过敏反应症状发生时,应立即静脉注射肾上腺素、并采取吸氧等抢救措施。

3. 注意体液与局部组织的 pH、局麻药液的比重等因素 在炎症与坏死组织中以及酸中毒时，因体液的 pH 偏低，如将局麻药注入脓腔就不能取得局麻效果，必须在脓肿周围做环形浸润才能奏效。腰麻时药液的比重与患者体位均可影响麻醉平面的高低，因此要根据需要配制不同比重的药液，及注意调节患者的体位。

学习小结

麻醉药分为局麻药和全麻药。全麻药通常分为吸入性麻醉药和静脉麻醉药两类。局麻药主要有两类：一是酯类，如普鲁卡因、丁卡因等；二是酰胺类，有利多卡因、布比卡因、罗哌卡因等。局麻药的药理作用有局麻作用和吸收作用，前者为其治疗作用，后者为其不良反应。常用的局麻方法有 5 种：表面麻醉、浸润麻醉、传导麻醉、蛛网膜下腔麻醉和硬膜外麻醉。局麻药常见的不良反应有毒性反应和过敏反应，防止措施是减少吸收、预防过敏反应和注意体液、药液的比重等因素。

常用制剂和用法

普鲁卡因　注射剂：100 mg/20 ml、50 mg/20 ml、100 mg/10 ml、40 mg/2 ml、0.15 g、1 g。浸润麻醉用 0.25%~0.75%溶液；传导麻醉用 1%~2%溶液，一次不超过 1 g；腰麻用 3%~5%溶液，一次不超过 0.15 g；硬膜外麻醉用 2%溶液。

利多卡因　注射剂：100 mg/10 ml、400 mg/20 ml。表面麻醉用 2%~4%溶液，一次不超过 0.1 g；浸润麻醉用 0.25%~0.5%溶液，每小时用量不超过 0.4 g；传导麻醉用 1%~2%溶液，每次用量不超过 0.4 g；硬膜外麻醉用 1%~2%溶液，每次用量不超过 0.5 g。

丁卡因　注射剂：50 mg/5 ml。表面麻醉用 1%溶液，喷雾或涂抹；传导麻醉用 0.1%~0.3%溶液，极量一次 0.1 g；腰麻用 10~15 mg 与脑脊液混合后注入；硬膜外麻醉用 0.15%~0.3%溶液，与盐酸利多卡因合用时最高浓度为 0.3%。

布比卡因　注射剂：12.5 mg/5 ml、25 mg/5 ml、37.5 mg/5 ml。浸润麻醉用 0.1%~0.25%溶液；传导麻醉、硬膜外麻醉用 0.5%~0.75%溶液；腰麻用 0.25%溶液；常用量：一次 1~3 mg/kg。极量：一次 200 mg，一日 400 mg。

罗哌卡因　注射液：常用浓度为 0.5%~1%。浸润麻醉用 0.5%溶液。总量为 100~200 mg。

麻醉乙醚　100 ml/瓶、150 ml/瓶、250 ml/瓶。吸入气内药物浓度：诱导麻醉 10%~15%，维持 4%~6%。

氟烷　20 ml/瓶。吸入气内药物浓度：诱导麻醉 3%~4%，维持 1%。

恩氟烷　20 ml/瓶、250 ml/瓶。吸入气内药物浓度：诱导麻醉 2%~2.5%，维持麻醉 1.5%~2%。

异氟烷　10 ml/瓶。吸入气内药物浓度：诱导麻醉 1.5%~3%，维持麻醉 1%~1.5%。

氧化亚氮　诱导麻醉 80%，维持麻醉 50%~70%。

硫喷妥钠　注射剂：0.5 g、1 g。临用前用注射用水配制成 2.5%的溶液注射。一次 4~8 mg/kg 静脉注射。极量：一次 1 g；小儿一次 15~20 mg/kg，深部肌内注射。

氯胺酮　注射剂：0.1 g/2 ml、0.1 g/10 ml、0.2 g/20 ml。全麻诱导一次 1~2 mg/kg

缓慢静脉注射；全麻维持一次 0.5~1 mg/kg。小儿基础麻醉，一次 4~8 mg/kg，肌内注射。极量：静脉注射每分钟 4 mg/kg，肌内注射一次 13 mg/kg。

目标检测

扫一扫，测一测

（甘　露）

第四章

中枢神经系统药

第一节 镇静催眠药和抗惊厥药

学习目标

1. 掌握地西泮的作用、临床应用及不良反应。
2. 熟悉巴比妥类药的作用、临床应用、不良反应及急性中毒的解救。
3. 熟悉硫酸镁的作用、临床应用及不良反应。
4. 学会观察药物的疗效与不良反应，能够熟练进行用药护理，并能正确指导患者合理、安全用药。

▶ 临床案例

患者，男，29 岁，股骨骨折手法复位外固定不良，将于次日进行内固定手术，患者表现出忧虑，紧张，难以入睡。此时，执行医嘱：地西泮片 2.5 mg×2 片；用法：5 mg，口服，睡前服用。

思考：

1. 该药可能会出现什么不良反应，有哪些表现？
2. 简述应用该药时的护理措施。

一、镇静催眠药

镇静催眠药是一类作用于中枢神经系统，能缓和激动、消除躁动、引起镇静，并促进和维持近似生理性睡眠的药物。它们对中枢神经系统具有剂量依赖性的抑制作用，同一药物在小剂量产生镇静作用，较大剂量引起催眠作用，随着剂量的加大，还可产生抗惊厥等作用。本类药物按化学结构分为 3 类：苯二氮䓬类、巴比妥类及其他类。其中，苯二氮䓬类最常用。

（一）苯二氮䓬类

苯二氮䓬类（benzodiazepines，BDZ）多数为 1，4-苯骈二氮䓬的衍生物，根据半衰期长短可分为长效类（地西泮、氟西泮等）、中效类（氯氮䓬、奥沙西泮、硝西泮等）和短效类（三唑仑等）。本类药物的基本药理作用相似，但各有侧重，在药动学上也有差异。因其疗效好，安全范围大，临床应用广泛。

地 西 泮

地西泮(diazepam,安定)为苯二氮䓬类的代表药,也是目前临床上最常用的镇静催眠药及抗焦虑药。

【体内过程】 口服吸收快而完全,约 1 h 血药浓度达高峰,肌内注射吸收慢而不规则,若急需发挥疗效可静脉注射给药。吸收后血浆蛋白结合率高达 99%,本药脂溶性高,在脑组织和脂肪组织中分布较高,亦可透过胎盘屏障。主要在肝代谢,代谢产物仍具有活性,最终与葡萄糖醛酸结合而失活。主要经肾排泄,也可经胆汁及乳汁排泄。

【药理作用及临床应用】

1. 抗焦虑作用 小剂量地西泮即具有良好的抗焦虑作用,可显著改善紧张、忧虑、恐惧、烦躁不安以及由焦虑而引起的失眠、心悸、出汗和震颤等症状,对各种原因引起的焦虑均有显著疗效。临床广泛用于治疗焦虑症及各种原因引起的焦虑状态。

2. 镇静催眠作用 地西泮在常用量时可缩短入睡潜伏期,提高觉醒阈,减少觉醒次数,显著延长睡眠持续时间。其镇静催眠作用的优点有:① 治疗指数高,安全范围较大;② 对快动眼睡眠时相(REMS)影响较小,故停药后反跳现象少,连续应用依赖性轻;③ 后遗效应较轻;④ 对肝药酶无诱导作用;⑤ 不引起全身麻醉。临床主要用于治疗失眠症,尤其对焦虑性失眠疗效极佳,也可用于夜间惊恐和夜游症;较大剂量可引起短暂性记忆缺失,使患者对术中的不良刺激在术后不复记忆,故可用于麻醉前给药、心脏电击复律前或内镜检查前给药。

> 知识链接
>
> **生理性睡眠**
>
> 正常生理性睡眠根据脑电图及眼球活动变化特点,可分为两个时相:非快动眼睡眠时相(NREMS)和快动眼睡眠时相(REMS),分别历时约 90 min 和 25 min,一夜睡眠中两种时相可交替 4~6 次。其中 NREMS 可促进机体生长发育及体力的恢复;REMS 则促进智力发育和脑力的恢复(如记忆和学习等),梦境多发生于该时相。

3. 抗惊厥和抗癫痫作用 地西泮能对抗化学药物如戊四唑、印防己毒素等引起的惊厥,并可抑制癫痫病灶异常放电扩散。临床上用于各种原因引起的惊厥,如破伤风、子痫、小儿高热惊厥以及药物中毒性惊厥等。静脉注射地西泮是治疗癫痫持续状态的首选药,也可用于癫痫大发作。

4. 中枢性肌肉松弛作用 地西泮具有较强的中枢性肌肉松弛作用,但不影响机体正常活动。临床主要用于治疗脑血管意外、脊髓损伤等中枢病变引起的肌肉强直,也可用于缓解腰肌劳损等局部病变引起的肌肉痉挛。

【不良反应】

1. 中枢神经系统反应 治疗量连续应用可出现头晕、嗜睡、乏力和记忆力下降,大剂量可致共济失调、意识障碍、口齿不清、精神错乱,严重时可引起昏迷、呼吸抑制。

2. 耐受性和依赖性 长期应用可产生耐受性、依赖性,停药时可出现反跳现象和戒断症状，如失眠、焦虑、兴奋、心动过速、呕吐、震颤，甚至惊厥等。故宜短期或间断性用药，避免长期服用。停药时应逐渐减量，以免出现戒断症状。

3. 急性中毒 剂量过大或静脉注射速度过快可致急性中毒，表现为运动功能失调，肌无力，言语不清，甚至昏迷和呼吸循环抑制，严重者可致呼吸及心跳停止，故静脉注射速度宜慢。过量中毒时除采用洗胃、对症治疗外，可用特异性解毒药氟马西尼解救。

4. 其他 可透过胎盘屏障，有致畸作用。临产前服用大量地西泮，可致新生儿肌张力降低、低体温及呼吸轻度抑制。

【禁忌证】 禁用于妊娠期和哺乳期女性。重症肌无力、青光眼、肝肾功能不全者、老年人、小儿、驾驶员和高空作业者慎用。

氯 氮 䓬

氯氮䓬(chlordiazepoxide)属长效苯二氮䓬类镇静催眠药。其作用及不良反应与地西泮相似。临床主要用于治疗焦虑性和强迫性神经官能症、癔症、神经衰弱患者的失眠及情绪烦躁、高血压头痛等，还可用于酒精中毒及痉挛。

硝 西 泮

硝西泮(nitrazepam)属中效苯二氮䓬类镇静催眠药。具有镇静催眠、抗惊厥和抗癫痫等作用。可引起近似生理性睡眠，醒后无明显后遗效应。能减轻或消除高热惊厥患者的抽搐发作。与其他抗惊厥药合用，可治疗混合型癫痫，对婴儿痉挛及阵发性肌痉挛的疗效较好。

三 唑 仑

三唑仑(triazolam)属短效苯二氮䓬类镇静催眠药，是临床最为常用的催眠药之一。诱导入睡迅速，无宿醉现象，用药后极少蓄积。临床用于失眠症，也可用于焦虑及神经紧张等。不良反应有嗜睡、头晕和头痛，较大剂量时可影响记忆和行为活动，长期用药可产生依赖性。

（二）巴比妥类

巴比妥类药物均为巴比妥酸的衍生物。目前临床常用药物主要有苯巴比妥(phenobarbital)、异戊巴比妥(amobarbital)、司可巴比妥(secobarbital)和硫喷妥(thiopental sodium)。由于安全性差，易产生依赖性，临床应用已日渐减少，主要用于抗惊厥、抗癫痫和麻醉。常用巴比妥类药物分类及其作用特点见表4-1-1。

表4-1-1 巴比妥类药物分类及其特点比较

分类	药物	显效时间/h	作用持续时间/h	消除方式	主要临床应用
长效类	苯巴比妥	0.5~1	6~8	部分自肾排泄，部分经肝代谢	抗惊厥
中效类	异戊巴比妥	0.25~0.5	3~6	主要经肝代谢	镇静催眠
短效类	司可巴比妥	0.25	2~3	主要经肝代谢	镇静催眠、抗惊厥
超短效类	硫喷妥	静脉注射立即显效	0.25	经肝代谢	静脉麻醉

【药理作用及临床应用】 巴比妥类药物对中枢神经系统具有抑制作用，随剂量增加，中枢抑制作用逐渐增强，可依次表现为镇静、催眠、抗惊厥和麻醉作用。苯巴比妥还具有抗癫痫作用。

1. 镇静催眠 小剂量巴比妥类药物具有镇静作用，能缓解患者的焦虑、烦躁不安的状态；中等剂量具有催眠作用，可缩短入睡时间，减少觉醒次数，延长睡眠时间。因明显缩短快动眼睡眠时相，久用停药产生反跳性多梦，导致睡眠障碍。由于巴比妥类药物容易产生耐受性和依赖性，不良反应多，安全范围小，故临床上已不做镇静催眠药常规使用。

2. 抗惊厥 巴比妥类有较强的抗惊厥作用，临床用于治疗小儿高热、破伤风、子痫、脑膜炎、脑炎及中枢兴奋药引起的惊厥。一般肌内注射苯巴比妥钠。

3. 抗癫痫 苯巴比妥有抗癫痫作用，可用于癫痫大发作和癫痫持续状态。

4. 麻醉及麻醉前给药 硫喷妥钠静脉注射能产生短暂的麻醉作用，可用作静脉麻醉和诱导麻醉。长效及中效巴比妥类可作麻醉前给药，以消除患者手术前的紧张情绪，但疗效不及地西泮。

【不良反应】

1. 后遗效应 次晨可出现头晕、困倦、嗜睡、精神不振及定向障碍等临床症状，称为宿醉现象，即后遗效应。

2. 耐受性 短期内反复应用可产生耐受性。

3. 依赖性 长期连续服用巴比妥类可使患者产生精神依赖性和生理依赖性。一旦突然停药，可出现戒断症状，如兴奋、失眠、焦虑、震颤、肌肉痉挛和惊厥等。因此，本类药物应按精神药品进行管理。

4. 急性中毒 用量过大（10 倍于催眠剂量）或静脉注射速度过快可引起急性中毒。表现为昏迷、呼吸抑制、血压下降、体温降低、反射消失、休克及肾衰竭等，呼吸衰竭是致死的主要原因。一旦发生应立即抢救，解救措施：① 支持、对症治疗：保持呼吸道通畅，吸氧，必要时行人工呼吸，甚至气管切开，同时可给予呼吸兴奋药和升压药以维持呼吸循环功能。② 清除毒物：采用洗胃、导泻（注意不能用硫酸镁导泻，因其有中枢抑制作用，可选硫酸钠）、利尿、静脉滴注 $NaHCO_3$ 碱化尿液等措施加速药物排泄。

【禁忌证】 支气管哮喘、严重肺功能不全、颅脑损伤所致的呼吸功能障碍者禁用。孕妇、哺乳期女性、甲状腺功能低下、低血压、发热、贫血、出血性休克、老年患者及心、肝、肾功能不全者慎用。

（三）其他镇静催眠药

水合氯醛

水合氯醛（chloral hydrate）口服吸收快，催眠作用强而可靠，不缩短快动眼睡眠时相，无后遗效应。可用于治疗顽固性失眠或用其他催眠药无效者。大剂量有抗惊厥作用，可用于子痫、破伤风以及小儿高热惊厥的治疗。

本药有局部刺激性，易引起恶心、呕吐及上腹不适等，一般以 10% 溶液口服，也可直肠给药。久用可产生耐受性和依赖性。现临床多以直肠给药。

甲丙氨酯

甲丙氨酯（meprobamate，眠尔通）临床主要用于失眠及神经官能症的治疗，尤其适用于老年患者。有依赖性，偶见过敏反应，癫痫患者禁用。

佐匹克隆

佐匹克隆（zopiclone，忆梦返），是新一代非苯二氮䓬类催眠药，起效快、维持时间长，能减少梦境，提高睡眠质量，且无明显的耐受性和依赖性。

唑吡坦

唑吡坦（zolpidem，思诺思）是新一代催眠药物。催眠作用特点与佐匹克隆相似，但镇静催眠作用更强，不易产生依赖性，对认知、记忆的影响均较苯二氮䓬类小。

二、抗惊厥药

惊厥是由疾病或药物等多种原因引起的中枢神经系统过度兴奋的症状，表现为全身骨骼肌不由自主地强直性收缩。常见于小儿高热、破伤风、子痫、癫痫大发作和中枢兴奋药中毒等。

常用抗惊厥药有苯二氮䓬类、巴比妥类、水合氯醛等药物。此外，硫酸镁注射给药亦有抗惊厥作用。

硫酸镁

硫酸镁（magnesium sulfate）口服给药不易吸收，具有导泻和利胆作用；注射给药可拮抗 Ca^{2+} 作用，使骨骼肌松弛、血管扩张、心脏抑制，从而产生抗惊厥和降压作用，同时亦有中枢抑制作用。临床主要用于缓解子痫、破伤风等引起的惊厥；亦可用于高血压危象。

注射过量或过快可致镁中毒，表现为腱反射消失、呼吸抑制、血压剧降、心脏骤停而导致死亡。腱反射消失为中毒先兆，故用药期间应经常检查腱反射以防用药过量。药物过量中毒时应立即进行人工呼吸，并缓慢静脉注射氯化钙或葡萄糖酸钙进行抢救。

三、镇静催眠药和抗惊厥药的用药护理

1. 指导患者正确使用镇静催眠药。尽量不要每日服用镇静催眠药，以免产生耐受性及依赖性。用药期间应避免从事驾驶、机械操作、高空作业等工作。

2. 静脉注射地西泮时应缓慢，每分钟不宜超过 5 mg，肌内注射宜深部肌内注射，并注意勿注入血管。

3. 地西泮不宜与其他注射液混合注射，以免因溶媒的改变而引起澄明度变化或析出结晶和沉淀。严重心、肝、肾病患者禁用水合氯醛。硫酸镁需深部肌内注射。

4. 指导患者学会非药物调理睡眠的方法，如常规锻炼、缓解压力、坚持规律作息、创造良好的睡眠环境、睡前饮用少许温热牛奶、用眼罩或耳罩减少视听觉干扰等。

学习小结

苯二氮䓬类是临床常用的镇静催眠药，是本节的学习重点，同学们应重点掌握地西泮的药理作用、临床应用及不良反应，并注意其用药护理。在此基础上，通过与地西泮比较，熟悉其他镇静催眠药的作用特点和临床应用。

常用制剂和用法

地西泮　片剂:2.5 mg、5 mg。抗焦虑、镇静:一次 2.5~5 mg,一日 3 次;催眠:一次 5~10 mg,睡前服。注射剂:10 mg/2 ml。癫痫持续状态:一次 5~10 mg,缓慢静脉注射,再发作时可反复应用。

氯氮䓬　片剂:5 mg。抗焦虑、镇静:一次 5~10 mg,一日 3 次;催眠:一次 10~20 mg,睡前服。

硝西泮　片剂:5 mg。催眠:一次 5~10 mg,睡前服;抗惊厥:一日 5~20 mg,抗癫痫:一次 5~30 mg。

苯巴比妥　片剂:15 mg、30 mg。镇静、抗癫痫:一次 15~30 mg,一日 2~3 次;催眠:一次 60~100 mg,睡前服。极量一次 250 mg,一日 500 mg。

苯巴比妥钠　粉针剂:100 mg。抗惊厥:一次 0.1~0.2 g,肌内注射;癫痫持续状态:一次 0.1~0.2 g,缓慢静脉注射。

异戊巴比妥　片剂 0.1 g。催眠:一次 0.1~0.2 g,睡前服。极量,一次 0.2 g,一日 0.6 g。

异戊巴比妥钠　粉针剂 0.1 g、0.25 g。抗惊厥:一次 0.1~0.25 g,肌内注射或缓慢静脉注射。

司可巴比妥　胶囊剂:0.1 g。催眠:一次 0.1 g,睡前口服;麻醉前给药:一次 0.2~0.3 g,极量一次 0.3 g。

目标检测

扫一扫,测一测

第二节　抗癫痫药

学习目标

1. 掌握苯妥英钠的作用、临床应用及不良反应。
2. 熟悉卡马西平、丙戊酸钠、乙琥胺、苯巴比妥的作用、临床应用及不良反应。
3. 了解抗癫痫药应用的一般原则。
4. 学会观察药物的疗效与不良反应,能够熟练进行用药护理,并能正确指导患者合理用药。

临床案例

患者,男,16 岁。发作性抽搐 8 年。发作前自觉腹部疼痛,几秒钟后突然意识丧失,跌倒在地,口吐白沫,双眼上翻,牙关紧闭,全身肌肉强直性收缩,继而转为阵挛性抽搐。持续数分钟后,抽搐停止,转为昏睡状态。清醒后常感头痛、头晕、乏力等,但对发作过程不能记忆。诊断为癫痫大发作，给予苯妥英钠治疗。

思考：

1. 使用该药时要注意观察什么？
2. 该药可能会出现哪些不良反应？有何表现？
3. 简述该药在使用时的用药护理。

癫痫是一种由多种原因引起的大脑局部神经元异常高频放电，并向周围脑组织扩散所致的大脑功能失调综合征。主要表现为慢性、突发性、反复性和短暂性的运动、感觉、意识或精神失常等。癫痫发作时的临床症状见表 4-2-1。

表 4-2-1　癫痫的分型及临床特征

发作类型	临床特征
一、局限性发作	
1. 单纯局限性发作	局部肢体运动或感觉异常，可持续 20～60 s
2. 复合局限性发作（精神运动性发作）	表现为阵发性精神失常和无意识非自主运动，无抽搐和意识丧失。可历时数分钟至数小时或数天
二、全身性发作	
1. 失神性发作（小发作）	多见于儿童，短暂的意识突然丧失和动作中断，不倒地，无抽搐，一般持续 5～30 s 后迅速恢复
2. 肌阵挛性发作	可发生于婴儿、儿童和青春期，肢体肌群可发生短暂的休克样抽动
3. 强直-阵挛性发作（大发作）	意识突然丧失，全身强直-阵挛性抽搐，面色青紫、口吐白沫，数分钟后中枢神经系统功能进入全面抑制
4. 癫痫持续状态	指大发作持续状态，反复抽搐，持续昏迷，不及时抢救可危及生命

目前，癫痫的治疗方法主要是长期服用抗癫痫药，治疗得当，可有效控制发作，但不能根治。药物的作用方式主要是抑制脑细胞异常放电的产生或扩散，从而阻止运动、感觉、意识或精神失常发生。目前，临床常用的抗癫痫药有苯妥英钠、苯巴比妥、卡马西平、丙戊酸钠、乙琥胺等。

一、常用抗癫痫药

苯妥英钠

苯妥英钠的药理作用和临床应用

苯妥英钠（sodium phenytoin）又名大仑丁。口服吸收慢而不规则，肌内注射刺激性大，一般不用，可采用静脉注射。本药 90% 与血浆蛋白结合，游离型药物脂溶性高，易透过血脑屏障。主要经肝代谢，肾排泄。血药浓度个体差异大，且不同制剂生物利用度差别也很大，故治疗时应注意剂量个体化。

【药理作用及临床应用】

1. 抗癫痫　苯妥英钠是治疗癫痫大发作和部分局限性发作的首选药，对精神运动性发作也有效，缓慢静脉注射可治疗癫痫持续状态。但对小发作无效，有时甚至使病情恶化。

其作用机制主要是通过降低细胞膜对 Na^+ 和 Ca^{2+} 的通透性，从而抑制 Na^+ 和 Ca^{2+} 内流，使细胞膜兴奋性降低，从而阻止异常放电向周围脑组织的扩散，但不能抑制癫痫病灶异常放电的产生。

2. 抗中枢疼痛综合征 神经元放电与癫痫有相似的发作机制，感觉通路神经元在轻微刺激下即产生强烈放电，引起剧烈疼痛。苯妥英钠对神经细胞膜的稳定作用可使神经疼痛减轻，减少发作次数。主要用于三叉神经痛和舌咽神经痛等。

3. 抗心律失常 主要用于室性心律失常，对强心苷中毒所致室性心律失常疗效好，为首选药。

【不良反应】

1. 局部刺激 本药为强碱性，口服可引起恶心、呕吐等胃肠刺激症状，饭后或饭间服用可减轻。静脉注射可引起静脉炎，应用时适当稀释并尽量选择较粗大的血管。不宜作肌内注射。

2. 牙龈增生 长期用药可致牙龈增生，用药时注意口腔卫生，经常按摩牙龈可以减轻。青少年多见，发生率约 20%。停药 3~6 个月多可自行消退。

3. 神经系统反应 用量过大或用药时间过长，可致眩晕、头痛、共济失调、眼球震颤等，严重者可引起中毒性脑病，出现精神错乱甚至昏睡或昏迷等。

4. 造血系统反应 因抑制二氢叶酸还原酶，干扰叶酸代谢而致巨幼红细胞性贫血，可补充甲酰四氢叶酸纠正。偶见粒细胞减少、血小板减少及再生障碍性贫血等。长期应用须定期检查血象。

5. 过敏反应 少数患者可出现药热、皮疹、偶见剥脱性皮炎、渗出性多形性红斑等。一旦出现应立即停药，必要时予以抗过敏治疗。

6. 其他 ① 本药为药酶诱导剂，可加速维生素 D 代谢，久用可致低钙血症、软骨病及佝偻病，服药期间可加服维生素 D 预防。② 静脉注射过快可致心律失常，心脏抑制，血压下降。③ 妊娠早期服药可致畸胎，应慎用。④ 久用骤停可加剧癫痫发作，甚至诱发癫痫持续状态，应予注意。⑤ 偶见肝损害。

【药物相互作用】

1. 苯妥英钠为药酶诱导剂，可加速皮质类固醇、避孕药等多种药物的代谢，降低其疗效。联合应用时，应注意调整后者的剂量。

2. 保泰松、磺胺类药、阿司匹林和苯二氮䓬类可与苯妥英钠竞争血浆蛋白结合部位，使苯妥英钠血药浓度升高。氯霉素、异烟肼可抑制肝药酶活性，而使苯妥英钠血药浓度升高。

卡马西平

卡马西平（carbamazepine）对各种类型的癫痫均有效，为广谱抗癫痫药，对复合局限性发作（精神运动性发作）疗效较好，对大发作也有效，对小发作效果较差。卡马西平对三叉神经痛和舌咽神经痛疗效较好。亦可用于锂盐治疗无效的躁狂症患者。常见不良反应可见眩晕、视物模糊、恶心、呕吐等，偶见骨髓抑制、肝损害和变态反应等，一旦出现，应立即停药。

丙戊酸钠

丙戊酸钠(sodium valproate)为广谱抗癫痫药,对各种类型的癫痫均有一定疗效。临床上对大发作的疗效不及苯妥英钠和苯巴比妥,对小发作疗效优于乙琥胺,但因其具有肝毒性,一般不作首选药应用。

丙戊酸钠的不良反应较轻,常见的有恶心、呕吐和食欲减退等胃肠道反应,亦可见嗜睡、震颤、共济失调等中枢神经系统的反应。严重的毒性反应为肝损害,发生率约为25%。对胎儿有致畸作用,常见脊椎裂,应予以重视。

乙琥胺

乙琥胺(ethosuximide)临床主要用于治疗小发作,为防治小发作的首选药,对其他类型癫痫无效。乙琥胺的作用机制可能与抑制神经元的 Ca^{2+} 通道有关。常见副作用为胃肠道反应、中枢神经系统症状(如头痛、头晕、困倦、嗜睡及欣快等)。对原有精神病史者可引起精神行为的异常。偶见嗜酸性粒细胞增多症或粒细胞缺乏症,严重者可发生再生障碍性贫血。

苯巴比妥

苯巴比妥(phenobarbital)用于防治癫痫大发作及治疗癫痫持续状态。对单纯局限性发作及精神运动性发作亦有效,但对小发作、婴儿痉挛效果差。因其中枢抑制作用明显,故不作为首选药。

扑米酮

扑米酮(primidone)化学结构和药理作用与苯巴比妥类似,口服后吸收迅速而完全。对大发作及局限性发作疗效较好,与苯妥英钠和卡马西平合用具有协同作用。临床仅用于其他药物不能控制的患者。严重肝肾功能不全者禁用。

氯硝西泮

氯硝西泮(clonazepam,氯硝安定)为苯二氮䓬类药物。临床用于治疗癫痫小发作等,静脉注射也可治疗癫痫持续状态。对肌阵挛性发作和婴儿痉挛也有效。其不良反应常见嗜睡、头晕、运动失调、眼球震颤、视物模糊及儿童行为异常等。亦可见厌食、恶心、呕吐及支气管和唾液腺分泌增加。久服骤停可增加癫痫发作,甚至诱发癫痫持续状态。

二、临床用药原则

1. 根据癫痫发作类型合理选择药物 不同发作类型的患者应选择不同的抗癫痫药(表4-2-2)。

表4-2-2 抗癫痫药物的选择

癫痫发作类型	药物选择
大发作	苯妥英钠 卡马西平 苯巴比妥 丙戊酸钠 扑米酮
癫痫持续状态	地西泮 异戊巴比妥钠 苯巴比妥 苯妥英钠 劳拉西泮
小发作	氯硝西泮 乙琥胺 丙戊酸钠 扑米酮
精神运动性发作	卡马西平 苯妥英钠 丙戊酸钠 苯巴比妥 扑米酮
局限性发作	苯妥英钠 卡马西平 苯巴比妥 丙戊酸钠
肌阵挛性发作	氯硝西泮 硝西泮 丙戊酸钠

2. 治疗方案个体化 不同患者对药物反应性不同，个体差异较大，所以治疗方案应个体化。一般尽量采用单一药物治疗，从小剂量开始，逐渐增加剂量至产生最好疗效且不引起严重不良反应为宜。

3. 长期用药 癫痫症状完全控制后，也不可随意停药，应至少维持2~3年再逐渐停药。一般大发作患者减药过程至少要一年，小发作至少需6个月。有些患者需终生用药。长期用药时要定期进行肝功能和血象检查。

4. 治疗过程中不可突然停药 不要随意更换药物，必须换药时应采用过渡方式，即在原用药物的基础上，逐渐加用新药，待新药发挥疗效后，再逐渐减量至停用原药，否则可出现反跳现象，使发作加剧甚至诱发癫痫持续状态。

三、抗癫痫药的用药护理

1. 告知患者要培养良好的生活规律和习惯，避免精神紧张、过度劳累、饮食过饱，禁食辛辣刺激性食物、禁酒等，对可能诱发或刺激癫痫、抽搐发作的因素如发热、缺氧等及时发现，及早预防和治疗。

2. 详细了解患者病情及治疗情况，嘱患者及家属坚持按时服药，治疗过程中不可随意更换药物，也不能自行减药、停药，使患者了解突然停药的危害性。

3. 告诉患者服用苯妥英钠、苯巴比妥后尿液变红或红棕色，对身体无害，停药后可自行消失。提醒服用苯妥英钠的患者注意口腔清洁和牙龈保护，经常按摩牙龈。

4. 注意用药剂量个体化，用药期间监测血药浓度。定期检查血象、肝功能等。

5. 苯妥英钠静脉注射过快时，可致心律失常、心肌抑制和血压下降，宜在心电监护下使用。

6. 应用苯妥英钠、卡马西平期间，应注意控制和调整剂量，最好进行血药浓度监测，尤其与其他药物合用时。

学习小结

学习本节药物时，首先了解癫痫的发病原因及治疗癫痫的基本原理。苯妥英钠是本节的学习重点，以其为代表，结合细胞生物电现象产生与传导规律，分析抗癫痫药的药理作用。注意比较各药物治疗癫痫的特点及应用。根据所学各药的作用及特点，总结归纳癫痫各种发作类型的药物选择，为合理用药奠定基础。

常用制剂和用法

苯妥英钠 片剂：50 mg、100 mg。抗癫痫：从小剂量开始逐渐增量，一次50~100 mg，一日2~3次。极量：一次300 mg，一日500 mg。三叉神经痛：一次100~200 mg，一日2~3次。注射剂：100 mg、250 mg。癫痫持续状态：一次100~250 mg，肌内注射；若患者未用过苯妥英钠，可用150~250 mg，加5%葡萄糖注射液20~40 ml，6~10分钟缓慢静脉注射。缓释胶囊：200 mg、300 mg。一次200~300 mg，一日1次。

卡马西平 片剂：0.1 g、0.2 g。胶囊剂：0.2 g。一次0.2~0.4 g，一日3次。

乙琥胺 胶囊剂：0.25 g。一次0.5 g，一日2~3次。5%糖浆剂：一次5~10 ml，一日

3 次。小儿一日 5~10 ml，分 3 次服。

丙戊酸钠　片剂：0.1 g、0.2 g。一次 0.2~0.4 g，一日 2~3 次。小儿一日 20~30 mg/kg，分 2~3 次服。

扑米酮　片剂：0.25 g。开始一次 0.06 g，一日 3 次，渐增至一次 0.25 g，一日 3 次。一日总量不超过 1.5 g。

硝西泮　片剂：5 mg。抗癫痫：一日 5~30 mg，分 3 次服用。极量每日 200 mg。

氯硝西泮　片剂：0.25 mg、2 mg。成人一日 4.0~8.0 mg，最大耐受量一日 12 mg。小儿一日 0.01~0.03 mg/kg 开始，分 3 次服；以后一日加 0.5~1 mg，渐增到 0.1~0.2 mg/kg。注射剂：1.0 mg。成人一次 1.0~4.0 mg，小儿一次 0.05~0.1 mg。

目标检测

扫一扫，测一测

第三节　抗精神失常药

学习目标

1. 掌握氯丙嗪的药理作用、临床应用、不良反应及应用注意事项。
2. 熟悉其他抗精神病药的作用特点及临床应用。
3. 熟悉碳酸锂、丙米嗪的作用特点及临床应用。
4. 学会观察药物的疗效及不良反应，能够熟练进行用药护理，并能正确指导患者合理用药。

▶ 临床案例

患者，女，36 岁。因工作失误，被领导在会上点名批评，后常感觉周围人在议论她，心烦少食，后发展为时而自言自语、语无伦次、时而东奔西跑，由家人强迫就诊。诊断为精神分裂症，给予氯丙嗪治疗。

思考：

1. 该药可能会出现什么不良反应？有哪些表现？
2. 应如何进行用药护理？

精神失常是一类由多种原因引起的精神活动障碍性疾病，包括精神分裂症、躁狂症、抑郁症和焦虑症等。抗精神失常药根据其作用及临床应用，可分为抗精神病药（antipsychotic drugs）、抗躁狂症药（antimanic drugs）、抗抑郁症药（antidepressants）和抗焦虑症药（antianxiolytics）。

一、抗精神病药

精神分裂症是以思维、情感、行为不协调，精神活动与现实相脱离的一类常见精神病。根据临床症状将精神分裂症主要分为两型：Ⅰ型-阳性症状为主（幻觉、妄想）；Ⅱ型-阴性症状为主（情感淡漠，主动性缺乏）。本节药物对Ⅰ型效果较好，对Ⅱ型疗效差甚至无效。

（一）吩噻嗪类

氯 丙 嗪

【体内过程】 氯丙嗪（chlorpromazine）又名冬眠灵。口服吸收慢且不规则，易受食物、抗胆碱药物影响，个体差异大，其血药浓度可相差 10 倍以上，肌内注射吸收迅速。90%以上与血浆蛋白结合，可分布于脑、肺、肝、脾及肾中，易蓄积于脂肪组织，脑内浓度最高。主要经肝代谢，肾排泄。体内消除和代谢速度随年龄增大而递减。

氯丙嗪的药理作用和临床应用

【药理作用】 氯丙嗪主要阻断脑内的多巴胺受体，也能阻断外周的 α 受体和 M 受体，其药理作用广泛、复杂。

知识链接

脑内多巴胺能神经通路

研究发现脑内主要有 4 条多巴胺能神经通路，包括① 中脑-边缘系统通路：调控情绪和感情表达活动；② 中脑-皮质通路：主要参与认知、思维、感觉、理解和推理能力的调控；③ 黑质-纹状体通路：参与锥体外系运动功能的调节；④ 结节-漏斗通路：调控垂体激素的分泌。另外，在延髓催吐化学感受区也有多巴胺受体，兴奋时有催吐作用。脑内多巴胺受体主要有 D_1、D_2 两种亚型，氯丙嗪主要通过阻断中脑-边缘系统通路和中脑-皮质通路的 D_2 受体而发挥抗精神病作用。

1. 中枢神经系统作用

（1）镇静安定、抗精神病作用：氯丙嗪对中枢神经系统具有较强的抑制作用，也称神经安定作用。正常人口服治疗量，可表现安静、活动减少、感情淡漠、注意力下降及对周围事物不感兴趣等，在安静环境中易诱导入睡，也易唤醒，醒后神志清楚。精神分裂症患者应用氯丙嗪后则表现良好的抗精神病作用，能迅速控制兴奋躁动症状，连续用药可消除幻觉、妄想等阳性症状，使患者情感和理智恢复正常，生活自理。但对阴性症状无效，甚至加剧。

氯丙嗪通过阻断中脑-边缘系统通路和中脑-皮质通路的 D_2 受体（见图 4-3-1），从而产生抗精神病作用。

（2）镇吐作用：氯丙嗪具有强大的镇吐作用，小剂量时阻断延髓催吐化学感受区（CTZ）的 D_2 受体，大剂量时直接抑制呕吐中枢，但对前庭刺激引起的呕吐无效。氯丙嗪对顽固性呃逆有一定作用。

（3）抑制下丘脑体温调节中枢：氯丙嗪可明显抑制下丘脑体温调节中枢，使其调节功能降低，甚至失灵，从而使体温随外界环境温度的升降而升降。若配合物理降温，可使

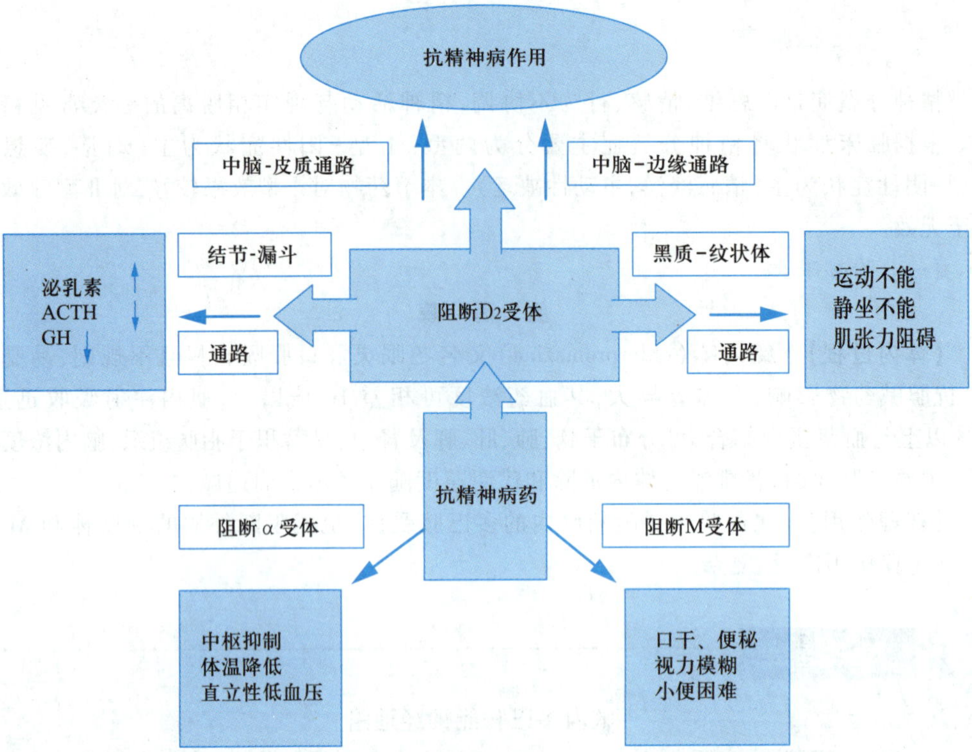

图 4-3-1　氯丙嗪抗精神病作用机制

发热或正常体温降至正常水平以下(34℃或更低)。

(4) 加强中枢抑制药的作用：可加强镇静催眠药、麻醉药、镇痛药及乙醇等中枢抑制药的作用，与上述药物合用时适当减量。

2. 自主神经系统作用

(1) α 受体阻断作用：氯丙嗪阻断 α 受体，可翻转肾上腺素的升压作用，同时能抑制血管运动中枢，直接舒张血管平滑肌，从而使血管舒张、血压下降。但连续用药可产生耐受性，且有较多副作用，故不用于高血压病的治疗。

(2) M 受体阻断作用：氯丙嗪阻断 M 受体的作用较弱，可引起口干、便秘、视物模糊等，无临床治疗意义。

3. 内分泌系统作用　氯丙嗪通过阻断结节-漏斗通路的 D_2 受体，对内分泌系统产生影响。如减少下丘脑催乳素抑制因子的释放，使催乳素的分泌增加，可致乳房肿大、泌乳；抑制促性腺激素分泌，使卵泡刺激素及黄体生成素分泌减少，从而导致排卵延迟、闭经；抑制促皮质激素和生长激素的分泌，影响儿童的生长发育，可试用于治疗巨人症。

【临床应用】

1. 精神病　可用于治疗精神分裂症，能显著缓解阳性症状，对阴性症状效果不显著；对急性期患者疗效显著，对慢性患者的疗效较差。无根治作用，需长期用药，甚至终身治疗。氯丙嗪对其他精神病伴有的兴奋、躁动、幻觉及妄想等症状也有效。

2. 止吐和顽固性呃逆　氯丙嗪对药物(如强心苷、吗啡、四环素等)和疾病(胃肠炎、尿毒症、放射病、恶性肿瘤等)引起的呕吐具有显著的镇吐作用，亦可用于妊娠呕吐，对晕动症引起的呕吐无效。对顽固性呃逆也有一定疗效。

3. 人工冬眠 配合物理降温(冰浴等),可使体温降至正常以下,临床将氯丙嗪、哌替啶、异丙嗪组成冬眠合剂,使机体进入类似变温动物的“冬眠”状态,称为“人工冬眠”。此时机体基础代谢和组织耗氧量均降低,提高组织对缺氧的耐受力,减轻伤害性刺激对机体的损害,有利于机体度过缺能缺氧的危险期。“人工冬眠”疗法主要用于严重创伤、中毒性高热、感染性休克、高热惊厥及甲状腺危象等疾病的辅助治疗。

4. 低温麻醉 麻醉同时用物理降温配以氯丙嗪,使患者体温降至34℃或更低,称为“低温麻醉”,机制与“人工冬眠”相似,可提高阻断血流时间,以利于进行心脏和大血管的直视手术。

【不良反应】

1. 一般不良反应 氯丙嗪常可引起嗜睡、淡漠、疲乏无力等中枢抑制症状;阻断α受体可出现鼻塞、血压下降及心悸等;阻断M受体可出现口干、无汗、视物模糊及便秘等。

2. 锥体外系反应 为长期大剂量应用氯丙嗪时最常见的不良反应,可表现为:① 帕金森综合征:表现为肌张力增高、面容呆板(面具脸)、动作迟缓、肌肉震颤及流涎等。② 急性肌张力障碍:表现为舌、面、颈及背部肌肉痉挛,患者出现强迫性张口、伸舌、斜颈、眼上翻、头后仰、呼吸运动障碍及吞咽困难等。③ 静坐不能:表现为坐立不安、反复徘徊,一般比帕金森综合征出现早。以上三种锥体外系反应可使用中枢性抗胆碱药(如苯海索)治疗。④ 迟发性运动障碍:部分患者出现口-面部不自主的刻板运动,出现吸吮、舔舌、咀嚼等口-舌-颊三联征,也可表现为广泛性舞蹈样手足徐动症等。

3. 心血管系统反应 氯丙嗪肌内注射或静脉注射易引起直立性低血压。为防止直立性低血压的发生,注射给药后患者应立即卧床2小时左右,方可缓慢起身站立,可选用去甲肾上腺素或间羟胺升压。禁用肾上腺素,因氯丙嗪阻断α受体可翻转肾上腺素的升压作用。

4. 精神异常 氯丙嗪可引起精神异常,如兴奋、躁动、意识障碍、萎靡、淡漠、抑郁等,须与原有疾病相鉴别,一旦发生立即减量或停药。

5. 内分泌紊乱 长期用药可致内分泌系统紊乱,出现乳腺增大、泌乳、闭经、抑制儿童生长等。

6. 过敏反应 可见皮疹、接触性皮炎等,偶见肝损害、黄疸、溶血性贫血和再生障碍性贫血等。

7. 急性中毒 剂量过大可引起急性中毒,表现为昏睡、血压下降甚至休克并出现心动过速及心电图异常(P-R间期或Q-T间期延长,T波低平或倒置)。应立即对症治疗。

8. 惊厥与癫痫 少数患者可出现局部或全身性抽搐,有惊厥病史者易发生。

【禁忌证】 有癫痫及惊厥史者、昏迷患者、抑郁症、青光眼、乳腺增生症及乳腺癌患者禁用,冠心病(易致猝死)、患有心血管疾病的老年患者、尿毒症患者慎用。

奋乃静、氟奋乃静、三氟拉嗪和硫利达嗪

奋乃静(perphenazine)、氟奋乃静(fluphenazine)及三氟拉嗪(trifluoperazine)的中枢镇静作用较弱,但锥体外系反应明显。其中奋乃静作用较氯丙嗪温和,对心血管系统、造血系统及肝的不良反应较轻,对慢性精神分裂症的疗效好,氟奋乃静和三氟拉嗪对中枢有兴奋和激活作用,对行为退缩、感情淡漠的患者疗效较好,也可用于治疗精神分裂症偏执

型和慢性精神分裂症。硫利达嗪(thioridazine)具有明显的镇静作用,锥体外系反应轻,常用于老年患者,也可用于儿童多动症和行为障碍。

(二) 硫杂蒽类

硫杂蒽类药物的药理作用与吩噻嗪类相似(表 4-3-1)。

表 4-3-1 硫杂蒽类抗精神病药

药物	药理作用与临床应用	不良反应
氯普噻吨(chlorprothixene,泰尔登)	有镇静、抗抑郁、抗焦虑作用。适用于伴有焦虑或抑郁的精神分裂症患者、焦虑性神经官能症以及更年期抑郁症等	不良反应与氯丙嗪相似,但较轻,锥体外系症状较少
氟哌噻吨(flupenthixol)	抗精神病作用与氯丙嗪相似,低剂量具有一定的抗抑郁、抗焦虑的效果,适用于伴有情感淡漠、幻觉、焦虑及抑郁的急、慢性精神分裂症患者	锥体外系反应常见,偶有猝死现象。躁狂症患者禁用

(三) 丁酰苯类

丁酰苯类药物的药理作用和临床应用与吩噻嗪类相似(表 4-3-2)。

表 4-3-2 丁酰苯类抗精神病药

药物	药理作用与临床应用	不良反应
氟哌啶醇(haloperidol)	抗精神病和镇吐作用强,对兴奋躁狂症状疗效好,对慢性症状有较好的疗效,常用于治疗Ⅰ型精神分裂症、躁狂症及多种原因引起的呕吐和顽固性呃逆,也可用于儿童多发性抽动-秽语综合征	锥体外系反应发生率高、程度严重,心血管系统的不良反应较轻,对肝功能影响小。哺乳期妇女禁用
氟哌利多(droperidol)	强镇静药,与芬太尼配合使用。用于小手术如清创、内镜检查、造影等。也用于麻醉前给药、呕吐以及控制精神患者的攻击行为等	

(四) 其他抗精神病药

其他抗精神病药物的药理作用及临床应用见表 4-3-3。

表 4-3-3 其他抗精神病药

药物	药理作用及临床应用	不良反应
五氟利多(penfluridol)	有较强抗精神病作用,对幻想、妄想、退缩均有较好疗效。无明显镇静作用,适用于急、慢性精神分裂症,尤其适用于慢性患者	锥体外系反应最常见
舒必利(sulpiride)	对紧张型精神分裂症疗效好,对顽固性恶心呕吐有效	锥体外系反应较轻
氯氮平(clozapine)	抗精神病作用强,可用于其他药物无效的病例或锥体外系反应明显的精神分裂症患者,也用于氯丙嗪等药物引起的迟发性运动障碍	几无锥体外系反应。但可引起粒细胞减少,甚至粒细胞缺乏

二、抗抑郁症和躁狂症药

躁狂抑郁症又称情感性精神障碍，分为躁狂和抑郁两种症状，可单独一种症状反复发作，也可两种症状交替出现。目前认为：情感性精神障碍的发病可能与脑内单胺类递质水平改变有关，5-羟色胺（5-HT）能神经递质缺乏是发病的共同基础，在此基础上，若去甲肾上腺素功能亢进，则表现为躁狂症；反之，则表现为抑郁症。

抑郁症患者临床表现为情绪低落、寡言少语、思维缓慢、动作迟钝、有自杀倾向或行为等。临床常用抗抑郁症药包括丙米嗪、阿米替林、马普替林等。躁狂症主要表现为情绪高涨、联想丰富、烦躁不安、活动过度、思维和语言难以控制。碳酸锂是典型的治疗躁狂症的药物。

（一）抗抑郁症药

丙米嗪

丙米嗪（imipramine，米帕明）口服易吸收，广泛分布于全身各组织，以脑、肝、肾及心肌分布较多。主要在肝代谢，经肾排泄。

【药理作用】

1. 中枢神经系统 正常人用药后出现头晕、目眩、安静、困倦、血压稍降以及口干、视物模糊等症状，连续用药症状加重，并出现注意力不集中、思维能力下降。抑郁症患者连续用药后，表现为精神振奋、情绪提高、焦虑心情减轻，产生抗抑郁作用。本药作用缓慢，一般需连续应用2~3周后才能见效，故不宜作为应急治疗用药。

2. 自主神经系统 治疗量丙米嗪能明显阻断M受体，患者出现阿托品样症状。

3. 心血管系统 治疗量丙米嗪可引起心动过速甚至心律失常，并对心肌具有奎尼丁样作用。

【临床应用】 临床用于治疗各种类型的抑郁症，其中对内源性抑郁症、更年期抑郁症及反应性抑郁症效果较好，对精神分裂症的抑郁症状效果较差。对伴有焦虑的抑郁症效果明显。也可用于儿童遗尿症。

【不良反应】 最常见的不良反应为抗胆碱和对心血管作用，表现为口干、扩瞳、视物模糊、便秘、尿潴留、直立性低血压、心动过速等。中枢神经方面可致乏力、头晕等。偶见粒细胞缺乏、皮疹等过敏反应。

【禁忌证】 前列腺肥大及青光眼患者禁用。心血管疾病患者慎用。

地昔帕明

地昔帕明（desipramine）口服给药吸收迅速，能抑制NA的再摄取，具有轻度镇静作用，拮抗H_1受体作用强，拮抗α受体和M受体作用弱。常用于轻、中度抑郁症患者。不良反应少，过量可致口干、便秘、震颤、血压降低、心律失常等。

阿米替林

阿米替林（amitriptyline）的作用及临床应用与丙米嗪相似，可使抑郁症患者情绪提高，对思维缓慢、行动迟缓及食欲不振等症状能有所改善。适用于治疗各型抑郁症或抑郁状态，也用于治疗小儿遗尿症。不良反应与丙米嗪相似但较严重。

马普替林

马普替林（maprotiline）口服吸收缓慢但较完全，分布广泛，选择性抑制NA的再摄取，抗胆碱作用、镇静作用、对血压的影响等与丙米嗪类似。可用于各型抑郁症患者，尤其适用于老年抑郁症患者。常见不良反应有口干、便秘、眩晕、头痛、心悸等。

氟 西 汀

氟西汀(fluoxetine)能强效抑制5-HT的再摄取，有抗焦虑作用，镇静作用和对心血管的影响较小。常用于各型抑郁症、焦虑症、强迫症及神经性厌食症。本药安全范围大，不良反应轻。偶见恶心、呕吐、头痛、乏力、失眠、厌食、体重下降、震颤和惊厥等。

(二)抗躁狂症药

碳 酸 锂

碳酸锂(lithium carbonate)口服易吸收，但透过血-脑屏障进入脑组织较慢，故显效较慢。主要经肾排泄，增加钠盐摄入，可促进锂排出。

【药理作用】 治疗量碳酸锂对正常人的精神及行为活动几乎无影响。但对躁狂症患者可使其言语、行为等恢复正常，临床主要用于躁狂症，尤其对急性躁狂和轻度躁狂症疗效显著，对精神分裂症的兴奋躁动症状也有效。

【不良反应】 碳酸锂安全范围较窄。用药初期有恶心、呕吐、腹泻、疲乏、震颤、口干、多尿等，连续用药1~2周可逐渐减轻或消失。当血药浓度超过2 mmol/L时可出现中毒症状，表现为精神紊乱、肌张力增高、反射亢进、明显震颤、惊厥，直至意识障碍、昏迷及死亡。故有条件的医院应开展血药浓度的监测，发现锂浓度过高时，立即减量或停药，并适当补充生理盐水以加速锂盐的排泄。

三、抗精神失常药的用药护理

1. 告知患者及家属，精神分裂症尚无病因治疗方法，需长期用药甚至终身用药。教给患者及家属有关药物作用与不良反应的知识，学会自我观察用药后有无不良反应。

2. 告诫患者应严格按规定时间和剂量服药，不得随意增加或减少服药次数或剂量，也不能突然停药。

3. 教导患者在服药期间避免饮用含乙醇的饮料，避免驾驶、操作重机械或参加危险性运动。

4. 教导患者及家属合理安排生活，通过心理调剂逐步减少患者对药物的需求和用量。

5. 氯丙嗪可引起直立性低血压，治疗初期应密切观察。给药后嘱患者卧床休息，改变体位时宜缓慢，一旦出现直立性低血压，就地平卧或抬高下肢，并用去甲肾上腺素或间羟胺抢救。

6. 氯丙嗪与麻醉药、镇静催眠药、镇痛药及乙醇等中枢抑制药合用可产生明显的协同效应。故氯丙嗪和上述药物合用时，应适当调整剂量。

7. 锂盐不良反应较多，安全范围较窄，胃肠道症状很常见，如治疗过程中出现胃肠道症状，提示过量。医生要随时监测血药浓度，以防过量中毒。

学习小结

氯丙嗪是抗精神分裂症的主要药物，是本节的学习重点，通过学习，同学们应重点归纳、分析氯丙嗪的药理作用、用途及不良反应，强化其用药护理。在此基础上，通过与氯丙嗪比较，熟悉其他抗精神分裂症药物的特点和用途。学习抗抑郁症和躁狂症药物时，在比较各药的作用特点的基础上学习和记忆。

常用制剂和用法

氯丙嗪　片剂：5 mg、12.5 mg、25 mg、50 mg。注射剂：10 mg/1 ml、25 mg/1 ml、50 mg/1 ml。一次12.5～50 mg，一日3次。一次25～50 mg肌内注射。治疗精神病宜从小剂量开始，轻症一般一日300 mg，中度一日450～500 mg，重症一日600～800 mg，症状好转后逐渐减至维持量（一日50～100 mg）以巩固疗效。拒服药者一次可用50～100 mg，加于25%葡萄糖注射液20 ml内，缓慢静脉注射。

氟奋乃静　片剂：2 mg、5 mg。一次2～10 mg，一日2～20 mg。

三氟拉嗪　片剂：1 mg、5 mg。一次5～10 mg，一日10～30 mg。

氯普噻吨　片剂：12.5 mg、25 mg、50 mg。注射剂：30 mg/1 ml。一次25～50 mg，一日3次。一次30 mg肌内注射。

氟哌啶醇　片剂：2 mg、4 mg。注射剂：5 mg/1 ml。一次2～10 mg，一日3次。一次5～10 mg肌内注射。

氟哌利多　注射剂：5 mg/2 ml。精神安定镇痛术：氟哌利多5 mg、芬太尼0.1 mg、加入25%葡萄糖注射液20 ml内，2～3 min内缓慢静脉注射。麻醉前给药：术前30分钟一次2.5～5 mg肌内注射。

五氟利多　片剂：5 mg、20 mg。一次10～40 mg，一周1次。以后根据病情可递增至一周80～120 mg。

舒必利　片剂：100 mg。注射剂：50 mg/2 ml、100 mg/2 ml。精神分裂症：开始一日300～600 mg，徐缓渐增至一日400～800 mg。

氯氮平　片剂：25 mg、50 mg。开始一次25～50 mg，一日1～2次，如耐受性好，在2周内徐缓渐增至一日300～450 mg。

碳酸锂　片剂：0.25 g。由小剂量开始，一日0.5 g，递增至一日0.9～1.8 g，分3～4次服。

丙米嗪　片剂：12.5 mg、25 mg。一次25～75 mg，一日3次。

多塞平　片剂：30 mg。一次30 mg，一日2次。

阿米替林　片剂：25 mg。一次25 mg，一日3～4次，渐增至一日150～300 mg。

马普替林　片剂：10 mg、25 mg。开始一日25～75 mg，分3次服，2周后可根据病情一日增加25 mg，达有效治疗量一日约150 mg。

氟西汀　胶囊剂：20 mg。起始剂量20 mg，一日1次，早晨饭后服用。渐增至有效治疗量一日20～40 mg。维持量20 mg一日1次，或2～3日1次。

帕罗西汀　片剂：20 mg、30 mg。20 mg开始，每日1次，早餐时顿服。连用3周。以后根据临床反应增减剂量，每次增减 10 mg，间隔不得少于 1 周。

目标检测

扫一扫，测一测

第四节 抗帕金森病药和治疗阿尔茨海默病药

学习目标

1. 熟悉抗帕金森病药的分类。
2. 了解拟多巴胺药的作用特点、临床应用、不良反应及用药护理。
3. 了解治疗阿尔茨海默病药的分类、常用药物的作用特点。
4. 学会观察药物的疗效与不良反应，能够熟练进行用药护理，并能正确指导患者合理、安全用药。

▶ 临床案例

患者，男，60 岁。于 2 年前双手出现不自主抖动，安静时较为明显，症状渐进性加重。2 个月前发展为面部表情少，肢体僵硬、活动不灵。入院检查：意识清醒，呈典型的“面具脸”，四肢肌张力增高，双手静止性震颤、动作迟缓、行走时呈“慌张步态”。确诊为帕金森病。

思考：

1. 该患者应用何种药物治疗？
2. 如何进行用药监护？

一、抗帕金森病药

帕金森病又称震颤麻痹，是由锥体外系功能紊乱引起的一种慢性、进行性中枢神经系统退行性疾病，主要病变区域在黑质-纹状体通路。表现为静止震颤、肌肉僵硬、运动迟缓、共济失调等，严重者有记忆障碍和痴呆。

目前认为帕金森病发病机制是黑质纹状体通路中多巴胺(DA)能神经元受损，DA 合成减少，多巴胺能神经功能减弱，而胆碱能神经功能相对占优势所致，出现肌张力增高等一系列临床症状。

按照作用机制不同，抗帕金森病药(anti-Parkinson's disease drugs)分为拟多巴胺药和中枢性抗胆碱药两类，前者通过直接补充 DA 的前体物或抑制 DA 的降解产生作用；后者通过拮抗相对过高的胆碱能神经功能，缓解症状。两药合用可恢复中枢多巴胺能和胆碱能神经系统功能的平衡状态，增强疗效。

(一) 拟多巴胺药

拟多巴胺药可分为四类：① 多巴胺前体药：如左旋多巴；② 左旋多巴增效剂：如卡比多巴、司来吉兰等；③ 多巴胺能神经促释药：如金刚烷胺等；④ 多巴胺受体激动药：如溴隐亭等。

左旋多巴

左旋多巴（levodopa，L-dopa）本身无药理活性，是合成 DA 的前体物质，通过血脑屏障进入中枢，经多巴脱羧酶作用转化成 DA 而产生药理作用。

【体内过程】 口服在小肠吸收，胃排空速率、胃液的 pH、同服食物均可影响其吸收。进入体内的左旋多巴 95%以上在外周组织被多巴脱羧酶脱羧生成多巴胺，不易透过血脑屏障。仅 1%左旋多巴进入中枢神经系统，在脑内脱羧转变为多巴胺而发挥治疗作用。为增强疗效，减少不良反应，常合用外周多巴脱羧酶抑制药，使进入脑内左旋多巴增多。

【药理作用和临床应用】

1. 抗帕金森病 左旋多巴进入脑内，经多巴脱羧酶脱羧后转变为 DA，以补充纹状体内 DA 的不足，增强多巴胺能神经功能，改善帕金森病的症状。用药早期效果好，可使 80%的帕金森患者症状明显改善，其中 20%的患者可达正常运动状态。服用后先改善肌肉强直和运动迟缓，后改善肌肉震颤，但对痴呆症状效果不明显。对抗精神病药如吩噻嗪类引起的帕金森综合征无效。作用特点为：① 起效慢，用药 2~3 周才出现体征改善，1~6 个月达最大疗效；② 对轻症及年轻患者疗效好，重症及年老患者疗效差；③ 对肌肉僵直和运动困难疗效好，对肌肉震颤疗效差；④ 用药早期效果好，后期（3~5 年后）效果差。

2. 治疗肝性脑病 左旋多巴在脑内转化为去甲肾上腺素，取代伪递质，暂时性改善脑功能，但不能改善肝功能，故不能根治。

【不良反应】

1. 胃肠道反应 多数患者治疗初期因多巴胺刺激延髓催吐化学感受区，出现恶心、呕吐、食欲减退或上腹不适等反应。长期用药偶见消化道溃疡出血或穿孔。可用多潘立酮对抗，有消化道溃疡病史者禁用。

2. 心血管反应 少数患者早期可出现直立性低血压，通常无症状，部分患者感到头晕，偶见晕厥。继续用药症状可减轻。部分患者还可发生心律失常，系由 DA 兴奋 β 受体所引发。故严重心血管疾病患者禁用。

3. 神经系统反应

（1）不自主异常运动：高龄患者出现头颈不规则扭动，张口、咬牙、伸舌、皱眉等不自主运动；年轻患者出现舞蹈样异常运动。服药 2 年以上发生率可达 90%。

（2）“开-关”现象（on-off phenomena）：常发生于连续服药 1 年以上的患者。发作时，患者突然多动不安（开），后又突然转变为全身肌肉强直，运动不能（关），这种双相反应反复交替出现，可一日数次或数日一次，严重妨碍患者正常活动。使患者血浆 DA 水平稳定在治疗窗口内可减少该现象的发生。

4. 精神障碍 表现为焦虑、失眠、噩梦、幻觉、妄想、躁狂及情感抑郁等。故精神病、神经衰弱患者禁用。

5. 肝损害 长期使用可导致肝损害，发生黄疸、转氨酶升高等。应定期检查肝功能。

【药物相互作用】 ① 维生素 B_6 作为外周脱羧酶的辅酶，可加速左旋多巴在外周的转化，降低疗效；② 抗精神病药可阻断 DA 受体，降低左旋多巴疗效；③ 利血平可耗竭黑质-纹状体的 DA，降低左旋多巴疗效；④ 非选择性单胺氧化酶抑制剂，由于阻碍 DA 失活，可引发高血压危象。

卡比多巴

卡比多巴（carbidopa）为 α-甲基多巴肼的左旋体，是较强的多巴脱羧酶抑制剂，因不易透过血脑屏障，仅在外周抑制左旋多巴脱羧生成多巴胺，使进入脑内的左旋多巴增多，可减轻外周的不良反应，增强疗效。常与左旋多巴按 1∶10 的比例混合组成复方制剂，作为治疗帕金森病的首选药。

司来吉兰

司来吉兰（selegiline）可选择性抑制脑内 DA 的降解，使纹状体内 DA 增多，可辅助治疗帕金森病。

金刚烷胺

金刚烷胺（amantadine）最早用于抗病毒。其抗帕金森病的作用机制主要是促进纹状体内残存的多巴胺能神经元释放多巴胺，并抑制多巴胺的再摄取，以增强多巴胺能神经的功能。长期应用可出现下肢网状青斑。

溴隐亭

溴隐亭（bromocriptine）属麦角生物碱，可选择性激动黑质纹状体通路的多巴胺受体。小剂量抑制催乳素和生长素的释放，用于溢乳、闭经和肢端肥大症等。大剂量治疗帕金森病，主要用于左旋多巴疗效差或不能耐受者，与左旋多巴合用，可减少“开-关”现象。不良反应有胃肠道反应、直立性低血压、心律失常、幻视、幻听和精神障碍等，停药后可消失。

（二）中枢性抗胆碱药

苯海索

苯海索（trihexyphenidyl）又名安坦。口服易吸收，易透过血脑屏障。通过阻断中枢胆碱受体而减弱黑质纹状体通路中乙酰胆碱的作用，抗震颤效果好，有效改善运动障碍和肌肉强直。临床上主要用于不能耐受或禁用左旋多巴的患者。不良反应与阿托品相似，但较轻。青光眼及前列腺肥大患者慎用。

二、治疗阿尔茨海默病药

阿尔茨海默病（Alzheimer’s disease，AD）即原发性老年性痴呆症，是一种以进行性认知障碍和记忆力损害为主要表现的中枢神经系统退行性疾病，病理特征是大脑萎缩、脑组织内老年斑、脑血管沉淀物和神经元纤维缠结。临床表现为记忆力、判断力、抽象思维能力丧失，但视力、运动能力等不受影响。它与血管性痴呆症及二者混合型同属老年性痴呆症。老年性痴呆症中约有 70% 为 AD。目前认为引起 AD 的主要原因是胆碱能神经功能不足，临床选用胆碱酯酶抑制药来治疗。

知识链接

世界阿尔茨海默病宣传日

每年的9月21日是“世界阿尔茨海默病宣传日”，简称“世界老年痴呆日”，是国际老年痴呆协会于1994年在英国爱丁堡第十次会议上确定的。每年的这一天在全世界的许多国家和地区都要举办宣传活动，宣传阿尔茨海默病的预防的重要性，促使社会足够的重视。

阿尔茨海默病，多发生于中年或老年的早期，典型的表现是短期记忆丧失，认知能力退化，渐进性加重，甚至生活完全不能自理。1906年，德国神经病理学家阿尔茨海默(Alois Alzheimer)首次报告了一例具有进行性痴呆表现的51岁女性患者，1910年这种病被命名为阿尔茨海默病。

他克林

他克林(tacrine)是第一代可逆性中枢胆碱酯酶抑制剂，脂溶性高，极易透过血脑屏障。其对阿尔茨海默病的治疗是多方面共同作用的结果。通过抑制血浆及组织中的胆碱酯酶，减少乙酰胆碱的水解而增多脑内乙酰胆碱的含量；还可直接激动M受体和N受体；促进乙酰胆碱的释放；促进脑组织对葡萄糖的利用等。不良反应主要是肝毒性，引起转氨酶(ALT)水平升高，多数患者于停药3周内ALT可恢复。用药期间注意检测肝功能。

多奈哌齐

多奈哌齐(donepezil)属第二代可逆性中枢胆碱酯酶抑制剂，对中枢神经系统的胆碱酯酶选择性高。临床用于轻、中、重度AD患者，可有效改善认知功能，延缓病情发展。具有剂量小、毒性低等优点。不良反应有恶心、腹泻、疲劳及肌痉挛，反应轻微且短暂，继续服药可自行消失。

石杉碱甲

石杉碱甲(huperzine A)系我国首创的可逆性高选择性胆碱酯酶抑制剂。口服易吸收，易透过血脑屏障，能显著改善衰老性记忆障碍及阿尔茨海默病患者的记忆功能。可用于各种类型AD的治疗。不良反应为恶心、头晕、多汗、腹痛、视物模糊等，一般可自行消失，严重者以阿托品对抗。

加兰他敏

加兰他敏(galantamine)属竞争性胆碱酯酶抑制药，对神经元的胆碱酯酶有高度选择性，其对中枢神经系统胆碱酯酶的抑制能力比血液胆碱酯酶强50倍。主要用于治疗轻、中度AD。疗效与他克林相似，肝毒性小。

学习小结

拟多巴胺药是临床治疗帕金森病的主要药物，是本节的学习重点。通过学习，了解帕金森病发生的病理机制和临床表现，同学们应重点归纳、分析拟多巴胺药的作用、用途及不良反应，强化其用药护理。在此基础上，理解左旋多巴与卡比多巴联合应用的临床意义，并了解其他抗帕金森病药物的特点。

常用制剂和用法

左旋多巴　片剂:0.25 g。开始每次 0.25 g,一日 4 次,以后每隔 3~7 日递增 0.1~0.75 g,维持量每日 3~5 g。

复方卡比多巴　片剂:每片含卡比多巴 25 mg,左旋多巴 250 mg。开始每次 1/2 片,一日 3 次,以后每隔 2~3 日递增 1/2~1 片,直至获得最佳疗效,最大量不超过每日 8 片。

甲磺酸溴隐亭　片剂:2.5 mg。开始每次 1.25 mg,一日 2 次,在 2 周内逐渐增加剂量,必要时每 2~4 周增加 2.5 mg,以找到最佳疗效的最小剂量。

盐酸金刚烷胺　片剂:100 mg。每次 100 mg,一日 2 次。

盐酸苯海索　片剂:2 mg。开始每次 1~2 mg,一日 3 次,以后渐增。极量:每日 20 mg。

盐酸他克林　片剂:10 mg。开始每次 10 mg,一日 3 次,以后递增。极量:每日 160 mg。

盐酸多奈哌齐　片剂:5 mg,10 mg。每次 5 mg,每日 1 次。治疗 1 个月,做出临床评估后,可将剂量增加至每次 10 mg,每日 1 次,睡前服。

石杉碱甲　片剂:0.05 mg。每次 0.15~0.25 mg,每日 3 次。

加兰他敏　片剂:5 mg。每次 10~20 mg,每日 3 次。

目标检测

扫一扫,测一测

第五节　镇　痛　药

学习目标

1. 掌握吗啡及哌替啶的药理作用、临床应用、不良反应及用药护理。
2. 熟悉其他阿片受体激动剂的作用特点和应用。
3. 了解纳洛酮的临床应用。
4. 学会观察药物的疗效与不良反应,能够熟练进行用药护理,并能正确指导患者合理、安全用药。

▶ 临床案例

患者,男,30 岁,上腹部间歇疼痛 1 年。近 2 天疼痛加重,放射到右肩及腹部,伴有恶心、呕吐、腹泻。诊断为胆结石。

思考:

可用什么药物镇痛?用药时应注意什么问题?

镇痛药(analgesics)是一类选择性作用于中枢神经系统,在不影响意识及其他感觉的情况下,能选择性消除或缓解疼痛的药物。

疼痛是由多种原因引起的临床常见症状,属于机体在受到伤害性刺激之后所产生的一种防御性反应,通常伴有不良的情绪反应和防卫反应,剧烈的疼痛如癌症晚期、心肌梗死等还可能引起生理功能紊乱、休克,甚至死亡。因此,适当应用药物缓解疼痛,减轻患者痛苦是必要的。但疼痛的性质、部位,疼痛发作时的体征、表现等是诊断疾病的重要依据,故对未明确诊断的疼痛不宜先用药物止痛,以免掩盖病情,贻误诊治。

目前临床常用的镇痛药可分为三类:① 阿片生物碱类镇痛药;② 人工合成镇痛药;③ 其他镇痛药。前两类属于阿片生物碱类及其衍生物或人工合成品,镇痛作用强大,反复应用易成瘾,属麻醉药品管理范畴,须根据《麻醉药品和精神药品管理条例》严格控制。

一、阿片生物碱类镇痛药

阿片(opium)是罂粟科植物罂粟未成熟蒴果浆汁的干燥物,含有20多种生物碱,根据化学结构,可分为菲类和异喹啉类,前者如吗啡、可待因,具有镇痛作用;后者如罂粟碱,可松弛平滑肌,但几无镇痛作用。

吗　啡

吗啡

吗啡(morphine)是阿片中的主要生物碱,是典型的阿片受体激动药。

【体内过程】 口服易吸收,但首关消除明显,生物利用度低,故多采用注射给药。血浆蛋白结合率约为30%,游离型吗啡可迅速分布于全身,仅少量通过血脑屏障进入脑内,但足以发挥中枢性镇痛作用,亦可通过胎盘屏障进入胎儿体内。在肝与葡萄糖醛酸结合或脱甲基形成去甲基吗啡,主要经肾排泄,也有少量经乳腺排泄。

【药理作用】

1. 中枢神经系统作用

(1) 镇痛和镇静:吗啡镇痛作用强大,皮下注射5~10 mg即明显减轻或消除疼痛,对各种疼痛均有效,对慢性、持续性钝痛的疗效优于急性、间断性锐痛。但因成瘾性强,故不用于慢性钝痛患者。选择性较高,镇痛的同时意识清醒,其他感觉如视、触、听觉不受影响。可消除由疼痛引起的焦虑、紧张、恐惧等情绪反应,产生明显的镇静作用,使患者在安静的环境中易诱导入睡,但睡眠较浅易被唤醒。一次给药,镇痛作用可持续4~6 h。还可引起欣快感,这是吗啡产生成瘾性的重要原因。

(2) 抑制呼吸:治疗量吗啡即可抑制呼吸中枢,降低呼吸中枢对CO_2的敏感性,使呼吸频率减慢、潮气量降低、肺通气量减少。随剂量增大,呼吸抑制随之增强,急性中毒时呼吸极度抑制,呼吸频率可减慢至3~4次/min,出现严重缺氧,甚至呼吸停止而死亡,这是吗啡急性中毒致死的主要原因。

(3) 镇咳:吗啡可抑制咳嗽中枢,具有强大的镇咳作用。但因易产生依赖性,故临床上不用吗啡镇咳。对于其他镇咳药无效的频繁而剧烈的无痰干咳可用可待因止咳。

(4) 催吐:吗啡可兴奋延髓催吐化学感受区,引起恶心、呕吐。

(5) 缩瞳:与中脑盖前核阿片受体结合,兴奋动眼神经,使瞳孔缩小,中毒剂量时可使瞳孔极度缩小呈针尖样,是吗啡中毒的重要标志。

2. 心血管系统作用 治疗量吗啡对心功能影响不大,但可扩张血管:① 扩张外周血管，引起直立性低血压。降压作用与促进组胺释放、抑制中枢交感张力有关；② 扩张脑血管，系吗啡抑制呼吸，使体内 CO_2 蓄积所致，可继发脑血流量增多、颅内压增高，故颅脑外伤、颅内高压及脑内占位性病变患者禁用。

3. 内脏平滑肌作用 ① 兴奋胃肠平滑肌，提高胃肠平滑肌张力，抑制胃排空及推进型蠕动；抑制消化液的分泌，提高回盲瓣及肛门括约肌张力，肠内容物通过受阻；并抑制中枢，减弱便意和排便反射，引起便秘；有止泻作用。② 治疗量吗啡可引起胆道奥狄括约肌痉挛，使胆囊排空受阻，胆囊内压力升高，致上腹不适甚至胆绞痛。③ 治疗量吗啡提高膀胱括约肌张力，导致尿潴留。④ 吗啡可对抗缩宫素兴奋子宫的作用，延长产程。⑤ 大剂量吗啡可收缩支气管平滑肌，诱发或加重支气管哮喘。

4. 免疫系统 吗啡对细胞免疫及体液免疫均有抑制作用，这与抑制巨噬细胞吞噬作用及T淋巴细胞增殖有关。故长期用药患者机体免疫力低下，易患感染性疾病。

【临床应用】

1. 镇痛 吗啡对各种疼痛均有效，但由于成瘾性强，一般仅用于其他镇痛药无效的急性锐痛，如严重创伤、烧伤、癌症等引起的疼痛。心肌梗死引起的剧痛，若血压正常则可使用吗啡止痛。而对胆绞痛、肾绞痛则需与解痉药如阿托品合用。

吗啡治疗心源性哮喘的机制

2. 心源性哮喘 心源性哮喘为急性左心衰竭突发急性肺水肿所致的肺通气功能障碍，可出现呼吸困难、胸闷、窒息感、呼吸急促而浅表、喘息等症状。抢救时除应用强心苷类、氨茶碱、利尿药及吸氧外，静脉注射吗啡常获良效。其作用机制是：① 扩张外周血管，减少回心血量及降低外周阻力，减轻心脏的前、后负荷，有利于消除肺水肿；② 降低呼吸中枢对 CO_2 敏感性，可减弱过度的反射性呼吸兴奋，使急促而浅表的呼吸得以缓解，减轻喘息症状；③ 镇静作用可消除患者紧张、恐惧的情绪，间接减轻心脏负荷。但对伴有休克、昏迷、严重肺部疾患及痰多者禁用。

3. 止泻 用于急、慢性非细菌性消耗性腹泻，可选用阿片酊或复方樟脑酊。

【不良反应】

1. 副作用 治疗量时可出现头晕、嗜睡、恶心、呕吐、便秘、排尿困难、呼吸抑制等不良反应。

2. 耐受性 连续反复应用吗啡，可产生耐受性。表现为用药剂量逐渐增大和用药间隔时间缩短。

3. 成瘾性 连续用药1~2周可产生成瘾性，一旦停药，机体可出现戒断症状，表现为流泪、流涕、出汗、震颤、呕吐、腹泻、肌肉疼痛、焦虑，甚至虚脱、意识丧失等，停药36~48 h症状最严重。故临床应用时除癌症晚期的镇痛外，一般不得超过1周。

4. 急性中毒 用药量过大可造成急性中毒，表现为昏迷、呼吸抑制、瞳孔极度缩小呈针尖样、血压下降，甚至休克，致死的主要原因是呼吸麻痹。需采用人工呼吸、吸氧等支持对症治疗，同时应用阿片受体阻断药纳洛酮抢救，还可应用呼吸中枢兴奋药尼可刹米等。

【禁忌证】 禁用于诊断未明的急性腹痛、支气管哮喘、肺心病、颅脑损伤致颅内高压者、肝功能严重减退者、分娩止痛、哺乳期女性及新生儿等。

可待因

可待因（codeine）又称甲基吗啡，口服后易吸收，在肝内转化为吗啡或其他阿片类代谢产物。特点是:① 镇痛作用仅为吗啡的 1/12~1/7,持续时间与吗啡相似,用于中等程度的疼痛;② 镇咳作用约为吗啡 1/4,主要用于剧烈干咳;③ 镇静作用不明显,成瘾性、呼吸抑制弱于吗啡。

二、人工合成镇痛药

哌 替 啶

哌替啶(pethidine,度冷丁)为人工合成镇痛药,是临床常用的镇痛药。

【药动学特点】

口服易吸收,皮下或肌内注射吸收更快,可通过血脑屏障和胎盘屏障。主要在肝内代谢,部分转化为去甲哌替啶。去甲哌替啶有中枢兴奋作用,故哌替啶中毒时发生惊厥即与此代谢物有关。主要经肾排泄,少量可自乳汁排泄。

【药理作用】 哌替啶与吗啡作用机制相同,作用与吗啡相似但较弱。

1. 中枢神经系统作用 特点如下:① 镇痛镇静作用比吗啡弱而短,镇痛作用为吗啡的 1/10~1/7,注射后 10 min 起效,持续 2~4 h;② 与吗啡在等效镇痛剂量时,抑制呼吸的程度相等,但持续时间短;③ 10%~20%患者用药后出现欣快感,成瘾性比吗啡轻;④ 对中枢神经系统有兴奋作用,易致恶心、呕吐、眩晕;⑤ 无明显镇咳和缩瞳作用。

2. 心血管系统作用 治疗量能扩张血管,引起直立性低血压;也可扩张脑血管致颅内压升高。

3. 内脏平滑肌作用 ① 能增加胃肠平滑肌及括约肌张力,减慢肠蠕动,但由于作用持续时间短,故不引起便秘,无止泻作用;② 能引起胆道括约肌痉挛,使胆囊内压增高,但比吗啡弱;③ 大剂量可引起支气管收缩;④ 不对抗缩宫素兴奋子宫的作用,故不延长产程。

【临床应用】

1. 镇痛 替代吗啡用于各种急性锐痛,如创伤性疼痛、手术后疼痛、内脏绞痛、癌症晚期疼痛等;缓解胆绞痛和肾绞痛时需合用阿托品;可用于分娩止痛,但因新生儿对哌替啶抑制呼吸作用极为敏感,故临产前 2~4 h 内不宜使用。

2. 心源性哮喘 替代吗啡用于心源性哮喘。

3. 麻醉前给药 哌替啶可消除患者手术前紧张、焦虑、恐惧等情绪,减少麻醉药用量,缩短诱导期。

4. 人工冬眠 与氯丙嗪、异丙嗪组成冬眠合剂用于人工冬眠疗法。

【不良反应】

1. 副作用 治疗量可致眩晕、出汗、口干、恶心、呕吐、心悸、直立性低血压等。

2. 耐受性 连续用药 1 周可产生耐受性。

3. 成瘾性 连续用药 2 周可产生成瘾性,虽比吗啡轻,但仍属麻醉药品,须严格控制使用。

4. 急性中毒 过量中毒时可出现昏迷、呼吸抑制、肌肉痉挛、反射亢进、瞳孔散大、心率加快、震颤甚至惊厥等。解救时除应用阿片受体阻断药如纳洛酮外,同时配合使用抗惊厥药。

禁忌证与吗啡相似。

芬 太 尼

芬太尼(fentanyl)起效快,镇痛效力约为吗啡的100倍,作用维持1~2 h,用于各种剧痛。与麻醉药合用,可减少麻醉药用量。不良反应有眩晕、恶心、呕吐及胆道括约肌痉挛。静脉注射过速易抑制呼吸,成瘾性小。支气管哮喘、脑肿瘤、颅脑损伤昏迷者及2岁以下幼儿禁用。

美 沙 酮

美沙酮(methadone)为强效镇痛药,优点是口服与注射作用相似,镇痛持续时间长于吗啡,镇静、呼吸抑制及便秘的发生均较吗啡轻,耐受性、成瘾性发生较慢,戒断症状轻,且易于治疗。适用于创伤、手术及癌症晚期疼痛,也可用于阿片类药物或毒品成瘾后的脱毒治疗。

知识链接

美沙酮替代疗法

美沙酮替代疗法是一种替代和递减法的综合脱毒治疗方法,在戒毒者进行脱毒治疗、消除戒断症状后,定期给戒毒者以限量的美沙酮进行维持,减轻戒毒者产生对毒品的强烈依赖,防止因觅求毒品而引发的一系列违法活动。在吸毒人员中开展美沙酮维持治疗,是我国政府直面艾滋病威胁的理性选择。这一措施与强制戒毒、劳教戒毒及自愿戒毒相互补充、相互衔接,基本覆盖了绝大多数吸毒者。但美沙酮并不能达到戒毒的最终目标,并有一定的依赖性及耐受性,故必须在专门的戒毒机构,在专业人员的监督下使用。

喷 他 佐 辛

喷他佐辛(pentazocine)又名镇痛新,属于阿片受体部分激动剂,口服、注射均易吸收,但首关消除明显,生物利用度低。

【药理作用】 ① 镇痛效力为吗啡的1/3,呼吸抑制作用为吗啡的1/2,但抑制程度不随剂量的增加而增强;② 镇静作用弱,较高剂量时可出现噩梦、幻觉、烦躁不安等症状;③ 对平滑肌作用比吗啡弱,不引起便秘,胆内压升高亦不明显;④ 对心血管系统的作用不同于吗啡,大剂量可使心率增快、血压升高;⑤ 成瘾性小,已列入非麻醉品管理范畴。

【临床应用】 主要用于各种慢性剧痛及术后疼痛,亦可用于产科止痛。

【不良反应】 有镇静、眩晕、恶心、出汗等反应。剂量增大引起呼吸抑制、血压升高、心率增快。剂量过大可引起焦虑、噩梦、幻觉,甚至惊厥。

三、其他镇痛药

曲 马 多

曲马多(tramadol)口服易吸收,生物利用度约90%,作用维持4~6 h。镇痛作用强度约为吗啡的1/3,镇咳效力约为可待因的1/2。治疗剂量时不抑制呼吸,不影响心血管功能,也不产生便秘等副作用。适用于中、重度急慢性疼痛及外科术后疼痛,不良反应较轻,如眩晕、恶心、呕吐等,长期应用可产生成瘾性。

布 桂 嗪

布桂嗪(bucinnazine)又名强痛定,可口服或皮下注射,镇痛作用约为吗啡的1/3。临床上多用于偏头痛、三叉神经痛、炎症性及外伤性疼痛、关节痛、痛经及癌症疼痛等。偶有恶心、头晕、困倦等反应,停药后消失。有一定成瘾性。

罗 通 定

罗通定(rotundine)口服吸收良好,镇痛作用强度介于中枢性镇痛药与解热镇痛药之间。对慢性持续性钝痛效果较好,对创伤、手术后疼痛或癌症晚期疼痛效果较差。无成瘾性。镇痛作用与脑内阿片受体无关,有一定镇静催眠作用,可用于疼痛性失眠。可用于治疗头痛、痛经、分娩痛以及消化系统疾病所引起的钝痛。

四、镇痛药的用药护理

1. 吗啡给药后,嘱患者卧床休息1 h,观察血压变化。提醒患者由蹲、坐或卧位改变为直立体位时不宜过快,应缓慢起身。

2. 使用吗啡时,必须按照国家《麻醉药品和精神药品管理条例》规定严格进行管理。用药期间密切观察患者情况,如发现焦虑、不安、渴求用药等早期成瘾症状,立即报告医师,及时采取必要措施。

3. 哌替啶用于分娩止痛时,应严密监护新生儿的呼吸情况。支气管哮喘、颅脑损伤、慢性阻塞性肺疾病、严重肺功能不全者禁用;肝功能不全、甲状腺功能不全者慎用。

【附】 阿片受体阻断药

纳 洛 酮

纳洛酮(naloxone)化学结构与吗啡相似,能选择性与阿片受体结合,无内在活性。由于首关消除明显,常采用注射给药。小剂量(0.4~0.8 mg)能迅速翻转吗啡作用,1~2 min就可消除呼吸抑制,加快呼吸频率,升高血压。对吗啡成瘾者可迅速诱发戒断症状。临床上用于吗啡类镇痛药急性中毒解救,缓解呼吸抑制及其他中枢抑制症状,使昏迷者迅速复苏。

纳曲酮(naltrexone)口服生物利用度为50%~60%,作用与纳洛酮相似,但作用维持时间较长,达24 h以上。

知识链接

癌性疼痛的合理用药

为减轻癌症患者特别是晚期癌症患者的痛苦,提高生活质量,目前我国卫健委推荐采取“按时”“按量”“按阶梯”给止痛药的原则。① 按时给药:应当有规律地“按时”给药(3~6 h给药一次)而不是“按需”给药;② 按量给药:止痛剂量直至患者疼痛消失,而不是“定量”给药;③ 按阶梯给药:根据癌症患者的主观疼痛现象,分为轻度、中度和重度疼痛,分别制订止痛方案,即癌症患者止痛三阶梯疗法。轻度疼痛的患者主要选用解热镇痛抗炎药,如阿司匹林、对乙酰氨基酚等;中度疼痛的患者主要选用弱阿片类镇痛药或非阿片类中枢镇痛药,如可待因、曲马多等;重度疼痛的患者给予强阿片类镇痛药,如吗啡、芬太尼等。除以上原则外,还应遵循“口服给药、用药剂量个体化”的原则。

学习小结

吗啡是临床治疗急性锐痛的主要药物，是本节的学习重点。通过学习，了解疼痛发生的机制和临床表现。同学们应重点归纳、分析吗啡的药理作用、临床用途及不良反应，强化其用药护理。在此基础上，通过与吗啡的比较，熟悉其他镇痛药的特点和临床用途。

常用制剂和用法

盐酸吗啡　片剂：5 mg，10 mg。每次 5～15 mg，15～60 mg/d。极量：每次 30 mg，100 mg/d。注射液：5 mg/0.5 ml，10 mg/ml。每次 10 mg，皮下注射。极量：每次 20 mg，60 mg/d。

磷酸可待因　片剂：15 mg，30 mg。每次 15～30 mg，每日 3 次。极量：每次 100 mg，250 mg/d。

盐酸哌替啶　注射液：50 mg/ml，100 mg/2 ml。每次 50～100 mg，100～400 mg/d，肌内注射。极量：每次 150 mg，600 mg/d。

枸橼酸芬太尼　注射液：0.1 mg/2 ml。每次 0.05～0.1 mg，皮下或肌内注射。

盐酸美沙酮　片剂：2.5 mg。每次 5～10 mg，每日 2～3 次。注射液：5 mg/ml。每次 5～10 mg，皮下或肌内注射。

盐酸喷他佐辛　片剂：25 mg，50 mg。每次 50 mg。

乳酸喷他佐辛　注射液：30 mg/ml。每次 30 mg，皮下或肌内注射。

盐酸曲马多　片剂：50 mg，100 mg。每次 50 mg，每日 3 次。注射液：50 mg/2 ml，100 mg/2 ml。每次 50 mg，肌内注射；50～200 mg/d，缓慢静脉滴注。

盐酸布桂嗪　片剂：30 mg。每次 60 mg，每日 3～4 次。注射液：50 mg/2 ml，100 mg/2 ml。皮下或肌内注射每次 50～100 mg，每日 1～2 次。

盐酸罗通定　片剂：30 mg。每次 60～120 mg，每日 3 次。

硫酸罗通定　注射液：60 mg/2 ml。每次 60 mg，肌内注射。

盐酸纳洛酮　注射液：0.4 mg/ml。每次 0.4～0.8 mg，静脉注射。

盐酸纳曲酮　片剂：25 mg，50 mg。用作阿片类药物成瘾者脱毒治疗后保持不复吸的辅助治疗，开始剂量：25 mg/d，无戒断症状者可渐增至 50 mg/d。

目标检测

扫一扫，测一测

第六节 解热镇痛抗炎药

学习目标

1. 掌握解热镇痛抗炎药的共同作用特点。

2. 掌握阿司匹林的作用、用途和主要不良反应，比较其他常用药的特点。

3. 学会观察药物的疗效与不良反应，能够熟练进行用药护理，并能正确指导患者合理、安全用药。

▶ 临床案例

患者，男，35 岁。因畏寒、发热、全身酸痛入院就诊。查体：T 39.2℃，咽部轻度红肿，血常规检查：白细胞计数减少，淋巴细胞相对增多。诊断为“流行性感冒”，给予利巴韦林抗病毒和阿司匹林解热等治疗，3 天后感冒症状好转，但患者出现了明显的胃肠道症状和黑便。

思考：

1. 该患者出现胃肠道症状和黑便的原因是什么？

2. 简述阿司匹林在使用时的用药护理。

解热镇痛抗炎药是一类具有解热、镇痛作用，大多数还有抗炎抗风湿作用的药物。由于其化学结构和抗炎机制与甾体类抗炎药糖皮质激素不同，故又称为非甾体抗炎药（NSAIDs）。

一、解热镇痛抗炎药的共性

解热镇痛抗炎药虽化学结构不同，但均具有相似的作用机制、药理作用和不良反应。其共同的作用机制是通过抑制环氧酶（COX，前列腺素合成酶）而抑制体内前列腺素的合成，从而产生解热、镇痛、抗炎等作用。

解热镇痛药概述

1. 解热作用 本类药物可使体温降至正常，但对正常体温无影响。这和氯丙嗪对体温的影响不同。氯丙嗪在配合物理降温下，能使体温降至正常水平以下。

解热作用机制：下丘脑体温调节中枢通过对产热及散热两个过程的精细调节，使机体体温维持在 37℃ 左右。当细菌、病毒或抗原抗体复合物等外热原进入机体时，刺激中性粒细胞产生并释放内热原，后者进入中枢神经系统，使前列腺素（PG）合成释放增加，使体温调定点上调，致使产热增加，散热减少，引起发热。解热镇痛抗炎药通过抑制下丘脑 PG 合成酶（环氧酶），减少 PG 合成，使体温调定点恢复到正常水平，通过增加散热使体温下降。

发热是机体的一种防御反应，而且热型也是诊断疾病的重要依据。故对一般发热患者可不必急于使用解热药；但热度过高或持久发热消耗体力，引起头痛、失眠、谵妄、昏迷、小儿高热易发生惊厥，严重者可危及生命，此时适当应用解热药降低体温可缓解症状。但应注意不要过量，尤其对幼儿、老年人、体弱者或血压低者，如用药过量，因体温骤降、出汗过多，有引起虚脱的危险，用药时要注意补充体液。另外，解热镇痛抗炎药只是对症治疗，故需同时注意对因治疗。

2. 镇痛作用 解热镇痛抗炎药具有中等镇痛作用，对慢性钝痛，如头痛、牙痛、神经痛、肌肉痛、关节痛及痛经等有良好镇痛效果，而对创伤性剧痛及内脏绞痛无效。长期应用不产生耐受性和成瘾性，也不抑制呼吸。

镇痛作用机制：当组织损伤或炎症时，局部产生和释放某些致痛、致炎物质，如缓激肽、组胺、PG 等，作用于痛觉感受器，引起疼痛。PG 除本身有致痛作用外，还能显著提高痛觉感受器对缓激肽等致痛物质的敏感性。解热镇痛抗炎药通过抑制损伤及炎症部位的 PG 合成，发挥镇痛作用，其镇痛部位主要在外周。

3. 抗炎、抗风湿作用 本类药物除苯胺类（如对乙酰氨基酚）外，均有较强的抗炎、抗风湿作用。

抗炎作用机制：PG 是引起炎症反应的主要活性物质，PG 不仅能扩张血管、增加血管通透性，引起局部水肿和疼痛，还能增强缓激肽等物质的致炎作用。解热镇痛抗炎药能抑制 PG 的合成，发挥抗炎、抗风湿作用，能有效缓解风湿、类风湿性炎症的渗出，减轻炎症引起的红、肿、热、痛等症状。但无病因治疗作用，也不能完全阻止病程的发展和并发症的出现。

二、常用药物

阿司匹林

阿司匹林（aspirin）又名乙酰水杨酸。

【体内过程】 口服吸收迅速，酸性环境利于吸收，血浆蛋白结合率 80%~90%，广泛分布于全身组织，可进入关节腔、脑脊液、胎盘及乳汁中。主要经肝代谢后由肾排出，也有部分以原形经肾排出。尿液 pH 可影响其排泄速度，碱化尿液可促其排泄。

【药理作用及临床应用】

1. 解热 阿司匹林有较强的解热作用，常用于感冒及各种原因所致的发热。

2. 镇痛 阿司匹林具有中等程度的镇痛作用，用于治疗头痛、牙痛、肌肉痛、神经痛、关节痛及痛经等中等程度的慢性钝痛。

阿司匹林的药理作用及临床应用

3. 抗炎、抗风湿 阿司匹林具有较强的抗炎、抗风湿作用，用较大剂量（3~5 g/d），可使急性风湿热患者在用药后 24~48 h 内退热，关节红肿疼痛症状减轻，红细胞沉降率减慢，由于控制急性风湿热的疗效迅速而可靠，故也可用于鉴别诊断。能明显减轻风湿性和类风湿性关节炎的炎症和疼痛，目前仍为治疗风湿性和类风湿性关节炎的首选药。

4. 抑制血小板聚集 小剂量阿司匹林（一般每日 75~150 mg）能抑制血小板内 PG 合成酶，减少血小板中血栓素 A_2（TXA_2）的生成，从而抑制血小板聚集及血栓形成，达到抗凝作用；大剂量阿司匹林能抑制血管壁内皮细胞中 PG 合成酶，减少前列环素（PGI_2）合成，PGI_2 是 TXA_2 的生理对抗剂，其合成减少反而促进血栓形成。临床上用小剂量阿司匹林防治血栓形成，以治疗缺血性心脏病（如心绞痛、心肌梗死）及脑血栓患者。

【不良反应】

1. 胃肠反应 最为常见。口服常见上腹部不适或疼痛、恶心、呕吐等。较大剂量或长期应用阿司匹林可诱发胃溃疡甚至胃出血。上述反应可能与其酸性、兴奋延髓催吐化学感受区及抑制胃黏膜 PGE 合成有关（因胃内 PGE 可抑制胃酸分泌而保护胃黏膜）。饭

阿司匹林用药指导

后服药、服用肠溶片、同服抗酸药或 PGE_1 的衍生物米索前列醇可减轻胃肠道反应。消化性溃疡患者禁用。

2. 凝血障碍 一般剂量阿司匹林可抑制血小板聚集，延长出血时间。大剂量（5 g/d 以上）或长期服用，还能抑制凝血酶原生成，引起出血。同服维生素 K 可以预防。如需手术者，术前 1 周应停用阿司匹林。

3. 过敏反应 少数患者可出现荨麻疹、血管神经性水肿、过敏性休克。有些哮喘患者服用阿司匹林或其他 NSAIDs 后可诱发支气管哮喘，称为“阿司匹林哮喘”。该哮喘不是以抗原抗体反应为基础的过敏反应，可能与阿司匹林抑制 PG 合成酶，PG 合成受阻，使白三烯合成增加，内源性支气管收缩物质占优势，导致支气管痉挛，诱发哮喘。用肾上腺素治疗无效，可应用糖皮质激素和抗组胺药治疗。

4. 水杨酸反应 剂量过大（5 g/d 以上）时可引起中毒反应，表现为头痛、眩晕、恶心、呕吐、耳鸣、视力和听力减退等，严重者出现谵妄、高热、大量出汗、脱水、酸碱平衡失调、昏迷甚至危及生命，称为水杨酸反应。一旦出现，立即停药，静脉滴注碳酸氢钠以碱化尿液加速排泄。

5. 瑞夷综合征（Reye's syndrome） 少数病毒性感染伴发热的儿童或青少年服用阿司匹林后出现严重肝功能异常合并脑病，表现为昏迷、惊厥、频繁呕吐、颅内压增高、一过性肝功能异常等，称瑞夷综合征。虽少见，但可致死。故 10 岁以下患病毒性感染的儿童禁用本药。

对乙酰氨基酚

对乙酰氨基酚（acetaminophen，又名扑热息痛、醋氨酚）口服吸收快而完全，在肝内与葡萄糖醛酸结合后经肾排泄，少数经羟化为对肝有毒的代谢物，均从尿中排出。

【作用及临床应用】 解热镇痛作用缓慢而持久，作用强度与阿司匹林相似，几乎无抗炎抗风湿作用。这可能与本品抑制脑内 PG 合成酶的强度与阿司匹林相似，而抑制外周 PG 合成酶的强度仅为阿司匹林的 1/10 有关。常用于感冒发热、头痛、关节痛、神经痛等，为目前抗感冒制剂中的主要药物。

【不良反应】 治疗剂量不良反应少，对胃刺激性小，不易引起出血及凝血障碍。偶见皮肤黏膜过敏反应。过量（成人 10～15 g）或长期使用可致严重肝损害、肾损害、高铁血红蛋白血症等。不宜大剂量或长期服用，肝、肾功能不良者慎用。

保泰松和羟基保泰松

保泰松（phenylbutazone）和羟基保泰松（oxyphenbutazone）抗炎、抗风湿作用强，解热镇痛作用弱。主要治疗风湿热、类风湿性关节炎、强直性脊柱炎。保泰松较大剂量可减少肾小管对尿酸盐的再吸收，可促进尿酸排泄，可用于治疗急性痛风。

保泰松和羟基保泰松不良反应多，已少用。常见不良反应包括胃肠刺激、水钠潴留、皮疹、再生障碍性贫血、剥脱性皮炎、甲状腺增大。偶致肝炎及肾炎。不宜长期服用，因长期服用可致羟化物在体内蓄积，产生毒性。

布 洛 芬

布洛芬（ibuprofen）又名异丁苯丙酸、芬必得。

【作用及临床应用】 布洛芬有较强的解热镇痛、抗炎、抗风湿作用，其效力近似于阿司匹林，但比对乙酰氨基酚好。主要用于不能耐受阿司匹林和保泰松的风湿性、类风湿性关节炎及骨关节炎患者，也可用于一般解热镇痛。

【不良反应】 本品具有胃肠刺激轻、患者较易耐受、可长期服用的优点。但长期服用仍可诱发消化性溃疡。偶见头痛、眩晕、视物模糊及中毒性弱视，一旦出现应立即停药。

吲哚美辛

吲哚美辛（indomethacin，消炎痛）具有显著的抗炎、抗风湿和解热镇痛作用。其抗炎镇痛效果明显强于阿司匹林，抗急性风湿病及类风湿关节炎的疗效与保泰松相似，约 2/3 患者能获明显改善，对强直性关节炎、骨关节炎和急性痛风性关节炎也有效，还可用于恶性肿瘤引起的发热及其他难以控制的发热。由于本药不良反应多，仅用于其他药物疗效不显著的患者，且剂量不宜过大。

不良反应发生率高且严重，故不作为首选药。主要不良反应有：① 胃肠道反应：包括食欲减退、恶心、呕吐、腹痛、腹泻、诱发和加重溃疡，甚至造成出血或穿孔；② 中枢神经系统反应：如头痛、眩晕的发生率也较高，偶有精神失常；③ 抑制造血系统：可发生粒细胞减少，血小板减少，偶有再生障碍性贫血；④ 过敏反应：常见皮疹，也可发生阿司匹林哮喘。

孕妇、儿童、哮喘、消化性溃疡、精神失常、癫痫、帕金森病和肾病患者禁用。

双氯芬酸

双氯芬酸（diclofenac，扶他林）具有显著的解热镇痛、抗炎、抗风湿作用，其抗炎作用强大，比吲哚美辛强 2~2.5 倍，比阿司匹林强 26~50 倍。特点为药效强，不良反应少。用于风湿性关节炎、粘连性脊椎炎、非炎性关节痛、关节炎、非关节性风湿病引起的疼痛，各种神经痛、癌症疼痛、手术、创伤、劳损后疼痛及各种炎症所致发热等。

三、解热镇痛抗炎药的用药护理

1. 发热是机体的一种防御反应，是诊断疾病的重要依据，故对一般发热患者不必急于使用解热药。在体温过高或久热时则有必要应用，以防高热引起并发症。

2. 解热镇痛抗炎药易出现胃肠道、中枢神经、血液系统等方面的不良反应，如患者出现胃痛、便血、牙龈出血、月经量增多、紫癜、眩晕、耳鸣等，应及时通知医生，采取应对措施。

3. 告知患者宜饭后服药，避免空腹服药。服肠溶片应于餐前整片吞服。服药期间不要饮酒或含乙醇的饮料，防止加重胃肠道反应。消化性溃疡禁用阿司匹林、吲哚美辛等对胃肠道有刺激的药物。

4. 告诉患者及家属严格按医嘱用药，剂量不宜过大，间隔时间不宜太短，特别是小儿、老人和体弱者尤应注意。剂量过大可致大量出汗，体液丧失过多易引起虚脱，要告诫患者多饮水。发热者应注意休息，解热时疗程不宜超过 1 周。

5. 长期高热的疾病如血吸虫病、伤寒、晚期癌症可考虑应用消炎痛栓剂，儿童降温最好用对乙酰氨基酚、布洛芬及其复方制剂，妊娠妇女应慎用解热镇痛药，宜选用对乙酰氨基酚。

6. 阿司匹林久用延长出血时间，致出血倾向，可用维生素 K 防治。凡有严重肝病、血友病、维生素 K 缺乏症和近期有脑出血史者禁用，手术前 1 周应停用本类药。阿司匹林可引起水杨酸反应，一旦出现，应立即停药，给予对症治疗，必要时静脉滴注碳酸氢钠溶液以碱化尿液，加速药物排泄。

7. 注意阿司匹林与其他药物间的相互作用：① 阿司匹林与香豆素类抗凝血药、磺酰脲类降血糖药合用时，具有血浆蛋白竞争置换现象，提高这些药物的游离型药物浓度，增强其作用及毒性；② 阿司匹林与肾上腺皮质激素合用，更易诱发溃疡或胃肠出血；③ 阿司匹林与呋塞米、青霉素、氨甲蝶呤等药物合用时，妨碍它们从肾小管分泌，易致药物蓄积中毒。

四、复方制剂

附：常用解热镇痛药复方制剂（g/片）

药物	氯苯那敏	对乙酰氨基酚	咖啡因	非那西丁	右美沙芬	伪麻黄	金刚烷胺	苯海拉明	苯巴比妥	氨基比林	人工牛黄
白加黑		0.325			0.015	0.03		0.025（黑片）			
快克		0.25	0.15				0.1				0.01
感康	0.002	0.25	0.15								0.01
去痛片			0.05	0.15					0.015	0.15	

学习小结

阿司匹林是解热、镇痛、抗炎药的代表药物，是本节的学习重点。同学们应重点归纳、分析阿司匹林的药理作用、用途及不良反应，强化其用药护理。在此基础上，通过与阿司匹林比较，熟悉其他解热、镇痛、抗炎药的作用特点和临床应用。使用解热镇痛药要注意用药剂量和给药间隔时间，按病情合理选用药物。

常用制剂和用法

阿司匹林　片剂：0.05 g、0.1 g、0.3 g、0.5 g。解热镇痛：一次 0.3~0.5 g，一日 3 次，饭后服。抗风湿：一日 3~5 g，分 4 次服，症状控制后逐渐减量。抑制血小板聚集：一次 75~150 mg，一日 1 次。

对乙酰氨基酚　片剂：0.1 g、0.3 g、0.5 g。一次 0.5 g，一日 3 次。注射剂：0.075 g/1 ml、0.25 g/2 ml。一次 0.15~0.25 g，肌内注射。栓剂：0.15 g、0.3 g、0.6 g。一次 0.3~0.6 g，一日 1~2 次，直肠给药。

布洛芬　片剂：0.1 g、0.2 g。一次 0.2~0.4 g，一日 3 次，餐中服。

吲哚美辛　肠溶片剂或胶囊剂：25 mg。一次 25 mg，一日 2~3 次。餐中服，以后每周可递增 25 mg，至每天总量为 100~150 mg。

双氯芬酸　肠溶片剂：25 mg。一次 25 mg，一日 3 次。注射剂：75 mg/2 ml。一次 75 mg，一日 1 次，深部肌内注射。

目标检测

扫一扫，测一测

第七节 中枢兴奋药

学习目标

1. 掌握中枢兴奋药的用药原则及过量的急救处理。

2. 熟悉咖啡因、尼可刹米、洛贝林的作用特点。

3. 学会观察药物的疗效与不良反应，能够熟练进行用药护理，并能正确指导患者合理、安全用药。

▶ **临床案例**

患者，男，68 岁，因肝癌晚期剧痛采用吗啡镇痛后，出现了昏迷、呼吸抑制、瞳孔缩小呈针尖样，并伴有血压下降。诊断为吗啡中毒。

思考：

1. 为解救其呼吸抑制，最好选用哪种呼吸兴奋药？

2. 使用该药时应注意哪些问题？

中枢兴奋药是一类能选择性兴奋中枢神经系统，提高中枢神经功能活动的药物。其作用的强弱与药物的剂量和患者中枢神经功能状态有关。根据其主要作用部位可分为三类：① 主要兴奋大脑皮质的药物，如咖啡因等；② 主要兴奋延髓呼吸中枢的药物，又称呼吸兴奋药，如尼可刹米等；③ 大脑功能恢复药，如吡拉西坦等。这种分类是相对的，随着剂量的增加其中枢作用部位也随之扩大，过量均可引起中枢各部位广泛兴奋而导致惊厥。

一、主要兴奋大脑皮质的药物

咖 啡 因

咖啡因(caffeine)是茶叶和咖啡豆中所含的生物碱，现已人工合成。

【药理作用】

1. 兴奋中枢神经 咖啡因对大脑皮质有兴奋作用，服用小剂量即可使睡意消失，疲劳减轻，精神振奋，思维敏捷，工作效率提高。较大剂量时则可直接兴奋延髓呼吸中枢和血管运动中枢，使呼吸加深加快，血压升高，特别是在因疾病或药物(如巴比妥类或吗啡等)中毒引起抑制状态时更明显。中毒剂量时可兴奋脊髓，使反射亢进，发生阵挛性惊厥。

2. 收缩脑血管 可直接作用于大脑小动脉肌层，使血管收缩，增加脑血管阻力，减少脑血流量，可与解热镇痛药合用，治疗由于脑血管扩张引起的头痛。

3. 其他 咖啡因还可舒张支气管平滑肌、利尿及刺激胃酸分泌。

【临床应用】 咖啡因主要用于对抗中枢抑制状态，如严重传染病或中枢抑制药(如镇静催眠药、阿片类等)中毒引起的昏睡及呼吸、循环抑制等，可肌内注射安钠咖。此外，咖啡因还常配伍麦角胺治疗偏头痛；配伍解热镇痛药治疗一般性头痛。

【不良反应】 口服对胃有刺激性,并可使胃酸分泌增加,故可致恶心、呕吐,甚至消化性溃疡。剂量较大时可致激动不安、失眠、心悸、头痛;中毒量可因脊髓过度兴奋产生强直性惊厥。婴幼儿高热时易致惊厥,应选用无咖啡因的复方解热药。久用可产生精神依赖性,停药后会出现兴奋和头痛等症状。

二、呼吸中枢兴奋药

尼可刹米

尼可刹米(nikethamide,可拉明)既可直接兴奋延髓呼吸中枢,也可刺激颈动脉体和主动脉体化学感受器而反射性兴奋呼吸中枢,能提高呼吸中枢对 CO_2 敏感性,使呼吸加深加快。对大脑皮质、血管运动中枢和脊髓有较弱的兴奋作用。因作用温和,安全范围大,临床常用于各种原因所致中枢性呼吸抑制,其中对肺心病引起的呼吸衰竭及吗啡中毒引起的呼吸抑制效果较好,而对巴比妥类中毒引起的呼吸抑制效果较差。因作用持续时间短,常需间歇性给药。治疗量时副作用少而轻、安全范围较大,但过量仍可致血压升高、心动过速、肌肉震颤及僵直、呕吐、出汗,甚至惊厥。

二甲弗林

二甲弗林(dimefline,回苏灵)直接兴奋呼吸中枢,比尼可刹米强 100 倍,作用迅速,能显著改善呼吸状态,增加肺换气量,提高血氧饱和度,降低动脉 CO_2 分压。临床上用于各种传染病和药物中毒引起的中枢性呼吸抑制,对肺性脑病有苏醒作用。安全范围小,过量易致惊厥,小儿更易发生。静脉给药需稀释后缓慢注射,并严密观察患者反应。

洛贝林

洛贝林((lobeline,山梗菜碱)通过刺激颈动脉体和主动脉体的化学感受器,反射性兴奋延髓呼吸中枢。其作用迅速而短暂,但安全范围大,不易致惊厥。临床常用于治疗新生儿窒息、小儿感染性疾病引起的呼吸衰竭以及一氧化碳(CO)中毒。剂量较大可兴奋迷走中枢而致心动过缓、传导阻滞。过量时可因兴奋交感神经节及肾上腺髓质而致心动过速。

三、大脑功能恢复药

甲氯芬酯

甲氯芬酯(meclofenoxate,氯酯醒,遗尿丁)能促进脑细胞代谢,增加糖类的利用,对中枢抑制状态的患者有兴奋作用。临床用于颅脑外伤后昏迷、脑动脉硬化及中毒所致意识障碍、儿童精神迟钝、小儿遗尿等。其作用出现缓慢,需反复用药。尚未发现不良反应。

吡拉西坦

吡拉西坦(piracetam,脑复康)能促进大脑皮质细胞代谢,增加线粒体内 ATP 合成,提高脑组织对葡萄糖的利用率,保护脑缺氧所致的脑损伤,促进儿童大脑及智力的发育。用于脑外伤后遗症、慢性酒精中毒、老年人脑功能不全综合征、脑血管意外及儿童的行为障碍。

胞磷胆碱

胞磷胆碱(citicoline,胞二磷胆碱)能增加脑损伤部位对氧的摄入和利用,促进卵磷脂的合成,有改善脑组织代谢,促进大脑功能恢复和促进苏醒的作用。还能改变脑血管阻力,增加脑血流量而促进脑物质代谢,改善脑循环。用于急性颅脑外伤和脑手术后的意识障碍。

学习小结

大脑皮质兴奋药在临床上主要用于治疗精神或意识障碍，也适用于儿童多动症和智力障碍。呼吸兴奋药主要用于急性呼吸衰竭的治疗。本类药物安全范围窄，临床上必须严格掌握适应证，严加控制使用，注射给药后要密切观察患者，一旦出现躁动、面部肌肉抽搐，应该马上停药，以免引起惊厥。

常用制剂和用法

安钠咖（苯甲酸钠咖啡因） 注射剂：0.25 mg/1 ml、0.5 g/2 ml。一次 0.25~0.5 g，皮下注射或肌内注射。极量：一次 0.75 g，一日 3 g。

盐酸哌甲酯 片剂：10 mg。一次 10 mg，一日 2~3 次。6 岁以下小儿开始一次 5 mg，一日 5~10 mg，以后视病情每隔一周一日增加 5~10 mg，一日剂量不超过 60 mg。注射剂：20 mg/1 ml。一次 10~20 mg，一日 1~3 次，皮下注射、肌内注射或静脉注射。

尼可刹米 注射剂：0.25 g/1 ml、0.375 g/1.5 ml、0.5 g/2 ml。一次 0.25~0.5 g，必要时每 1~2 h 重复一次，或与其他中枢兴奋药交替使用，皮下注射、肌内注射或静脉注射。极量：一次 1.25 g。

二甲弗林 片剂：8 mg。一次 8~16 mg，一日 2~3 次。注射剂：8 mg/2 ml。一次 8 mg，肌内注射或静脉注射。用 0.9%氯化钠溶液或 5%的葡萄糖溶液稀释后静脉滴注，一次 8~16 mg。重症一次可静脉滴注 16~32 mg。

盐酸洛贝林 注射剂：3 mg/1 ml、10 mg/1 ml。一次 3~10 mg，小儿一次 1~3 mg，皮下或肌内注射。极量：一次 20 mg，一日 50 mg。必要时可缓慢静脉滴注，一次 3 mg，小儿一次 0.3~3 mg，隔 30 min 可重复一次。极量：一次 6 mg，一日 20 mg，静脉注射。抢救新生儿窒息可用 3 mg 自脐静脉注射。

甲氯芬酯 胶囊剂：0.1 g。一次 0.1~0.3 g，一日 3 次；小儿一次 0.1 g，一日 3 次。注射剂：0.1 g、0.25 g。一次 0.25 g，一日 1~3 次，溶于 5%葡萄糖溶液 250~500 ml 中静脉滴注。新生儿可注入脐静脉。小儿一次 60~100 mg，一日 2 次，静脉滴注。

胞磷胆碱 注射剂：200 mg/2 ml、250 mg/2 ml、500 mg/2 ml。一次 200~300 mg，静脉滴注；一次 250 mg，一日 1~2 次，肌内注射。

吡拉西坦 片剂：400 mg。胶囊剂：200 mg。一次 800~1 600 mg，小儿减半，一日 3 次。注射剂：1 g/5 ml。一次 1 g，一日 2~3 次，肌内注射。或一次 4 g，一日 2 次，静脉注射。一日 4~8 g，一日 1 次，用 5%葡萄糖溶液或 0.9%氯化钠溶液稀释至 250 ml，静脉滴注，老年人及儿童减半。

目标检测

扫一扫，测一测

（朱艳丽）

第五章

利尿药和脱水药

学习目标

1. 掌握利尿药的药理作用、临床应用、不良反应及其防治措施。

2. 熟悉脱水药的临床应用和不良反应。

3. 学会观察药物的疗效与不良反应，能够熟练进行用药护理，并能正确指导患者合理、安全用药。

临床案例

患者，男，19岁。慢性肾炎多年，全身水肿，日常活动引起乏力、心悸、气促。

思考：

1. 出现以上症状的主要原因是什么？

2. 通过学习，可以应用哪几类药物进行治疗？

3. 简述利尿药在使用时的用药护理。

第一节 利 尿 药

利尿药(diuretics)作用于肾，增加电解质和水分的排出，产生利尿作用。临床常用于不同病因引起的全身性水肿，如肾疾病、心力衰竭、肝硬化等引起的水肿，也用于其他疾病如高血压、肾性尿崩症和特发性高钙尿症等的治疗。

一、利尿药的作用机制和分类

尿液的生成包括肾小球滤过，肾小管和集合管的再吸收和分泌(图5-1-1)，现分述如下。

(一) 肾小球的滤过

血液流经肾小球时，血液中的成分除血细胞和蛋白质外，其他均可经肾小球滤过而形成原尿。原尿量的多少决定于有效滤过压和肾血流量。凡能增加有效滤过压的药物都可利尿。如氨茶碱、强心苷等，通过增加心肌收缩性，增加肾血流量及肾小球滤过率，使原尿量生成增多而利尿。但其利尿作用极弱，一般不作利尿用。正常人每日生成原尿180 L，但进入输尿管的终尿仅1～2 L，可见约99%的原尿在肾小管和集合管被再吸收，它是影响终尿量的主要因素。因此，影响肾小球滤过率的药物其利尿作用甚微。但在病理状态下(如休克)时，仍具有一定的临床意义。目前常用的利尿药不是作用于肾小球，多数是通过减少肾小管对电解质及水的重吸收而发挥利尿作用的。

(二) 肾小管和集合管的重吸收和分泌

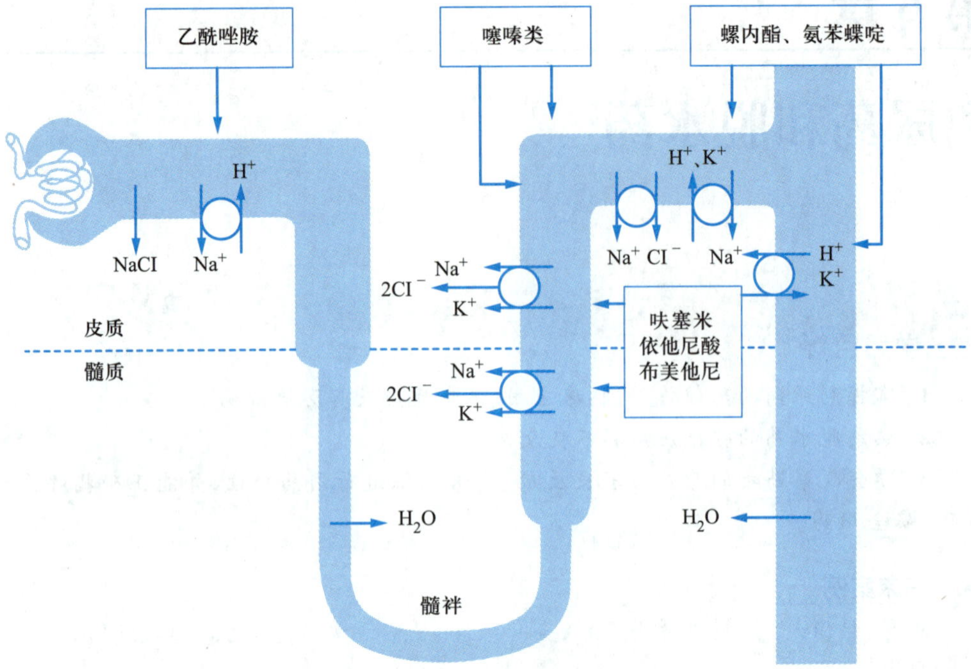

图 5-1-1 肾小管各段功能和利尿药作用部位

1. 近曲小管 通过 Na^+-K^+-ATP 酶(Na^+泵)转运和 H^+-Na^+交换，原尿中 60%～70% 的 Na^+在近曲小管重吸收。Na^+在近曲小管的转运可分成二相，Na^+通过肾小管膜侧进，转移至细胞内，另外还可通过 H^+-Na^+反向转运系统将 Na^+重吸收。其中 H^+来自碳酸水解，而碳酸是由碳酸酐酶催化二氧化碳和水生成。若 H^+的生成减少，则 H^+-Na^+交换减少，致使 Na^+的再吸收减少而引起利尿。碳酸酐酶抑制药通过减少 H^+生成而发挥利尿作用。但作用弱，故此类药物现已少用。

2. 髓袢升支粗段 原尿中约 35% 的 Na^+在髓袢升支粗段被重吸收。该段管膜腔存在 Na^+-K^+-2Cl^-共转运子可将 Na^+、K^+、Cl^-重吸收进入细胞内。Na^+再吸收入血，K^+则返回管腔内。由于此段不伴有水的重吸收，造成尿液稀释，形成肾髓质组织间液高渗、管腔内尿液低渗的现象，这就是肾对尿液的稀释功能。NaCl 被再吸收到髓质间质后，形成肾髓质高渗区。当尿液流经髓质中的集合管时，由于管腔内液体与高渗髓质间存在着渗透压差。并在抗利尿激素的影响下，大量的水被重吸收，使尿液浓缩，这就是肾对尿液的浓缩功能。因而该段在尿液的稀释和浓缩机制中具有重要意义。高效利尿药干扰 K^+-Na^+-2Cl^-共转运子，影响尿液的稀释过程和浓缩过程，引起强大的利尿作用。此外，Ca^{2+}，Mg^{2+}可从此段被重吸收。

3. 远曲小管和集合管 原尿中有 5%～10% 的 Na^+在此段被重吸收。

(1) 远曲小管近段存在 Na^+-Cl^-同向转运机制，将 Na^+、Cl^-同向转运至细胞内。但转运速率比髓袢升支粗段慢。噻嗪类主要抑制 Na^+-Cl^- 共同转运机制，影响尿的稀释过程，产生中等强度的利尿作用。

（2）远曲小管和集合管还可分泌 H^+，除供 H^+-Na^+ 交换外，尚可与肾小管上皮细胞产生的 NH_3 结合成 NH_4^+ 从尿中排出。

（3）远曲小管远端和集合管腔膜侧存在着 Na^+ 通道和 K^+ 通道，Na^+ 经 Na 通道从膜腔侧进入细胞内，而 K^+ 经 K 通道排入管腔内，二者进行 K^+-Na^+ 反向交换。这一过程主要受醛固酮的调节，螺内酯通过拮抗醛固酮，间接抑制 K^+-Na^+ 交换，排 Na^+ 留 K^+ 而产生利尿作用。氨苯蝶啶则通过直接抑制 Na 通道，减少 Na^+ 和 H_2O 的重吸收而利尿。由于作用于该部位的药物均能排钠留钾而利尿，故又称为保钾利尿药。

利尿药的分类

综上所述，利尿药通过作用于肾的不同部位，影响尿液生成的不同环节而产生强弱不等的利尿作用。

二、常用利尿药

呋塞米的药理作用

（一）高效能利尿药

高效能利尿药主要作用于髓袢升支粗段，又称袢利尿药。是目前最有效的利尿药。常用药物有呋塞米、依他尼酸、布美他尼。

呋 塞 米

【体内过程】 呋塞米（furosemide，速尿）吸收迅速，口服 20~30 min、静脉注射 5 min 后生效，持续 2~3 h。消除主要以原形经近曲小管有机酸分泌系统分泌，随尿排出。血浆蛋白结合率高达 95%~99%，约 10%在体内代谢，大部分以原形由肾近曲小管分泌排泄。反复给药不易在体内蓄积。

【药理作用】 呋塞米作用于髓袢升支粗段，与 Na^+-K^+-$2Cl^-$ 共转运子结合并抑制其功能，因而抑制 NaCl 重吸收，降低肾对尿液的稀释和浓缩功能，从而发挥强大的利尿作用。其特点是作用强、起效快、维持时间短。由于排 Na^+ 较多，排 K^+ 也较多，易引起低血钾、低血钠。由于 Cl^- 的排出，易出现低氯性碱中毒。呋塞米还促进 Ca^{2+}、Mg^{2+} 排出，长期使用可使某些患者产生明显的低镁血症。由于 Ca^{2+} 在远曲小管可被主动重吸收，故一般不引起低钙血症。呋塞米可使尿酸排出减少。

能扩张肾血管，降低肾血管阻力，增加肾血流量，肾衰竭时作用明显；还能扩张全身小静脉，减轻心脏负荷，降低左室充盈压，减轻肺水肿。其作用机制尚不完全了解，可能与该药促进前列腺素合成有关。

【临床应用】

1. 严重水肿 可治疗心、肝、肾等各类水肿。主要用于其他利尿药无效的顽固性水肿和严重水肿。因易引起电解质紊乱，对于一般的水肿不宜常规使用。

2. 急性肺水肿和脑水肿 静脉注射呋塞米后：能迅速扩张血管，降低外周阻力，回心血量减少，使心脏负荷减轻，消除因左心衰竭引起的急性肺水肿。同时由于利尿，使血液浓缩，血浆渗透压增高，利于脑水肿的消除，对脑水肿合并心力衰竭者尤为适用。

3. 急慢性肾衰竭 静脉注射呋塞米可增加尿量和 K^+ 的排出，其强大的利尿作用可冲洗肾小管，减少其萎缩和坏死，对急性少尿性肾衰竭早期有较好的防治作用，但不延缓肾衰竭的进程。大剂量呋塞米可以治疗慢性肾衰竭，可使尿量增加，在其他药物无效时，仍然能产生作用。但禁用于无尿患者。

4. 加速毒物排出 强迫利尿,可加速毒物随尿液排出。主要用于经肾排泄的苯巴比妥、水杨酸类等药物中毒。

5. 高钙血症 本类药可以抑制 Ca^{2+} 的重吸收而降低血钙。对控制高钙血症有一定的临床意义。高钙危象时,可静脉注射呋塞米。

【不良反应】

1. 电解质紊乱 最常见,主要由于强大的利尿作用引起低血容量、低血钠、低血钾、低血镁低氯性碱中毒等。其中低钾血症最为多见,可增加强心苷对心脏的毒性,对肝硬化者可诱发肝昏迷。应注意及时补钾或加服保钾利尿药。当低血钾和低血镁同时存在时,须先纠正低血镁。用药时应观察用药后每日尿量,记录24 h出入量及每日体重变化情况。多食用含钾丰富的食物,如香蕉、苹果、橘子、鱼肉等。及时检查血、电解质变化,用药期间有低钾、低钠等症状时,及时口服或静脉输液补充,也可联合使用保钾利尿药。

2. 耳毒性 耳毒性呈剂量依赖性,可引起眩晕、耳鸣、听力减退或暂时性耳聋,肾功能减退或大剂量静脉注射时尤易发生。耳毒性的发生可能与内耳淋巴液电解质成分改变有关。故静脉注射应缓慢,并应避免与氨基糖苷类抗生素等具有耳毒性的药物同时使用,以防止加剧听力损害。用药时若大剂量应用高效能利尿药时避免静脉快速推注和滴注,大剂量重复使用时应间隔一定的时间。告知患者若出现听力下降或耳鸣时及时报告医生或护士。一旦发现耳毒性症状立即停药。

3. 胃肠反应 表现为恶心、呕吐、腹痛、腹泻,甚至胃肠出血等,久服可诱发溃疡,宜餐后服用。

4. 高尿酸血症 长期利尿后可导致高尿酸血症,并诱发痛风。主要与利尿后血容量减少,尿酸经近曲小管的重吸收增加有关。长期用药时多数患者可出现高尿酸血症,但临床痛风的发生率较低。用药前询问患者有无痛风史,痛风患者禁用。饮食上限制高嘌呤食物,如肝、肾、胰、脑等动物脏器以及浓肉汤、鸡汤、鱼子等,并应注意监测患者尿酸水平。

5. 其他 偶见过敏表现,如皮疹、剥脱性皮炎、粒细胞减少、血小板减少、间质性肾炎等。严重肝肾功能不全、糖尿病、痛风患者及小儿慎用。

布美他尼

布美他尼(bumetanide)其作用部位、作用机制、电解质丢失和作用特点均与呋塞米相似。具有高效、速效、短效和低毒的特点。利尿强度为呋塞米的 40~60 倍。排钾作用小于呋塞米,耳毒性的发生率稍低,但仍应避免与具有耳毒性的药物同时使用。用于各种顽固性水肿及急性肺水肿等;对急、慢性肾衰竭尤为适宜。不良反应与呋塞米相似但较少。

依他尼酸

依他尼酸(etacrynic acid,利尿酸)的作用机制、用途、不良反应、禁忌证均同呋塞米。但不良反应较多,偶致永久性耳聋,毒性较大,临床少用。但对磺胺类利尿药过敏者,可选用本药。

(二)中效能利尿药

噻嗪类(thiazides)是临床广泛应用的一类口服利尿药和降压药,有共同的基本结构,由杂环苯并噻二嗪与一个磺酰胺基（$-SO_2NH_2$）组成，在2、3、6位代入不同基团可得到一系列的衍生物。化学结构上的微小改变就能改善药物的吸收，使此类药物在效价强度和作用时间等方面产生差异。但噻嗪类药物的效能相同，作用相似，所以有效剂量的大小在各药的实际应用中并无重要意义。噻嗪类药物有氢氯噻嗪（hydrochlorothiazide，双氢克尿噻）、氢氟噻嗪（hydroflumethiazide）、环戊噻嗪（cyclopenthiazide）、苄氟噻嗪（bendrofluazide）等。

【药理作用】

1. 利尿作用 作用温和而持久。其机制是抑制肾远曲小管对 Na^+、Cl^- 的重吸收，影响肾的稀释功能而产生利尿作用。由于转运至远曲小管的 Na^+ 增加，促进了 K^+-Na^+ 交换，尿中除排出 Na^+、Cl^- 外，K^+ 的排出也增加，长期服用可引起低血钾。噻嗪类长期或大量用药还可引起低镁血症。此外，能促进远曲小管对 Ca^{2+} 的重吸收，使 Ca^{2+} 从肾排出减少。

2. 降压作用 用药早期通过利尿作用减少血容量而降压，后期则通过扩张外周血管而产生降压作用。临床常作为基础降压药，以加强其他降压药效果。

3. 抗利尿作用 噻嗪类药物抗利尿作用使尿崩症患者尿量明显减少，主要因排 Na^+、Cl^-，使血浆渗透压降低而减轻口渴感使饮水减少所致。

【临床应用】

1. 水肿 可用于各种原因引起的水肿。对轻、中度心源性水肿疗效较好，但与强心苷合用时，应注意补钾；对肾性水肿的疗效与肾功能有关，肾功能不良者疗效差；肝性水肿在应用时要注意防止低血钾诱发肝昏迷。由于该药可抑制碳酸酐酶，减少 H^+ 分泌，使氨排出减少，血氨升高，有加重肝昏迷的危险，应慎用。

2. 高血压 本类药物是治疗高血压的基础药物之一，轻、中度高血压可单用或与其他降压药合用。

3. 其他 用于肾性尿崩症及加压素无效的垂体性尿崩症。也可用于高尿钙伴有肾结石者，以抑制高尿钙引起的肾结石的形成。

【不良反应】

1. 电解质紊乱 长期用药可引起低血钾、低血钠、低血镁、低氯性碱血症等，其中低钾血症最为常见。表现为疲倦、肌无力、眩晕或轻度胃肠反应，合用保钾利尿药可防治。

2. 高尿酸血症 有痛风史者可诱发或加剧痛风症状，痛风患者慎用。

3. 高血糖 噻嗪类利尿药可降低糖耐量，升高血糖，与用药剂量有关，多见于大剂量应用的患者，一般在用药2~3个月后出现，停药后能自行恢复，可诱发或加重糖尿病。其机制可能是抑制胰岛素的分泌，以及组织利用葡萄糖减少，使血糖升高，糖尿病患者应慎用。

4. 高脂血症 长期应用使血中三酰甘油、胆固醇及低密度脂蛋白升高，高脂血症患者不宜使用。

5. 过敏 可见皮疹、光敏性皮炎等过敏反应。偶见严重的过敏反应如溶血性贫血、坏死性胰腺炎等。

（三）低效能利尿药

螺内酯

螺内酯（spironolactone）又名安体舒通。

【药理作用】 螺内酯系人工合成的醛固酮拮抗药，可与醛固酮竞争远曲小管远端和集合管细胞质内的醛固酮受体，而发挥保钾排钠作用。螺内酯的利尿作用不强，起效慢，维持时间长。其利尿作用与体内醛固酮的浓度有关。对切除肾上腺的动物无效。

低效能利尿药

【临床应用】 用于醛固酮增多的顽固性水肿，如肝硬化腹水、肾病综合征等。因利尿作用弱，较少单用，常与噻嗪类利尿药合用，以提高疗效并避免或减少血钾紊乱。

【不良反应】 不良反应较少，少数患者可引起头痛、困倦、精神错乱等，久用可致高血钾，尤其在肾功能不全时易发生，故肾功能不全者禁用。长期应用还可致性激素样作用，如女性多毛、月经不调；男性乳房女性化和性功能障碍等，停药后消失。

氨苯蝶啶

氨苯蝶啶（triamterene）作用于远曲小管远端和集合管，减少 Na^{+} 的重吸收，同时抑制 K^{+} 的分泌，可发挥较弱的利尿作用。临床治疗各类水肿，单用疗效较差，常与噻嗪类合用。大剂量久用可致高钾血症，严重肝、肾功能不全，有高血钾倾向者禁用。偶见头昏、嗜睡、恶心、呕吐、皮疹及轻度胃肠反应等

阿米洛利

阿米洛利（amiloride，氨氯吡咪）作用部位与氨苯蝶啶相似，本药的排钠保钾作用强度为氨苯蝶啶的 5 倍，作用持续 24 h 左右，该药临床适应证同氨苯蝶啶，常与噻嗪类合用，单独使用可致高血钾。

（四）碳酸酐酶抑制药

乙酰唑胺

乙酰唑胺（acetazolamide）抑制碳酸酐酶，使肾近曲小管 H^{+} 产生减少，$Na^{+}-H^{+}$ 交换减少，产生较弱的利尿作用；乙酰唑胺还可抑制睫状体上皮细胞内碳酸酐酶的活性，减少房水生产，降低眼内压，可用于治疗各种类型青光眼。常见不良反应为四肢及面部麻木感、嗜睡，长期应用可导致代谢性酸中毒、尿结石。本药结构与磺胺类似，对磺胺药过敏患者禁用。

三、利尿药的用药护理

1. 了解患者治疗前的血压、体重及水肿情况，心、肝、肾功能，有无药物过敏史。

2. 用药期间应防止和避免电解质紊乱，如长期应用排钾利尿药可引起的低血钾症，患者出现恶心、呕吐、腹胀、肌无力及心律失常等，应及时报告医生。如静脉补钾，应注意药液的稀释比例和静脉给药速度，并密切观察钾的浓度变化。

3. 在应用排钾利尿药时，应注意患者有无关节痛等症状，监测患者血清尿酸水平，预防痛风出现。有痛风史的患者，应提醒医生。

4. 高效利尿药可口服，肌内注射或稀释后静脉注射，切忌加入酸性液体中注射。中效利尿药多为口服，降压时常与其他降压药合用。低效利尿药餐后口服为宜。利尿药在治疗初期应用小剂量，通过每日的体重和尿量变化来调节剂量。

5. 脱水患者易引起血栓，尤其老年人更易发生。患者如发生头痛、胸痛、小腿或盆腔痛，应报告医生。

6. 警惕耳毒性。某些强效利尿药具有耳毒性，患者可表现为耳鸣、眩晕、耳内胀满以致听力丧失，尤其是应避免与氨基糖苷类药合用。一旦发生应立即停药。

知识链接

水　肿

人体组织间隙有过多的液体积聚使组织肿胀称为水肿。水肿可分为全身性水肿和局限性水肿，一般情况下，水肿这一术语不包括内脏器官的水肿如脑水肿和肺水肿。全身性水肿常见的有心源性水肿、肾性水肿和肝源性水肿。

心源性水肿常见的原因为右心功能不全，其特点是首先出现在身体下垂部分，并随体位改变而变化，如卧位时水肿出现在腰骶部，非卧位时水肿出现在下肢，尤其是踝部。肾性水肿常见的原因为各型肾炎和肾病，其特点是早期患者晨起有眼睑与面部水肿，以后发展成全身水肿。肝源性水肿常见的原因有肝硬化失代偿期等，特点是先出现在踝部，以后向上蔓延，突出地表现为腹水。

知识链接

脑水肿和肺水肿

脑细胞、脑间质及脑室内液体含量增多引起容积增大和重量增加，称为脑水肿。临床表现为颅内压增高，患者出现头痛、呕吐、视乳头水肿，眩晕、耳鸣及意识障碍等。甚至出现偏瘫、失明、失语。严重时可诱发脑疝。

肺组织内有过量液体积聚称为肺水肿。急性肺水肿常于左心衰竭时突然发生，表现为严重的呼吸困难、端坐呼吸、发绀，响亮吸气和呼气性喘鸣，听诊有水泡音，咳嗽时痰多，并咳出粉红色泡沫样痰。

第二节　脱　水　药

脱水药(dehydrant agents)又称渗透性利尿药(osmotic diuretics)，能迅速提高血浆渗透压而使组织脱水，并产生利尿作用的药物。这类药物应具备以下特点：① 静脉注射后不易进入组织；② 通过肾小球滤过；③ 不易重吸收，在体内不易被代谢。该类药物包括甘露醇、山梨醇、高渗葡萄糖等。

甘　露　醇

甘露醇(mannitol)是一种已六醇结构，口服不吸收，必须静脉给药，临床上用其20%的高渗溶液。

【药理作用】

1. 脱水作用　口服甘露醇不吸收，静脉给药能迅速提高血浆渗透压，使组织间液水分向血浆转移，产生组织脱水作用，从而迅速降低颅内压、眼内压。

2. 利尿作用　起效迅速，静脉注射后产生的脱水作用，可使循环血量增加，提高肾小球滤过率。甘露醇经肾小球滤过而不被肾小管重吸收。更为重要的是该药还可间接抑制 Na^+-K^+-$2Cl^-$共转运子，使 Na^+、Cl^-等重吸收减少而增加尿量。

【临床应用】

1. 脑水肿及青光眼 甘露醇的高渗吸水效应使组织脱水，降低颅内压安全有效，为首选药。也用于青光眼急性发作和患者术前应用以降低眼内压。

2. 预防急性肾衰竭 少尿时，通过脱水作用，可减轻肾间质水肿。同时维持足够尿量，稀释肾小管内有害物质，防止肾小管萎缩坏死。另外，可改善肾血流，预防急性肾衰竭。对肾衰竭伴有低血压者效果较好。

【不良反应】 不良反应少见。静脉给药过快，可引起一过性头痛、眩晕、视力模糊、心悸等，可能是因为甘露醇使组织脱水过快，血容量迅速增加，血压升高所致。因甘露醇可以增加循环血容量而加重心脏负荷，故慢性心功能不全者禁用。活动性颅内出血者也禁用。

山梨醇

山梨醇(sorbitol)本药是甘露醇的同分异构体，作用与临床应用同甘露醇。由于进入体内后，大部分在肝内转化为果糖而失去渗透性脱水作用，所以作用较弱。易溶于水，价格便宜，不良反较轻，临床常作为甘露醇的代用品。

葡萄糖

葡萄糖(glucose)50%的高渗葡萄糖也有脱水和渗透性利尿作用。因葡萄糖可从血管内弥散到组织中并被代谢，所以作用较弱而不持久。主要用于脑水肿和急性肺水肿，一般与甘露醇合用。

学习小结

利尿药是促进肾排泄尿液功能从而增加尿量的药物。利尿作用可通过影响肾小球的过滤、肾小管的再吸收和分泌等功能而实现。临床上主要用于治疗各种原因引起的水肿。利尿药分为：① 高效能利尿药，利尿作用强大，用于严重水肿，最常用的是呋塞米；② 中效能利尿药，最常用的是噻嗪类利尿药，如氢氯噻嗪；③ 低效能利尿药，又称保钾利尿药，如螺内酯、氨苯蝶啶。

脱水药又称渗透性利尿药。常用的有甘露醇、山梨醇等，主要用于治疗脑水肿、青光眼、预防急性肾衰竭。

常用制剂和用法

呋塞米 片剂：20 mg。20 mg/次，1~3/d，为避免发生电解质紊乱，应从小量开始，间歇给药。服药1~3 d，停药2~4 d。注射剂：20 mg/2 ml。20 mg/次，1/d，或隔日一次。肌内注射或稀释后缓慢静脉注射。

布美他尼 片剂：1 mg。1 mg/次，1~3/d。注射剂：0.5 mg/2 ml。0.5~1 mg/次，肌内注射或静脉注射。

依他尼酸 片剂：25 mg。25 mg/次，1~3/d。

氢氯噻嗪 片剂：25 mg。25~50 mg /次，2/d。

氯噻酮 片剂：50 mg、100 mg。100 mg/次，1/d，或隔日一次。

螺内酯 胶囊或片剂：20 mg。20 mg/次，3~4/d。

氨苯蝶啶　片剂:50 mg。50~100 mg/次。2~3/d。

甘露醇　注射剂:10 g/50 ml、20 g/100 ml、50 g/250 ml。每次 1~2 g/kg,静脉滴注。1 h 内滴完,必要时 4~6 h 重复使用一次。

山梨醇　注射剂:25 g/100 ml、62.5 g/250 ml。每次 1~2 g/kg。静脉滴注,在 20~30 min内滴完,必要时 6~12 h 重复一次。

葡萄糖　注射剂:10 g/20 ml。40~60 ml/次,静脉注射。

目标检测

扫一扫,测一测

（甘　露）

第六章

作用于心血管系统药

第一节 抗高血压药

学习目标

1. 掌握常用抗高血压药的分类及代表药物。
2. 熟悉常用抗高血压药的作用、临床应用及不良反应。
3. 了解其他抗高血压药的作用特点、临床应用及主要不良反应。
4. 学会观察抗高血压药的疗效及不良反应，具有综合分析、判断及采取相应护理措施的能力，能指导患者合理用药。

▶ 临床案例

患者，男，52岁，头晕、头痛1年，加剧2天，伴胸闷、心悸，右侧肢体麻木，患者平素身体健康，今天因与妻子发生口角后突然晕倒在地，遂被送往医院抢救。请问该患者可能患什么病？

思考：

1. 出现以上症状的主要原因是什么？
2. 通过学习，可以应用哪几类药物进行治疗？

高血压是严重危害人类健康的常见心血管系统疾病，根据世界卫生组织和国际高血压学会制定的标准，成年人在未服用抗高血压药的情况下，收缩压≥140 mmHg或舒张压≥90 mmHg，即可诊断为高血压。根据血压升高的程度，可将高血压分为3级。Ⅰ级高血压：140～159 mmHg/90～99 mmHg；Ⅱ级高血压：160～179/100～109 mmHg；Ⅲ级高血压：≥180/110 mmHg。根据病因不同，临床上分为原发性高血压和继发性高血压。其中，原发性高血压占90%～95%，发病机制尚未完全阐明；继发性高血压是由某些疾病（肾动脉狭窄、肾实质病变，嗜铬细胞瘤等）妊娠及药物所致。大量研究表明，高血压患者易并发其他心血管疾病，影响患者的生活质量和寿命。

抗高血压药概述

一、抗高血压药分类

抗高血压药简称降压药，能降低血压，减轻靶器官损害。合理应用抗高血压药物，不仅能有效控制血压，还能减少或防止心、脑、肾等器官并发症的发生，降低死亡率，延长寿命，提高生活质量。抗高血压药种类繁多，根据药物作用部位及作用机制不同，可将抗高血压药分为以下几类。

1. 利尿药 如氢氯噻嗪等。

2. 交感神经抑制药

（1）中枢性降压药：如可乐定等。

（2）神经节阻断药：如樟磺咪芬等。

（3）去甲肾上腺素能神经末梢阻滞药：如利血平等。

（4）肾上腺素受体阻断药：有 α 受体阻断药，如哌唑嗪；β 受体阻断药，如普萘洛尔；α、β 受体阻断药，如拉贝洛尔等。

3. 肾素-血管紧张素系统抑制药

（1）血管紧张素转化酶（ACE）抑制药：如卡托普利等。

（2）血管紧张素Ⅱ受体阻断药：如氯沙坦等。

（3）肾素抑制药：如雷米克林等。

4. 钙通道阻滞药 如硝苯地平等。

5. 血管扩张药 如肼屈嗪和硝普钠等。

二、常用抗高血压药

目前，国内外广泛应用的抗高血压药包括利尿药、钙通道阻滞药、β 受体阻断药、ACE 抑制药和血管紧张素Ⅱ受体阻断药五大类药物。其他抗高血压药物如中枢性降压药和血管扩张药等较少单独应用。

（一）利尿药

氢氯噻嗪

氢氯噻嗪（hydrochlorothiazide，双氢氯噻嗪）为中效利尿药，是临床常用的基础性降压药。

【药理作用】 小剂量降压作用缓慢、温和、持久，长期用药无明显耐受性。用药初期主要通过排钠利尿，使细胞外液和血容量下降而降压。长期用药后，血容量恢复至给药前水平而降压作用仍能维持。其降压机制是：血管平滑肌细胞内 Na^+ 的含量降低导致细胞内 Ca^{2+} 含量降低，从而使血管平滑肌对 NA 等血管活性物质的反应下降，血管张力减弱，血压降低。限制钠盐摄入量，能增强其降压效果。

【临床应用】 单独应用是治疗Ⅰ级高血压的首选药。常作为基础降压药与其他抗高血压药合用治疗Ⅱ、Ⅲ级高血压，既可增强降压疗效又可相互纠正不良反应。

【不良反应】 长期用药可致低钾血症、高血糖、高脂血症、高尿酸血症。糖尿病、高血脂及痛风者慎用。

吲达帕胺

吲达帕胺（indapamide）为非噻嗪类吲哚衍生物，是新型强效、长效降压药。口服吸收迅速而完全，生物利用度高，半衰期较长，一次服药，降压作用可维持 24 h。

【作用和临床应用】 本药具有利尿和钙通道阻滞双重作用。利尿作用弱，扩张血管所致的降压作用明显。临床适用于Ⅰ、Ⅱ级高血压，也可与其他抗高血压药合用以增强疗效。

（二）钙通道阻滞药

血管平滑肌的收缩有赖于细胞内游离钙，钙通道阻滞药可抑制钙离子的跨膜转运，通过减少细胞内钙离子浓度而松弛血管平滑肌，从而产生降压作用。其降压作用与剂量相关，不减少心输出量，不引起直立性低血压和水钠潴留。临床常用于治疗高血压的钙通道阻滞药主要有二氢吡啶类的硝苯地平、尼群地平和氨氯地平等，非二氢吡啶类的维拉帕米等。

钙通道阻滞药

硝苯地平

硝苯地平（nifedipine，心痛定）属于二氢吡啶类，是最早用于临床的钙通道阻滞药。口服 30～60 min 起效，舌下含服，1～5 min 起效。主要在肝内代谢，其代谢物及少量原形药物可随尿液排出体外。

【药理作用】 通过抑制 Ca^{2+} 的内流，使血管平滑肌细胞内钙离子浓度降低，导致小动脉扩张，外周血管阻力下降而降低血压。由于周围血管扩张，血压下降，而反射性兴奋心脏，增高血浆肾素活性，与 β 受体阻断药合用，可避免此反应。本药对冠状动脉选择性高，解除冠脉痉挛作用明显，对缺血心肌有保护作用。

【临床应用】 对各级高血压均有降压作用，亦适用于伴有心绞痛、糖尿病、哮喘、高脂血症的高血压患者。与利尿药、β 受体阻断药、血管紧张素转化酶抑制药等合用可增强疗效。

【不良反应】 可引起头痛、头晕、面部潮红、心悸、踝部水肿等。短效制剂因致血压波动较大，不利于靶器官保护，长期应用不良反应增多，目前多推荐使用缓释制剂。

尼群地平

尼群地平（nitrendipine）作用与硝苯地平相似，但松弛血管作用较硝苯地平强，降压作用温和、持久。适用于各级高血压患者，不良反应少。

氨氯地平

氨氯地平（amlodipine）为长效钙通道阻滞药，作用与硝苯地平相似，但降血压作用较平缓，持续时间较硝苯地平长。对血管平滑肌有较高选择性，对心脏的传导和收缩力无明显影响，每日服药 1 次，是目前临床常用的长效钙通道阻滞药。临床可用于治疗高血压和缺血性心脏病。不良反应少，可有头痛、头晕、水肿、面部潮红、恶心、腹痛等。

（三）β 受体阻断药

普萘洛尔

β 受体阻断药

普萘洛尔（propranolol，心得安）为非选择性 β 受体阻断药。

【药理作用】 普萘洛尔为非选择性 β 受体阻断药，阻断不同部位 β_1、β_2 受体，通过减少心排出量，抑制肾素释放，在不同水平抑制交感神经系统活性（中枢、外周）等，产生缓慢、温和、持久的降压作用。长期应用不产生耐受性，合用利尿药其降压作用更显著。

【临床应用】 主要用于各种程度的原发性高血压。可作为抗高血压的首选药单独应用，也可与其他抗高血压药联合应用。对心排出量多及肾素活性偏高的高血压患者疗效较好；尤其适用于伴有心绞痛、心动过速及脑血管疾病的高血压患者。

【不良反应】 长期应用突然停药，可使血压升高、心动过速，甚至诱发心肌梗死。

阿替洛尔

阿替洛尔（atenolol）口服用于治疗各种程度高血压，降压机制与普萘洛尔相似，但对心脏的 β_1 受体有较大的选择性，而对血管及支气管的 β_2 受体影响较小。每日服用 1 次，降压作用持续时间较长。

拉贝洛尔

拉贝洛尔（labetalol）对 α、β 受体均有阻断作用，其阻断 β_1、β_2 受体的作用强度相似，对 α_1 受体作用较弱，对 α_2 受体则无作用。临床适用于各种程度的高血压及高血压急症的治疗，合用利尿药可增强降压效果。静脉用药可治疗高血压危象，少数患者用药后出现乏力、眩晕、上腹部不适等症状，大剂量可致直立性低血压。

卡维地洛

卡维地洛（carvedilol）为 α、β 受体阻断药，在阻断 β 受体时，也具有舒张血管的作用。不良反应与普萘洛尔相似，用于治疗轻度及中度高血压患者。

（四）血管紧张素转化酶抑制药

血管紧张素转化酶抑制药（ACEI）可抑制血管紧张素转化酶，减少血管紧张素Ⅱ（AngⅡ）的生成以及减少缓激肽的降解，使血管扩张，血压下降。同时，可以防止心室和血管的重构，用于心力衰竭的治疗。

知识链接

肾素-血管紧张素-醛固酮系统

肾素-血管紧张素-醛固酮系统（RAAS）具有广泛生理作用，在血压调节及高血压病因学方面具有重要影响。肾素可将血管紧张素原转变为血管紧张素Ⅰ，后者又在血管紧张素转化酶（ACE）的作用下转化为血管紧张素Ⅱ，血管紧张素Ⅱ可作用于相应受体，使血管收缩；醛固酮分泌增多，导致水钠潴留，血压升高。ACE 尚有促进缓激肽降解的作用。此外，机体除存在整体 RAAS 外，局部组织中也存在 RAAS。脑组织和心血管系统中局部产生的血管紧张素Ⅱ（AngⅡ）除能增加血管的收缩性、促进去甲肾上腺素的释放外，还能引起心室重构（心肌肥厚）和血管重构（血管壁增厚），参与高血压、缺血性心脏病及慢性心功能不全等心血管疾病的病理生理过程，加重病情。

卡托普利

卡托普利（captopril，巯甲丙脯酸）为第一代 ACEI。起效快，作用强，口服 15 min 起效，血药浓度 1~2 h 作用达高峰，持续 6~8 h。

卡托普利的降压作用

【药理作用】 具有中等强度的降压作用，降压时不伴有反射性心率加快，可使肾血管扩张肾血流量增加。其降压机制：① 减少 AngⅡ生成，从而产生舒张血管作用；同时，醛固酮分泌减少，水钠潴留减轻，血容量降低，并使交感神经张力降低，而使血压下降。② 减少缓激肽水解，还可促进前列腺素生成增多，二者协同，从而进一步增强扩血管作用，使血压下降。

【临床应用】 适用各级原发性高血压，目前为一线抗高血压药物之一。本品尤其适用于伴有糖尿病及胰岛素抵抗、左心室肥厚、心力衰竭、急性心肌梗死的高血压患者，长期用药疗效不会下降，而且停药不反跳。可单用或与利尿药、β受体阻断药、钙通道阻滞药联合应用。

【不良反应】 刺激性干咳是常见的不良反应，也是被迫停药的主要原因；初始用药剂量过大会引起低血压的发生，宜从小剂量开始；部分患者可发生高钾血症，还可见味觉异常、血管神经性水肿、中性粒细胞减少、蛋白尿等，肾功能不全者慎用。

依那普利

依那普利(enalapril)为不含巯基的强效ACEI。降压机制与卡托普利相似，降压作用约为卡托普利的10倍，给药后作用出现缓慢，维持时间长，每日给药一次。主要用于各级高血压及心功能不全。不良反应与卡托普利相似但较少。

本类药还有赖诺普利(lisinopril)、贝那普利(benazepril)、雷米普利(ramipril)、培哚普利(perindopril)和福辛普利(fosinopril)等。

(五)血管紧张素Ⅱ受体阻断药

血管紧张素Ⅱ受体有AT_1和AT_2受体两种亚型。血管紧张素Ⅱ受体阻断药主要为AT_1受体阻断药。因此，血管紧张素Ⅱ受体阻断药(ARB)通过阻断AT_1受体，产生扩张血管、抑制醛固酮分泌等作用。与ACEI相比，无血管神经性水肿、咳嗽等不良反应。

氯沙坦

【药理作用】 氯沙坦(losartan)能选择性的阻断AT_1受体，使血管扩张，血压下降，心脏负荷减轻。降压作用平稳、持久，并可阻止或逆转心血管重构。

【临床应用】 主要用于不能耐受ACEI所致干咳的高血压患者，也可用于心功能不全的治疗。

【不良反应】 可有头痛、头晕，剂量过大可致低血压。

缬沙坦

缬沙坦(valsartan)作用与氯沙坦相似，对AT_1受体亲和力高，降压作用明显。可用于各级高血压的治疗。不良反应少，可有头痛、眩晕、恶心、腹痛、乏力等。

三、其他抗高血压药

1. 中枢性交感神经抑制药

可乐定

可乐定(clonidine，可乐宁)口服易吸收，能透过血脑屏障，约50%以原型经肾排出。

【药理作用】 降压作用中等偏强，对中枢神经系统有明显的抑制作用，降压时可伴有心率减慢、心排出量减少，并可抑制胃肠分泌及运动。

【临床应用】 适用于Ⅱ级高血压的治疗，尤其是伴有溃疡病的高血压患者。主要在其他降压药疗效不佳时使用，与利尿药合用有协同作用，还可用于阿片类镇痛药成瘾者的脱瘾治疗。

【不良反应】 常见有口干、嗜睡、眩晕、头痛、便秘等，久用可致血管性水肿。长期应用突然停药可引起反跳现象，表现为心悸、出汗、血压骤升、烦躁不安，严重者可致高血压危象。

莫索尼定

莫索尼定(moxonidine)为第二代中枢性降压药,临床适用于治疗Ⅰ、Ⅱ级高血压,作用与可乐定相似,降压作用持久,每日给药一次即可。不良反应少见,无明显的镇静作用,无停药反跳现象,长期用药也有良好的降压效果。

2. 血管扩张药

硝普钠

硝普钠(sodium nitroprusside,亚硝基铁氰化钠)口服不吸收,需静脉滴注给药。遇光易被破坏,静脉滴注时应避光,溶液应新鲜配制。

【药理作用】 硝普钠能直接作用于血管平滑肌,舒张小动脉和小静脉,降低动脉血压,减轻心脏前、后负荷,改善心功能。静脉给药 1~2 min 即可出现明显的降压作用,停药后 5 min 血压回升,调整静脉滴注速度可使血压维持于所需水平。

【临床应用】 主要用于高血压危象,也可用于急、慢性心功能不全的紧急救治。

【不良反应】 可出现恶心、呕吐、出汗、头痛、心悸等,多数为血压下降过快所致,停药或减慢滴速后症状消失。长期或大量应用或肾功能减退时,可引起硫氰化物蓄积中毒,可用硫代硫酸钠防治。

肼屈嗪

【药理作用和临床应用】 肼屈嗪(hydralazine,肼苯哒嗪)可直接扩张小动脉平滑肌,降低外周阻力,使血压下降。降压同时反射性兴奋交感神经,可引起心率加快、心排出量增加、提高血浆肾素活性而致水钠潴留均可影响降压效果。因此很少单独使用,多与利尿药等制成复方制剂使用。

【不良反应】 可有头痛、恶心、眩晕、低血压、心悸等,甚至诱发心绞痛和心力衰竭。大剂量长期用药可引起全身性红斑狼疮样综合征及类风湿关节炎。

二氮嗪

二氮嗪(diazoxide,氯甲苯噻嗪)促进钾离子外流,致血管平滑肌细胞膜超极化,血管舒张,外周阻力降低,血压下降。为强效、速效降压药。静脉注射用于高血压危象及高血压脑病。由于不良反应较多,常被硝普钠取代。

3. α_1 受体阻断药

哌唑嗪

哌唑嗪(prazosin)口服易吸收,半衰期为 2~3 h,持续作用可达 10 h,主要在肝代谢。

【药理作用】 本品选择性阻断血管平滑肌突触后膜 α_1 受体,扩张小动脉和小静脉血管,从而发挥降压作用,降压时不引起心率加快,对肾血流无影响。对前列腺肥大患者,能改善排尿困难症状。对代谢没有明显的影响,并对血脂代谢有良好作用,有利于冠状动脉病变的改善。

【临床应用】 用于Ⅰ、Ⅱ级的高血压患者,尤其适用伴有高脂血症或前列腺肥大的高血压患者,与利尿药和 β 受体阻断药合用可提高降压效果。也可用于难治性心力衰竭的治疗。

【不良反应】 一般为口干、鼻塞、头痛、嗜睡、乏力等副作用,停药后可消失。部分患者首次用药可出现严重的直立性低血压,表现为心悸、晕厥、意识丧失等,称为“首剂现象”。首次用量减半,并于睡前服用,可避免首剂现象的发生。

4. 去甲肾上腺素能神经末梢阻滞药

利　血　平

利血平(reserpine)是印度萝芙木中所含的一种生物碱。降压灵是从国产萝芙木中分离出的总生物碱,其主要成分为利血平。

【作用和临床应用】 降压作用缓慢、温和而持久。降压机制为耗竭外周去甲肾上腺素能神经递质,导致交感神经冲动传导障碍,血管扩张、血压下降。利血平降压作用弱,临床常与利尿药等制成复方制剂,用于Ⅰ、Ⅱ级高血压患者。

【不良反应】 常见不良反应有嗜睡、疲乏、鼻塞、胃酸分泌增加、心率减慢等。长期应用可致抑郁、消化性溃疡,故很少单独应用,精神抑郁及消化性溃疡者禁用。

四、抗高血压药的用药护理

1. 告知患者高血压防治知识,解释高血压病需要长期治疗的必要性,教会患者做好用药自我监护,了解自己血压变化,判断药物的疗效。

2. 要从小剂量开始服用,逐步递增药物剂量。对一种药物有较好的反应,但血压未能达标时,可适当增加该药物的剂量。如果一种药物疗效差,可换用另外一种药物,而不应该加大第一种药物的剂量或加用第二种药物。告诉患者要坚持长期服药,尽量使用长效制剂,从而平稳地降压,尤其是高危的患者。不可随意增减剂量,不可漏服、补服药物或突然停服药物。

3. 熟悉各种降压药物的不良反应,监测降压效果,出现异常立即报告医生,并及时处理。

4. 应用硝普钠期间应严密监测血压、心率,根据血压变化随时调整输液速度。用药过程中应避光输液,肾功能不全者慎用。

5. 为避免不良反应,保钾利尿药和排钾利尿药可合用;用药期间注意定期检查血糖、血脂、血尿酸。

6. 硝苯地平等钙通道阻滞药降压,宜选用长效制剂,用药时监测血压,以防低血压的发生。

7. 普萘洛尔等 β 受体阻断药个体差异较大,用药须个体化。应用本药后不可自行停药或减量,严格防止反跳现象。

学习小结

引起高血压因素众多,无法根治,需要终生治疗。本章药物较多,分类较广,通过复习血压形成和影响血压的因素,加深对降血压药药理作用的理解。首先要熟悉药物的分类及各类代表药物。重点掌握一线抗高血压药的作用、机制、临床应用及主要不良反应,强化其用药护理。在此基础上,熟悉其他抗高血压药的特点,掌握各型高血压及高血压急症时药物的选择。

常用制剂和用法

氢氯噻嗪　片剂:25 mg/片。口服,一次 12.5~25 mg,1~2 次/d。

硝苯地平　片剂(心痛定片):10 mg/片。口服,5~10 mg/次,3 次/d。遮光密闭保存。

盐酸普萘洛尔　片剂:10 mg/片、20 mg/片。口服,10~20 mg/次,3~4 次/d,以后每周增加剂量 10~20 mg,直至达到满意疗效,一般每日用量以不超过 300 mg 为宜。遮光密闭保存。

卡托普利　片剂:25 mg/片、50 mg/片、100 mg/片。口服,开始 25 mg/次,3 次/d,饭前服,逐增至 50 mg/次,3 次/d,最大剂量:450 mg/d。

氯沙坦　片剂:25 mg/片、50 mg/片。口服,25 mg/次,2 次/d。

硝普钠　粉针剂:50 mg/支。静脉滴注:50 mg 以 5%葡萄糖溶液 2~3 ml 溶解,然后根据所需浓度再稀释于 250 ml、500 ml 或 1 000 ml 的 5%葡萄糖溶液中,缓慢静脉滴注(容器避光),根据临床症状与血压调整药量,滴速不超过 3 μg/(kg · min)。配置时间超过 4 h 的溶液不宜使用。本品为鲜红色透明结晶性粉末,遮光(并加黑纸包裹)、密闭保存。

目标检测

扫一扫,测一测

第二节　抗心绞痛药

学习目标

1. 掌握硝酸甘油、普萘洛尔、硝苯地平的抗心绞痛作用、临床应用及不良反应。
2. 熟悉硝酸酯类与 β 受体阻断药联合用药的目的。
3. 了解抗心绞痛药的基本作用和分类。
4. 学会药物的疗效观察与不良反应监测,能正确指导患者合理用药。

临床案例

患者男,68 岁,突发心绞痛来院就诊,遵医嘱给药:硝酸甘油片 0.5mg 舌下含服,用药后胸闷、心悸好转,但出现颜面潮红、搏动性头痛。

思考:

1. 为什么会发生这种症状?
2. 如何给予合适的护理措施?

心绞痛是由于冠状动脉供血不足,心肌急剧、短暂缺血缺氧所引起的临床综合征。其发作的典型表现为心前区、胸骨后阵发性、压榨性绞痛、闷痛,并向左上肢放射。心绞痛的发作主要是由于心肌供氧与心肌耗氧失衡所致。抗心绞痛药是一类能增加心肌供血供氧、降低心肌耗氧量,从而恢复心肌氧供需平衡,用于治疗心绞痛的药物。目前常用的抗心绞痛药物包括以下3类:① 硝酸酯类:包括硝酸甘油、异山梨酯、单硝酸异山梨酯等;② β受体阻断药:包括普萘洛尔、阿替洛尔、美托洛尔等;③ 钙通道阻滞药:包括硝苯地平、地尔硫䓬、维拉帕米等。

抗心绞痛药

心绞痛的分型以世界卫生组织心绞痛分型为基础,临床上将心绞痛分为三种类型:① 劳累性心绞痛:其特点是常由劳累、情绪激动或其他增加心肌耗氧量的因素所诱发,休息或舌下含服硝酸甘油可缓解,此类又可分为稳定型心绞痛、初发型心绞痛及恶化型心绞痛。② 自发性(变异性)心绞痛:常无明显诱因,多发生于安静状态,发作时症状较重、持续时间长,且不易被硝酸甘油所缓解。③ 混合型心绞痛:即劳累性心绞痛与自发性心绞痛合并存在。患者既可在心肌耗氧量增加时发生心绞痛,亦可在心肌耗氧量无明显增加时发生心绞痛。临床上常将初发型、恶化型及自发性心绞痛称为不稳定型心绞痛。

一、硝酸酯类

本类药物包括硝酸甘油、异山梨酯、单硝酸异山梨酯等,其中硝酸甘油最常用。

硝 酸 甘 油

硝酸甘油的抗心绞痛作用

硝酸甘油(nitroglycerin)是防治心绞痛最常用的药物。口服给药首关消除达90%以上,多采用舌下含服,1~3 min 显效,5 min 作用达高峰,作用维持10~30 min。也可经皮肤给药或静脉滴注。主要经肝代谢,经肾排出。

【药理作用】 硝酸甘油作用于血管平滑肌,可扩张体循环血管及冠状血管,因而具有如下作用:

1. 降低心肌耗氧量 小剂量硝酸甘油通过舒张静脉血管,减少回心血量,减轻心脏前负荷,使心室舒张末期压力降低及心室容积缩小,心室壁张力下降;较大剂量时也能扩张动脉血管,减轻心脏后负荷,左室内压和心室壁张力下降,从而降低心肌耗氧量。

2. 增加缺血区心肌血流量 硝酸甘油能舒张较大的心外膜血管及狭窄的冠状血管,并促进侧支循环形成,用药后可使血液由输送血管经侧支血管流向缺血区,改善缺血区的血液供应。(图6-2-1)

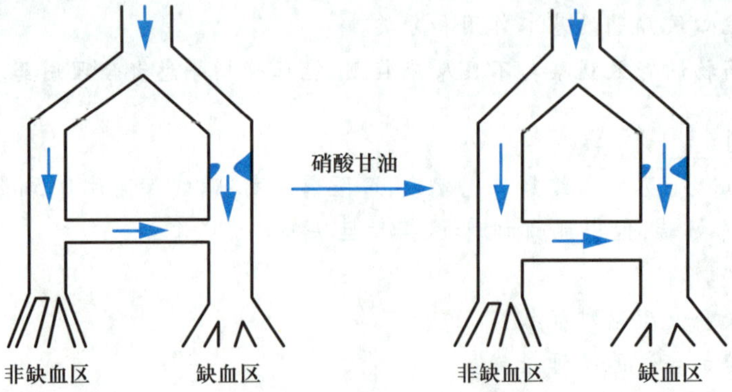

图6-2-1 硝酸甘油对冠状动脉的作用部位示意图

3. 增加心内膜供血 冠状动脉从心外膜呈直角分支穿过心室壁成网状分布于心内膜下。因此,心内膜下区域供血易受心室壁肌张力及室内压力的影响。心绞痛急性发作时,左室舒张末期压力增高,心内膜下区域缺血最为严重。硝酸甘油舒张静脉血管,减少回心血量，降低左心室舒张末压；扩张动脉血管，减轻心脏后负荷，左室内压和心室壁张力下降，有利于血液由心外膜流向心内膜下缺血区。

【临床应用】

1. 心绞痛 舌下含服硝酸甘油能迅速缓解各型心绞痛发作，为首选药；皮肤外用可预防发作。

2. 急性心肌梗死 常采用静脉给药，不仅能减少心肌耗氧，增加心肌供氧，及早应用还可抑制血小板聚集和黏附作用，缩小梗死面积，减轻心肌缺血损伤。

3. 心功能不全 扩张动脉、静脉，减轻心脏前后负荷，减少心肌耗氧，从而改善心脏的泵血功能。

【不良反应】

1. 舒张血管引起的不良反应 表现为颜面潮红、发热、搏动性头痛。较大剂量时可致直立性低血压、晕厥，甚至血压下降并反射性引起心率加快，收缩力增强，心肌耗氧量增加，使心绞痛加重。

2. 高铁血红蛋白血症 剂量过大或持续用药时发生，表现为呕吐、发绀等。

3. 耐受性 连续用药 2~3 周后可出现，停药 1~2 周后可消失。硝酸酯类之间有交叉耐受性，调整给药次数和剂量，采用小剂量、间歇给药法，可减少耐受性的发生。

硝酸异山梨酯和单硝酸异山梨酯

硝酸异山梨酯（isosorbide dinitrate，消心痛）属长效硝酸酯类，作用较硝酸甘油弱，显效缓慢，但作用维持时间较长，本药治疗剂量个体差异较大，剂量大时易引起头痛及低血压等副作用，缓释制剂可减少不良反应。主要用于预防心绞痛发作及冠心病的长期治疗，也可用于心肌梗死及心力衰竭的治疗。

单硝酸异山梨酯（isosorbide mononitrate）的作用及应用与异山梨酯相似。

二、β 受体阻断药

普萘洛尔（propranolol，心得安）为 β 受体阻断药代表。

【药理作用】

1. 降低心肌耗氧量 阻断心脏的 β_1 受体，使心率减慢，心肌收缩力减弱，心肌耗氧量降低。

2. 改善缺血心肌的血供 ① 应用普萘洛尔后由于心肌耗氧量减少，非缺血区的血管阻力增高，从而使血液向已代偿性舒张的缺血区阻力血管流动，增加缺血区的供血。② 心率减慢，舒张期延长，冠脉灌流时间延长，有利于血液从心外膜血管流向易缺血的心内膜区，改善心肌缺血区供血。

3. 改善心肌代谢 增加心肌缺血区对葡萄糖的摄取与利用，维持心肌缺血区的能量供应，促进组织中血红蛋白结合氧的解离而增加包括心肌在内的全身组织的供氧，有利于保护缺血区心肌细胞线粒体的结构和功能的完整性，从而改善心肌能量代谢。

【临床应用】 用于稳定型心绞痛，对合并高血压或心律失常患者更为适用。β 受体阻断药还能降低心肌梗死者死亡率，也用于心肌梗死。不宜用于变异型心绞痛，因其阻断 β 受体后，α 受体相对占优势，致冠状动脉收缩。

普萘洛尔与硝酸甘油合用，能互相取长补短，协同降低心肌耗氧，增强治疗心绞痛效果;合用时剂量减小,副作用也减少。但应注意,由于两类药物均可降低血压,如血压下降过多,冠脉血流减少,反而对治疗心绞痛不利。故合用时,应减少剂量。

三、钙通道阻滞药

常用于抗心绞痛的钙通道阻滞药有硝苯地平(nifcdipine,心痛定)、维拉帕米(verapamil,异搏定)、地尔硫䓬(diltiazem)等。

【药理作用】

1. 降低心肌耗氧量 通过舒张外周阻力血管,降低后负荷,从而降低心肌耗氧量。

2. 扩张冠脉血管,改善缺血区供血 对冠脉中大输送血管和小的阻力血管均有扩张作用,解除冠脉痉挛,降低冠脉阻力,增加冠脉血流,还可增加侧支循环,改善心肌供血供氧。

3. 保护缺血心肌 心肌缺血时细胞内钙超负荷,引起线粒体肿胀而失去氧化磷酸化的功能。抑制 Ca^{2+} 内流,保护心肌细胞线粒体结构与功能。

【临床应用】 最佳适应证是变异型心绞痛,也可用于稳定型心绞痛,对伴有支气管哮喘及外周血管痉挛性疾病者更适合。

硝苯地平对变异型心绞痛疗效好,伴高血压者尤为适用;维拉帕米常用于稳定型心绞痛,不宜单独用于变异型心绞痛,与 β 受体阻断药合用虽可取得协同作用,但两药均可抑制心肌收缩力和传导系统,故合用要慎重;地尔硫䓬可用于各型心绞痛,对伴有房室传导阻滞或窦性心动过缓者应慎用。

四、抗心绞痛药的用药护理

心绞痛的用药护理

1. 用药前,向患者及家属介绍硝酸甘油的性质,不稳定,具有挥发性,应密封在有色玻璃瓶内,置阴凉处保存。

2. 告知患者要随身携带硝酸甘油,3 个月未用完的药物应丢弃,换新药。一旦心绞痛发作应立即取坐位或卧位,并将药片置于舌下含服,直至完全缓解。如果含服 1 片后疼痛仍不缓解,5 min 后可再含 1~2 片,最多连续用 3 次。若 15 min 后仍不缓解,可能有不稳定型心绞痛或心肌梗死,应立即报告医生给予紧急处理。

3. 告诉患者含服硝酸甘油时会出现短暂的头痛,若头痛持续不缓解且严重,应报告医生;用药期间注意监测患者的血压和心率;长期用药不能突然停药,以防反跳现象;久用可出现耐受性。

4. β 受体阻断药与硝酸酯类有协同作用,使用时要减量,以免引起直立性低血压;停药时要逐渐减量;用药期间注意监测血糖、血脂等。钙通道阻滞药与硝酸酯类有协同作用,使用时要减量,以免引起直立性低血压;停用钙通道阻滞药时应逐渐减量,以免引起冠脉痉挛;用药期间注意监测患者的血压和反射性心率加快。

学习小结

若心绞痛持续发作未及时缓解,则可能发展为急性心肌梗死,故采取有效的治疗措施及时缓解心绞痛非常重要。通过学习,了解了心绞痛的发病机制,同学们应重点归纳、分析硝酸甘油针对其发病机制的药理作用,理解药物治疗疾病的机制。在此基础上,熟悉硝酸甘油的给药途径及储存方式等特点。同时,了解其他药物的特点。

常用制剂和用法

硝酸甘油　片剂：0.3 mg/片、0.5 mg/片、0.6 mg/片。舌下含服，0.3～0.6 mg/次。贴剂，在 24 h 内可分别吸收 5～10 mg 硝酸甘油，宜夜间贴用，1 次/d，贴皮时间不超过 8 h。

硝酸异山梨酯　片剂（消心痛片）：舌下含服，2.5 mg/片、5 mg/片、10 mg/片。口服，5～10 mg/次。

普萘洛尔　片剂：10 mg。抗心绞痛：每次 10～30 mg，每日 3～4 次。

硝苯地平（心痛定）　片剂：口服，10 mg/片。10～20 mg/次，3 次/d。缓释片，20 mg/次，1～2 次/d。

地尔硫䓬　片剂：30 mg。每次 30～60 mg，每日 3 次。

目标检测

扫一扫，测一测

第三节　抗慢性心功能不全药

学习目标

1. 掌握强心苷类药物的作用、临床应用、不良反应及其防治措施。
2. 熟悉 β 受体阻断药和血管紧张素 I 转化酶抑制药的临床应用和不良反应。
3. 了解非苷类正性肌力药、血管扩张药的作用和临床应用。
4. 学会观察药物的疗效与不良反应，能够熟练进行用药护理，并能正确指导患者合理、安全用药。

▶ 临床案例

患者，女，60 岁。长期高血压病史，近一年来从事体力活动时轻度受限，日常活动引起乏力、心悸、气促、下肢轻度水肿，医生诊断为慢性心功能不全 2 级。

思考：

1. 出现以上症状的主要原因是什么？
2. 通过学习，可以应用哪几类药物进行治疗？
3. 简述强心苷类药物在使用时的用药护理。

慢性心功能不全（chronic heart failure，CHF）又称为充血性心力衰竭，是由多种病因所致的超负荷心肌病。由于心肌收缩和舒张功能出现障碍，心脏泵血功能不足，表现为动脉系统供血不足和静脉系统淤血的临床综合征（图 6-3-1）。

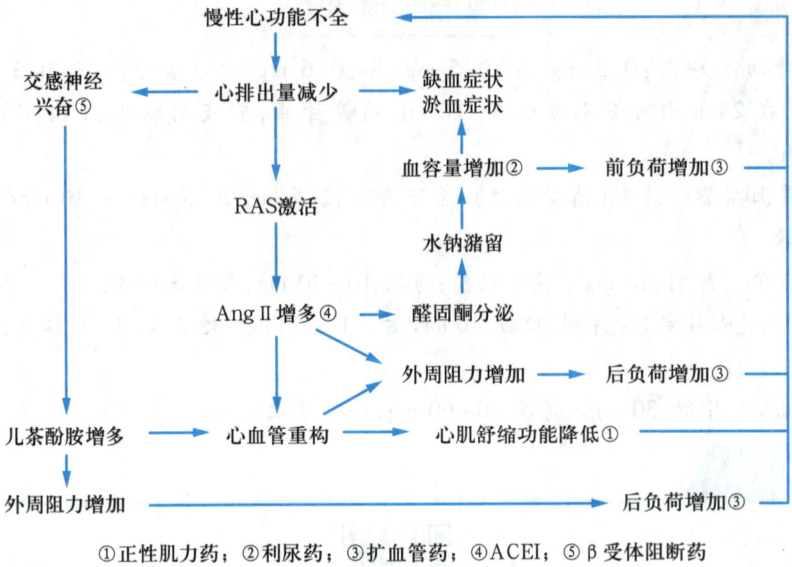

图 6-3-1　慢性心功能不全发生机制与药物作用环节

抗慢性心功能不全药是一类能加强心肌收缩性，减轻心脏前、后负荷、改善心脏泵血功能，增加心排出量，从而缓解心功能不全症状的药物。抗慢性心功能不全的药物，根据其作用机制可分为以下几类：

1. 正性肌力作用药　强心苷类药和非强心苷类，非强心苷类包括 β 受体激动药和磷酸二酯酶抑制药。

2. 降低心脏负荷药　包括利尿药、钙通道阻滞药和血管扩张药。

3. 血管紧张素 I 转化酶抑制药和 AT_1 受体阻断药　卡托普利、氯沙坦等。

4. β 受体阻断药　普萘洛尔、美托洛尔、卡维地洛等。

一、正性肌力作用药

（一）强心苷类

强心苷是一类由苷元和糖结合而成的，具有选择性加强心肌收缩力和影响心肌电生理特性作用的苷类化合物。常用药物有地高辛（digoxin）、洋地黄毒苷（digitoxin）、去乙酰毛花苷（deslanoside）和毒毛花苷 K（strophanthin K）等，其体内过程特点如下（表 6-3-1）。

表 6-3-1　各类强心苷制剂的体内特点

分类	药物	给药途径	显效时间	高峰时间/h	主要消除方式	半衰期	全效量/mg	维持量/mg
长效	洋地黄毒苷	口服	2 h	8~12	肝	5~7 d	0.8~1.2	0.05~0.3
中效	地高辛	口服	1~2 h	4~8	肾	36 h	0.75~1.25	0.125~0.5
速效	去乙酰毛花苷	静注	10~20 min	1~2	肾	33 h	1~1.6	—
	毒毛花苷 K	静注	5~10 min	0.5~2	肾	19 h	0.25~0.5	—

【药理作用】

1. 正性肌力作用 治疗量的强心苷能选择性地作用于心脏，直接增强其收缩力，对心功能不全的心肌作用更为显著。其作用特点如下。

强心苷类的强心机制

（1）增加心肌能源及供氧：强心苷加快心肌收缩速度，使心脏敏捷而有力地收缩，相对延长舒张期。这不仅有助于静脉系统血液的回流，也有利于心脏本身获得较长时间的休息和冠状动脉血液的充分灌注，从而增加心肌的能源及氧的供应，改善心功能状态。

（2）降低衰竭心脏的耗氧量：应用强心苷后，由于心肌收缩力增强，心室排血充分，心室内残余血量减少，心室壁张力随之下降；加之心率减慢，外周血管阻力下降，耗氧量明显降低，抵消或超过因心肌收缩力增强而导致的耗氧增多，从而使心肌总耗氧量减少。

（3）增加衰竭心脏的心排血量：强心苷因增强心肌收缩力使心输出量增加，对主动脉弓和颈动脉窦压力感受器刺激加强，反射性使交感神经功能下降，迷走神经功能增强，使外周血管扩张，心排血阻力减少，心输出量明显增加。

治疗量强心苷正性肌力作用的机制是强心苷与心肌细胞膜上 Na^+-K^+-ATP 酶（强心苷受体）特异性结合，抑制此酶的活性，使钠泵功能部分受阻，使细胞内 Na^+浓度一过性增高，抑制 Na^+-K^+交换，促进 Na^+-Ca^{2+}双向交换，最终使心肌细胞内 Ca^{2+}浓度升高，心肌收缩力加强。

2. 负性频率作用 治疗量的强心苷通过加强心肌收缩力，增加心排出量，增强了对主动脉弓和颈动脉窦压力感受器的刺激，从而提高了迷走神经的兴奋性，减慢心率。

3. 负性传导作用 因兴奋迷走神经而减慢 Ca^{2+}内流，使房室结传导减慢，大剂量时可直接抑制而减慢房室和浦肯野纤维的传导速度。

4. 其他作用 强心苷对心力衰竭患者还具有利尿和扩张血管作用。

【临床应用】

1. 慢性心功能不全 强心苷疗效随病因和心力衰竭程度不同而异。对由高血压、心脏瓣膜病和先天性心脏病等导致的心脏长期负荷过重、心排出量降低形成的低心排出量型心力衰竭，治疗效果良好；对甲状腺功能亢进、严重贫血继发的高排出量型心力衰竭，治疗效果较差；对由心肌外机械因素如心包填塞、缩窄性心包炎、严重二尖瓣狭窄所致的心力衰竭，难以改善心功能，故不宜使用。

2. 某些心律失常

（1）心房纤颤：是心房各部位发生过多紊乱而细弱的纤维性颤动，心房率可达 400～600 次/min。心房的过多冲动下传到心室，引起心室频率过快，妨碍心室排血，导致严重循环障碍。强心苷可延缓房室传导，有效减慢心室率，使心脏泵血功能得到保护。强心苷是治疗心房颤动的首选药物。

（2）心房扑动：心房扑动时心房率可达 250～300 次/min，更易传入心室，使心室率过快而难以控制。强心苷通过不均一地缩短心房不应期而引起折返激动，使心房扑动转为心房纤颤，然后再发挥治疗心房纤颤的作用。某些患者在转为房颤后，停用强心苷，有可能恢复窦性节律。

（3）阵发性室上性心动过速：强心苷通过兴奋迷走神经功能，降低心房的兴奋性，从而产生减慢房室传导的作用，是治疗阵发性室上性心动过速的常用药物之一。

【不良反应】 本类药物安全范围小，一般治疗量约相当于60%的中毒量。个体差异大，影响因素多，约25%患者在用药期间发生不同程度的不良反应。

1. 毒性作用的临床表现

（1）消化系统症状：较为常见，是强心苷中毒的先兆。表现为厌食、恶心、呕吐、腹泻等，是强心苷兴奋延脑催吐化学感受区引起的。应注意与心力衰竭未控制所致的胃肠道症状相鉴别，后者由胃肠道淤血所引起。

（2）神经系统症状及视觉障碍：表现为眩晕、头痛、疲倦、失眠、谵妄等症状。也可发生黄视、绿视、视物模糊不清等视色障碍等，其中黄视、绿视是强心苷中毒的特有症状。

（3）心脏毒性：包括原有心衰症状的加重和各种类型心律失常的发生，是强心苷中毒致死的原因。最早见的是室性早搏，约占心脏反应的33%，其次为房室传导阻滞和窦性心动过缓。

2. 强心苷中毒的防治 首先应避免诱发中毒的各种因素如低血钾、高血钙、低血镁、心肌缺氧等，用药期间最好进行血药浓度监测。密切观察中毒先兆，若出现室性期前收缩、窦性心动过缓（心率低于60次/min）及视色障碍，应及时减量或停药。快速型心律失常者可口服或静脉滴注钾盐；严重室性心动过速及心室颤动者宜用苯妥英钠或利多卡因；心动过缓或房室传导阻滞宜用阿托品解救；严重中毒时，可选用地高辛抗体的Fab片段做静脉注射，效果显著。

【药物间相互作用】 糖皮质激素和排钾利尿药可引起低血钾，诱发强心苷中毒；奎尼丁能将组织中的地高辛置换出来，使90%患者的血药浓度提高一倍，二者合用时，地高辛用量应降至30%～50%；钙剂与强心苷有协同作用，合用毒性增强；维拉帕米等钙通道阻滞药能增加血浆强心苷水平，合用宜减量。

【给药方法】

1. 传统给药方法 此法分两步给药。第一步：短期内给予足以控制症状的剂量，称全效量（即洋地黄化量或饱和量）。达到全效量的标志是：心率减至70～80次/min、呼吸困难减轻、发绀消失、肺部湿啰音开始减退、尿量增加、水肿消退等。此法又分为缓给法和速给法。缓给法适用于病情较缓的心力衰竭患者；速给法适用于病情较急，且一周内未用过强心苷者，24 h内给足全效量。第二步：每日给予小剂量以维持疗效，称为维持量。

2. 逐日恒定剂量给药法 是目前常用方法。每日给予恒定剂量地高辛0.25 mg（维持量），约经7天（5个半衰期）即可达到稳定的有效血药浓度而发挥疗效的方法，称逐日恒定剂量给药法。此法中毒发生率低，适用于慢性、轻症和易于中毒的患者。

（二）非强心苷类的正性肌力药

1. β受体激动药

多巴酚丁胺

多巴酚丁胺（dobutamine）对心肌的β_1受体具有相对选择性，能激动心脏β_1受体，增强心肌收缩力，降低血管阻力，降低心脏前、后负荷，增加衰竭心脏的心排出量。适用于急性心力衰竭、强心苷治疗效果不好的严重左心功能衰竭。

剂量过大可引起血压升高、心率加快，并因心肌耗氧增加而诱发心律失常、心绞痛等，故应注意控制药物的剂量。

异布帕明

异布帕明(ibopamine)可激动 DA、β_1 和 α 受体，加强心肌收缩力，增加心排出量，扩张血管，降低外周阻力，改善肾功能。适用于对强心苷疗效不佳或禁忌者，也用于伴有心率减慢或传导阻滞的患者。

2. 磷酸二酯酶抑制药

米力农和维司利农

米力农(milrinone)和维司利农(vesnarinone)均可抑制磷酸二酯酶Ⅲ，增加细胞内 cAMP 的含量，从而加强心肌收缩力，扩张阻力血管，增加心排出量，减轻心脏负荷，降低心肌耗氧量，改善心功能，缓解 CHF 症状。口服或静脉给药对急、慢性心力衰竭均有满意疗效，临床主要用于对强心苷、利尿药及血管扩张药反应不佳的患者。

少数人可产生头痛、低血钾。过量可致室上性及室性心律失常、低血压等不良反应。

二、减轻心脏负荷药

（一）利尿药

利尿药能增加肾对钠、水的排泄，减少血容量，降低心脏的前、后负荷，消除或缓解静脉充血及其所引起的肺水肿和外周水肿。

对轻度 CHF 单独应用利尿药即可获得良好疗效；对中度 CHF，可口服袢利尿药或与噻嗪类和保钾利尿药合用；对严重 CHF、慢性 CHF 急性发作、急性肺水肿或全身水肿者，宜静脉注射大剂量呋塞米，连续静脉注射呋塞米的效果优于间歇给药。严重 CHF 伴腹水者，常与 ACEI 及地高辛合用。但应定期监测血钾水平。

（二）血管扩张药

治疗心绞痛和高血压的一些血管扩张药能缓解 CHF 症状，改善血流动力学，提高运动耐力。主要用于对其他药无效的顽固性心力衰竭。

1. 主要扩张小动脉药 如肼屈嗪和硝苯地平等，通过扩张小动脉（阻力血管）降低外周阻力，降低后负荷，从而改善心功能。通过增加心脏排出量，或增加动脉供血，并可弥补或抵消因小动脉舒张而可能发生的血压下降与冠状动脉供血不足的不利影响。

2. 主要扩张小静脉药 如硝酸酯类药，通过扩张静脉（容量血管），减少回心血量，降低前负荷，进而降低左室舒张末压、肺楔压，缓解肺淤血症状。用药后可明显减轻呼吸急促和呼吸困难等症状。通常选用硝酸甘油静脉滴注 10 μg/min，如症状缓解不明显可每 5~10 min 增加 5~10 μg/min，直至症状缓解。也可选用硝酸异山梨酯。

3. 扩张小动脉和小静脉药 如硝普钠、哌唑嗪等，通过舒张动、静脉血管，降低心脏前后负荷，改善心功能。其中硝普钠静脉滴注对急性心肌梗死及高血压所致 CHF 效果较好，哌唑嗪对缺血性心脏病的 CHF 效果较好。

三、肾素-血管紧张素系统抑制药

（一）血管紧张素转化酶抑制药

血管紧张素转化酶抑制药（ACEI）具有血管扩张作用，不但能缓解心力衰竭症状，而且能降低 CHF 的病死率和改善预后。本类药物有卡托普利（captopril）、依那普利（enalapril）、雷米普利（ramipril）、赖诺普利（lysinopril）及培哚普利（perindopril）等。

【药理作用】

1. 改善血流动力学 通过抑制血管紧张素转化酶活性，减少血液及组织中的 AngⅡ，使全身阻力血管和容量血管舒张，心脏前后负荷降低，增加心排出量，从而缓解或消除 CHF 患者的症状。也可增加肾血流量，改善肾功能。

2. 抑制心肌及血管的肥厚、增生 CHF 为超负荷心肌病，在代偿早期和中期就出现心肌重构肥厚，表现为心肌细胞肥大、心肌纤维化、心脏泵血功能减退。

知识链接

心肌重构

心肌重构指心肌发生形态学和功能学上的重新调整或组合，包括细胞、组织、电位和功能的重构。重构是心肌的适应性变化，分为生理性和病理性两种。前者对机体有益，如胎儿发育及体育锻炼。后者不仅使心血管疾病患者心功能严重减退，并发症发生率明显增加，而且患者的死亡率也明显增加，其特征主要是心肌肥厚、心肌凋亡、成肌纤维与胶原纤维异常增加，同时心肌代谢和电生理表现也随之改变。

小剂量的 ACEI 就能有效阻止或逆转 CHF 心室肥厚的发生，抑制纤维组织和肌层内冠脉壁的增厚，提高心肌和血管的顺应性，改善左室功能，降低 CHF 病死率。

【临床应用】 广泛用于各种原因引起的 CHF，常与利尿药、地高辛合用。

（二）血管紧张素 II 受体阻断药

氯沙坦、缬沙坦及伊贝沙坦等 AT_1 阻断药能直接阻断血管紧张素Ⅱ（AngⅡ）与其受体结合，发挥拮抗作用，故能预防及逆转心血管的肥厚和重构。其抗 CHF 的作用与 ACE 抑制药相似，亦能降低 CHF 者的病死率。

不良反应较少，不易引起咳嗽、血管神经性水肿等。

四、β 受体阻断药

β 受体阻断药具有负性肌力作用，传统观念认为禁用于 CHF。但在心力衰竭的病理生理过程中，交感神经系统活性长期代偿性增强，血中儿茶酚胺水平持续升高，对机体心血管系统造成有害效应。应用 β 受体阻断药，通过全面拮抗过度兴奋的交感神经系统活性，可显著改善 CHF 患者血流动力学变化，降低其住院率、死亡率。因此，合理应用 β 受体阻断药治疗 CHF，逐渐被医药界接受，并获得了较好的评价，也是近年来 CHF 治疗的重要进展之一。临床常用药物见表 6-3-2。

表 6-3-2　临床常用的治疗 CHF 的 β 受体阻断药

类别	代表药物	药物特点
第一代	普萘洛尔(propranolol)	对 β 受体的阻断无选择性
第二代	美托洛尔(metoprolol)	对 $β_1$ 和 $β_2$ 受体的亲和力之比为 75 : 1
	比索洛尔(bisprolol)	对 $β_1$ 和 $β_2$ 受体的亲和力之比为 120 : 1
第三代	卡维地洛(carvedilol)	β 受体、α 受体阻断作用
	布新洛尔(bucindolol)	

主要适用于治疗某些常规药物治疗无效的 CHF;扩张型心肌病伴心力衰竭患者;冠心病心绞痛伴心力衰竭;风湿性心脏病心力衰竭伴交感神经亢进者。

五、抗慢性心功能不全药的用药护理

1. 用药前应详细询问患者基本情况,尽量避免诱发强心苷中毒的因素,如低钾血症、低镁血症、高钙血症等。

2. 加强对患者用药的宣教,强心苷类药因安全范围小,个体差异大,易发生中毒反应。宜从小剂量开始服用,并教育患者不得擅自增加服用强心苷的剂量。

3. 应用强心苷期间应密切观察不良反应的发生,如恶心、呕吐、视物模糊或黄、绿视、室性早搏,心电图 P-R 间期延长和 Q-T 间期缩短等。有条件的可测定强心苷血药浓度,更有助于及时发现强心苷中毒。

4. 服用强心苷期间应慎用排钾利尿药、拟肾上腺素药,禁止静脉应用钙剂。

5. 应用扩张血管药治疗心力衰竭时,应从小剂量开始使用并严密监测患者血压。因血压过低可引起冠状动脉灌注压下降,从而减少心肌供血。停药时应逐渐减量,不可突然停药,避免出现反跳现象。

6. 心力衰竭患者伴有严重心动过缓、严重左心室功能减退、重度房室传导阻滞、低血压或支气管哮喘时,应慎用或禁用 β 受体阻断药治疗。

7. 静脉用药时,速度要慢,严密监测用药后的心率、心律变化。正确识别药物中毒反应,及时正确处理。

8. β 受体阻断药因具有负性肌力作用,应用十分慎重。应教育患者遵从医嘱,从小剂量开始服用,逐渐增加剂量,适当长期服用。且不可擅自加大剂量,防止意外事故发生。

学习小结

强心苷是临床治疗慢性心功能不全的主要药物,是本章节的学习重点。通过学习,了解了心力衰竭发生的病理机制和临床表现,同学们应重点归纳、分析强心苷的作用、用途及不良反应,强化其用药护理。在此基础上,通过与强心苷的比较,熟悉其他抗心力衰竭药物的特点和临床用途。

常用制剂和用法

洋地黄毒苷　片剂:0.1 mg。一次 0.05~0.2 mg。全效量 0.8~1.2 mg,维持量一日

0.05~0.1 mg。

地高辛　片剂：0.25 mg。一般首剂 0.25~0.75 mg，以后每隔 6 h 给药 0.25~0.5 mg 直至洋地黄化，再改用维持量（每日 0.25~0.5 mg）。轻型慢性病例：一日 0.5 mg。

去乙酰毛花苷　注射剂：0.4 mg/2 ml。一次 0.4~0.8 mg，以 25%或 50%葡萄糖注射液稀释后缓慢静脉注射。全效量 1~1.2 mg，于 24 h 内分次静脉注射。

毒毛花苷 K　注射剂：0.25 mg/1 ml。一次 0.25 mg，以 25%葡萄糖注射液 10~20 ml 稀释后缓慢静脉注射。全效量 0.25~0.5 mg，于 24 h 内分次静脉注射。

多巴酚丁胺　注射剂：250 mg/5 ml。一次 250 mg 用 5%葡萄糖注射液 500 ml 稀释后，按每分钟 2.5~10 μg/kg 的速度静脉滴注。

米力农　片剂：2.5 mg、5 mg。一次 2.5~7.5 mg，一日 4 次。注射剂：10 mg/10 ml。一般开始 10 min 以 50 μg/kg 静脉注射，然后以每分钟 0.375~0.75 μg/kg 维持。每天最大剂量不超过 1.13 mg/kg。小儿每分钟 0.25~1 μg/kg。

卡托普利　片剂：12.5 mg、50 mg、100 mg。开始一次 12.5 mg，一日 2~3 次（饭前服用），以后逐渐增加剂量，每日最大剂量为 450 mg。

目标检测

扫一扫，测一测

第四节　抗心律失常药

学习目标

1. 熟悉常用抗心律失常药的作用、临床应用及不良反应。
2. 了解抗心律失常药的基本作用和抗心律失常药分类及其代表药物。
3. 可以观察抗心律失常药的疗效及常见不良反应，具有采取相应护理措施的能力。

临床案例

患者，女，37 岁，有阵发性心悸发作病史 12 年，每年发作 10 余次，发作前无明显诱因。近期过劳时经常出现胸骨后闷痛、出汗、心悸，每次发作历时 20 min 左右，休息后可自行缓解。3 天前上述症状加重，到当地医院查心电图示：阵发性室上性心动过速。

思考：

1. 本病例应选择哪种药物治疗？
2. 用药时应采取哪些用药护理措施？

心律失常是指心动节律和频率的异常。此时心房心室正常激动和运动顺序发生障碍，影响全身器官的供血，是严重的心脏疾病。其发生机制为冲动形成障碍和冲动传导障碍两类。心律失常可分为缓慢型和快速型两类。前者包括窦性心动过缓和房室传导阻滞等，可应用阿托品或异丙肾上腺素治疗。后者包括窦性心动过速、房性心动过速、心房颤动、心房扑动、阵发性室上性心动过速、室性期前收缩、室性心动过速及心室颤动等，药物治疗比较复杂，本节主要介绍治疗快速型心律失常的药物。

一、抗心律失常药对心肌电生理的影响与药物分类

（一）正常心肌电生理

1. 心肌细胞膜电位 心肌细胞的静息膜电位，膜内负于膜外，约-90mV，呈极化状态。当心肌细胞兴奋时，随着细胞膜对离子通透性改变，引起膜两侧离子浓度分布的变化，发生去极化和复极化，形成动作电位（AP）。心肌细胞 AP 分为 5 个时相：0 相为快速除极期，是 Na^+迅速内流所致；1 相为快速复极初期，由 K^+短暂外流所致；2 相为缓慢复极早期，又称平台期，由 Ca^{2+}及少量 Na^+内流与 K^+外流所致，复极过程进展缓慢，形成平台；3 相为快速复极末期，由 K^+外流所致。0 相至 3 相的时程合称动作电位时程（APD）。4 相为静息期，通过离子泵（Na^+-K^+-ATP 酶）主动转运，使细胞内外离子浓度恢复到除极前状态。

自律细胞 4 相则为舒张期自动除极化，达阈电位时重新引发下一次动作电位。快反应细胞除极由特殊的 Na^+内流和衰减的 K^+外流所致。慢反应细胞包括窦房结和房室结细胞除极主要由缓慢 Ca^{2+}内流所致（图 6-4-1）。

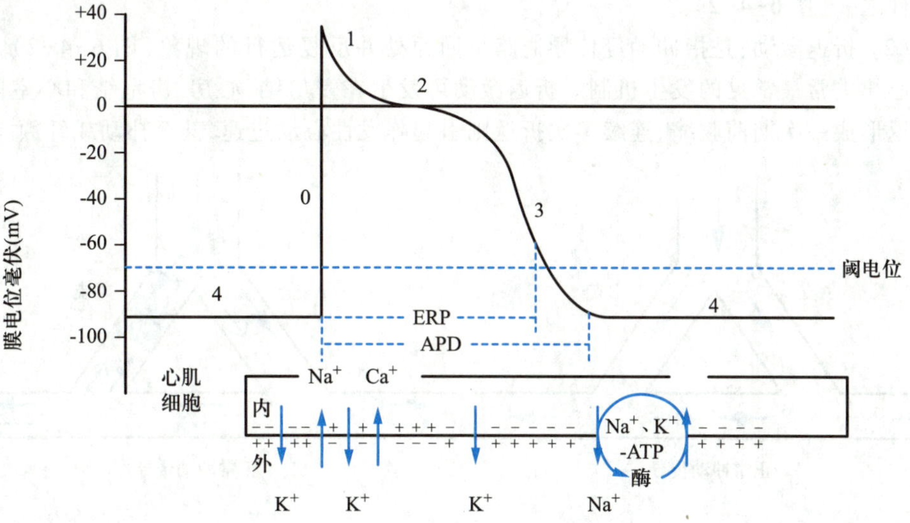

图 6-4-1 心肌细胞动作电位与离子转运

2. 膜反应性和传导速度 膜反应性是指膜电位水平与所激发的 0 相上升最大速率之间的关系。一般膜电位大，0 相上升速度快，动作电位振幅大，传导速度就快；反之，则传导减慢。因此，膜反应性是决定传导速度的重要因素。

3. 有效不应期 复极过程中膜电位恢复到-60～-50 mV 时，细胞才对刺激发生可扩布的动作电位。从除极开始到这以前的一段时间即为有效不应期（ERP），其反映快钠通

道恢复有效开放所需的最短时间。一个 APD 中，ERP 数值大，则心肌不起反应的时间长，不易发生快速型心律失常。

（二）快速型心律失常形成机制

引起心律失常的原因主要有心肌缺血、缺氧、水电解质平衡失调、血儿茶酚胺升高、药物中毒等。其发生的电生理学机制包括冲动形成异常和冲动传导异常或二者兼而有之。

1. 冲动形成障碍

（1）自律性增高：正常心脏兴奋起源于窦房结，若窦房结 4 相 Ca^{2+} 内流加快，可致 4 相自动除极速率加快，引起窦性心动过速，其他自律细胞 4 相除极速率加快，则会引起异位冲动发放，使自律性增高。此外，原来无自律性的心肌细胞，如心房、心室肌细胞，也会在心肌缺血、电解质紊乱等病理状态或药物的影响下形成异常自律性。

（2）后除极与触发活动：后除极是指在一个动作电位中继 0 相除极后所发生的除极，其频率较快，振幅较小，呈震荡性波动，膜电位不稳定，容易引起异常冲动发放，称为触发活动。后除极分早后除极与迟后除极两种。前者发生在动作电位的 2 相或 3 相中，主要由 Ca^{2+} 内流增多所致；后者发生在复极化 4 相中，是细胞内 Ca^{2+} 过多，通过 Na^{+}-Ca^{2+} 交换，诱发 Na^{+} 短暂内流所引起。

2. 冲动传导障碍

（1）单纯性传导障碍：包括传导减慢、传导阻滞、单向传导阻滞等。后者的发生可能与邻近细胞不应期长短不一或病变引起的传导递减有关，单向传导阻滞是发生折返激动的条件之一（图 6-4-2）。

（2）折返激动：是指冲动经传导通路折回原处并反复运行的现象（图 6-4-2），是快速性心律失常最常见的发生机制。折返激动可发生在窦房结、心房、房室结和心室内，单次折返形成一次期前收缩，连续多次折返则引起阵发性心动过速，甚至扑动或纤颤。

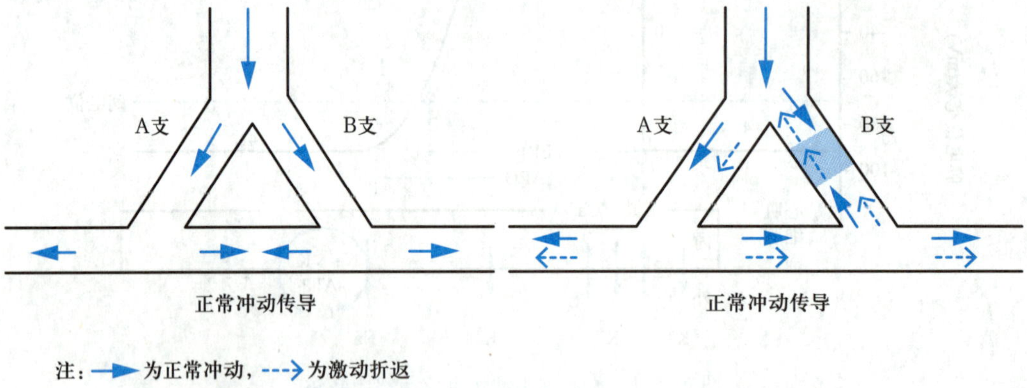

图 6-4-2 浦肯野纤维末梢正常冲动传导及单向阻滞形成折返示意图

（三）抗心律失常药对心肌电生理的影响

1. 降低自律性 药物抑制快反应细胞 4 相 Na^{+} 内流或抑制慢反应细胞 4 相 Ca^{2+} 内流，使自律性降低。促进 K^{+} 外流，增大最大舒张电位，降低自律性。

2. 减少后除极与触发活动 早后除极与 Ca^{2+} 内流增多有关，钙通道阻滞药有效；迟后除极所致的触发活动与细胞内 Ca^{2+} 过多和短暂 Na^+ 内流有关，钙通道阻滞药和钠通道阻滞药有效。

3. 改变膜反应性 膜反应性是决定传导速度的重要因素。增强膜反应性可加快传导速度，消除单向传导阻滞；降低膜反应性可减慢传导速度，使单向阻滞转变为双向阻滞；均能终止折返激动。

4. 延长不应期 延长 APD 和 ERP，但延长 ERP 更为显著，能使折返激动落入不应期的概率增多，有利于终止折返激动引起的心律失常。缩短 APD，ERP 虽也缩短，但不如 APD 缩短显著，ERP 相对延长，使心肌复极变得更一致，也有利于控制折返激动引起的心律失常。

（四）抗心律失常药物的分类

抗心律失常药可分为四类（表 6-4-1）。

表 6-4-1 抗心律失常药物的分类

分类	代表药物
Ⅰ类 钠通道阻滞药	
ⅠA 类 适度阻滞钠通道药	奎尼丁、普鲁卡因胺
ⅠB 类 轻度阻滞钠通道药	利多卡因、苯妥英钠
ⅠC 类 明显阻滞钠通道药	普罗帕酮
Ⅱ类 β 肾上腺素受体阻断药	普萘洛尔
Ⅲ类 延长动作电位时程药	胺碘酮
Ⅳ类 钙通道阻滞药	维拉帕米

二、常用抗心律失常药

（一）Ⅰ类——钠通道阻滞药

1. ⅠA 类药物

奎 尼 丁

奎尼丁（quinidine）是由茜草科植物金鸡纳树皮中提取的一种生物碱，口服吸收快而完全，心肌浓度可达血药浓度 10 倍，主要经肝代谢，约 20% 以原形经肾排泄。

【药理作用】 基本作用是与心肌细胞膜上的钠通道蛋白结合，适度阻滞 Na^+ 通道，同时奎尼丁还具有阻断 M 受体、α 受体作用。

（1）降低自律性：治疗浓度的奎尼丁抑制 Na^+ 内流，降低浦肯野纤维的自律性，抑制异位冲动的发放。对正常窦房结影响微弱，对病窦综合征者则明显降低其自律性。

（2）减慢传导速度：通过抑制 Na^+ 内流，降低心房、心室、浦肯野纤维的 0 相上升最大速率和膜反应性，因而减慢传导速度，使单向传导阻滞变为双向阻滞，消除折返。

（3）延长不应期：延长心房、心室、蒲肯野纤维的 ERP 和 APD，延长 APD 是其抑制 K^+ 外流所致，以 ERP 的延长更为明显，从而减少折返的形成。

【临床应用】 奎尼丁为广谱抗心律失常药，对房性、室性及房室结性心律失常均有效。主要用于：① 房颤和房扑经复律后维持窦性心律，或在电复律前，与洋地黄类合用减慢心率;② 防治顽固频发性的房性和室性期前收缩;③ 预激综合征时,用奎尼丁可以终止室性心动过速。

【不良反应】

(1) 金鸡纳反应:最常见胃肠道及中枢神经系统症状,包括恶心、呕吐、腹泻、腹痛、耳鸣、眩晕、头痛、视力障碍等,宜饭后服用。

(2) 心脏毒性:治疗浓度时减慢心室内传导,高浓度可致窦房传导阻滞、房室传导阻滞、室性心动过速等。偶见"奎尼丁晕厥",发作时患者意识丧失、四肢抽搐、呼吸停止,甚至心室颤动。应立即进行人工呼吸、胸外心脏按压、电除颤等,同时配合异丙肾上腺素及乳酸钠等药物抢救。

(3) 低血压:抑制心脏,扩张血管引起低血压,故心力衰竭、低血压患者不宜使用。

普鲁卡因胺

普鲁卡因胺(procainamide)为局麻药普鲁卡因的衍生物。口服易吸收,也可注射给药。

【药理作用和临床应用】 普鲁卡因胺对心肌的直接作用与奎尼丁相似而较弱,能降低浦肯野纤维自律性,减慢传导速度,延长 APD、ERP。以抑制房室结以下传导为主。无拮抗 α 受体作用,抗胆碱和抑制心脏收缩作用微弱。

主要用于室性期前收缩、室性心动过速。长期应用不良反应较多,现已少用。

【不良反应】 长期应用可出现胃肠道反应、皮疹、药热、粒细胞减少等。大剂量可致房室传导阻滞、窦性停搏,应用数月或 1 年,10%~20%患者可出现狼疮样综合征,停药后可恢复。高浓度静脉给药可引起低血压、房室传导阻滞及窦性停搏。故注射给药时应连续监测血压和心电图的变化。完全性房室传导阻滞或束支传导阻滞者禁用。

2. ⅠB 类药物

利多卡因

利多卡因(lidocaine)为酰胺类化合物,是常用的局麻药,也具有抗心律失常作用。因首关消除明显,须静脉给药。

【药理作用】 主要作用于浦肯野纤维和心室肌,对心房肌等其他部位心脏组织及自主神经几乎无作用。利多卡因除了抑制 Na^+内流,还可促进 K^+外流。

(1) 降低自律性:治疗浓度利多卡因能选择性地作用于浦肯野纤维和心室肌,降低浦肯野纤维的自律性,提高心室致颤阈。

(2) 改善传导:治疗浓度时对正常心肌的传导无明显影响。在心肌缺血时,缺血部位细胞外 K^+浓度升高,利多卡因可明显减慢传导速度,使单向阻滞变为双向阻滞而消除折返,这可能是利多卡因防止心肌梗死后室性心律失常的原因之一。当血 K^+较低时,利多卡因则促 K^+外流而加速传导。大剂量时则明显抑制 0 相上升速率而减慢传导,甚至引起完全性房室传导阻滞。

(3) 相对延长 ERP:促进 3 相 K^+外流并抑制 2 相少量 Na^+内流,使复极过程加快,而缩短浦肯野纤维及心室肌的 APD 和 ERP,且缩短 APD 更为显著,ERP 相对延长,有利于消除折返。

【临床应用】 主要用于各种原因引起的室性心律失常,是目前治疗室性心律失常的首选药。尤其适用于急性心肌梗死引起的室性期前收缩、室性心动过速及心室纤颤,对房性心律失常无效。

【不良反应】 较少也较轻微,常见中枢神经系统症状如嗜睡、眩晕、头痛等,大剂量可致语言障碍、房室传导阻滞、低血压、惊厥甚至呼吸抑制等。

苯妥英钠

苯妥英钠(phenytoin sodium)为抗癫痫药,20 世纪 50 年代初发现其也具有抗心律失常作用。

【药理作用】 苯妥英钠抗心律失常作用与利多卡因相似。

(1) 降低自律性:降低浦肯野纤维自律性;能与强心苷竞争 Na^+-K^+-ATP 酶,抑制强心苷中毒时迟后除极所引起的触发活动,大剂量也可抑制窦房结自律性。

(2) 影响传导:对传导的影响与药物浓度、细胞外 K^+浓度等有关。正常血钾时,小剂量苯妥英钠对传导无明显影响,大剂量则减慢传导。低血钾时,小剂量苯妥英钠能加快传导速度,强心苷中毒时此作用更为明显。

(3) 缩短 APD,相对延长 ERP:此作用与利多卡因相似。

【临床应用】 用于治疗室性心律失常,尤其适用于强心苷中毒所致的室性心律失常。对其他原因引起的室性心律失常也有效。

【不良反应】 见第三章第二节。

美西律

美西律(mexiletine)的化学结构及作用与利多卡因相似。可口服,作用维持时间长达 6~8 h,主要用于治疗室性心律失常,对急性心肌梗死诱发的室性心律失常有效。不良反应有恶心、呕吐;久用后可见神经症状,如震颤、眩晕、共济失调等。

3. I C 类药物

普罗帕酮

【体内过程】 普罗帕酮(propafenone,心律平)口服吸收良好,但首关消除明显,生物利用度低,2~3 h 作用达高峰,持续 6~8 h。主要在肝代谢,经肾排出。

【药理作用和临床应用】 主要抑制 Na^+内流,降低自律性,减慢传导速度,延长 APD 和 ERP。此外,亦具有 β 受体阻断作用和钙通道阻滞作用。适用于室上性和室性心律失常。

【不良反应】 常见恶心、呕吐、味觉异常、头晕等。偶见粒细胞缺乏、狼疮样综合征。严重时可致心律失常如心动过缓、房室传导阻滞等,也可加重充血性心力衰竭。

心力衰竭、心源性休克、严重房室传导阻滞及病窦综合征等患者禁用。

(二) Ⅱ类——β 肾上腺素受体阻断药

β 受体阻断药主要通过拮抗 β 受体对心脏发挥抑制作用,同时兼有阻滞 Na^+内流、促进 K^+外流、缩短复极时程等作用,常用药物有普萘洛尔、美托洛尔、阿替洛尔等。

普萘洛尔

普萘洛尔(propranolol)通过阻断 β 肾上腺素受体,减慢窦房结和房室结舒张期自动除极速率,降低其自律性,减慢窦性频率,对由于精神紧张或运动引起的心率过快作用更加明显。

主要用于室上性心律失常的治疗,对窦性心动过速、心房纤颤、心房扑动和阵发性室上性心动过速疗效好。对情绪激动、甲状腺功能亢进症及嗜铬细胞瘤等引起的室性心律失常也有效。特别适用于伴有心绞痛或高血压的心律失常患者。

美托洛尔

美托洛尔(metoprolol)为选择性 β_1 受体阻断药,几乎无 β_2 受体阻断作用,其抗心律失常作用与普萘洛尔相似而较弱,可抑制窦房结、房室结的自律性和传导性,主要用于室上性心律失常。对心肌梗死患者,可明显减少室性心动过速及室颤的发生,从而降低病死率。

(三) Ⅲ类——延长动作电位时程药

本类药物通过阻滞钾通道,选择性地延长 APD,尤其是延长心房肌、心室肌、浦肯野纤维细胞的 APD 和 ERP,较少影响传导速度。

胺碘酮

胺碘酮(anmiodarone,乙胺碘呋酮)为广谱、高效、长效抗心律失常药。

【药理作用】 胺碘酮阻滞细胞膜 K^+ 通道,减少 K^+ 外流,较明显的抑制复极过程,延长心肌 APD 和 ERP,从而降低窦房结、心房肌、房室结及其旁路、浦肯野纤维、心室肌的自律性和传导性。还可阻断 α 和 β 受体,扩张冠状动脉和周围血管,增加冠状动脉血流量,减轻心脏负荷,减低心肌耗氧量,并可缩小心肌梗死范围,改善心肌梗死患者预后。

【临床应用】 广谱抗心律失常药,可用于各种室上性和室性心律失常,可使阵发性心房颤动、心房扑动及室上性心动过速转复并维持其窦性节律;预激综合征合并心房颤动或室性心动过速者效佳;静脉给药抢救危及生命的室性心动过速及心室颤动。

【不良反应】 口服有胃肠道反应,表现为食欲减退,恶心、呕吐、便秘;因分子中含碘,久用约 9%的患者可出现甲状腺功能亢进或低下;药物少量自泪腺排出,故在角膜可有黄色微粒沉着,一般不影响视力,停药后可自行恢复;个别出现震颤、光敏性皮炎、间质性肺炎、肺纤维化,静脉注射过快可致心律失常或加重心功能不全。因本药不良反应与剂量大小及用药时间长短成正比,故不宜长期连续应用。

甲状腺疾病及对碘过敏者禁用;肝功能不全者慎用。

(四) Ⅳ类——钙通道阻滞药

本类药物通过阻滞钙通道而发挥抗心律失常作用,主要是抑制依赖于钙的动作电位,减慢房室结的传导速度。

维拉帕米

【药理作用】 维拉帕米(verapamil,异搏定)选择性阻滞心肌细胞膜钙通道,抑制 Ca^{2+} 内流,抑制慢反应细胞如窦房结、房室结 4 相舒张期自动除极速率而降低窦房结和房室结的自律性;抑制动作电位 0 相最大上升速率和振幅,减慢窦房结、房室结传导速度;并能延长慢反应的 ERP,消除折返。

【临床应用】 是治疗阵发性室上性心动过速的首选药,能使 80%以上患者转为窦性节律,静注效果极佳。对房性心动过速也有良好效果。

【不良反应】 可致恶心、呕吐、头痛、眩晕、颜面潮红等。一般不与 β 受体阻断药合用。预激综合征、窦房结疾病、房室传导阻滞及严重心功能不全者慎用或禁用。

知识链接

抗心律失常药物的致心律失常作用

现有抗心律失常药物均有不同程度的致心律失常作用，如使原有心律失常加重或恶化，或引起新的心律失常。其中，最常见的为室性心动过速，最为严重的是尖端扭转型室性心动过速，也是造成停药和撤药的主要原因。

三、抗心律失常药的用药护理

1. 抗心律失常药的剂量和作用强度有很大的个体差异性，宜采用个体化用药，以减少抗心律失常药物的不良反应。也有些心律失常可选用非药物疗法，如射频消融、电复律、人工心脏起搏器。要及时纠正心律失常引起的血流动力学障碍，避免发生严重后果。

2. 几乎所有抗心律失常药物均可致心律失常，用药过程中注意监测血钾、血镁、血钙、血药浓度、常规心电图 Q-T 间期、QRS 间期、P-R 间期、心率与心律的改变，寻找并去除病因和诱发因素。一旦出现药物致心律失常作用，应立即停止用药。

3. 教育患者及家属在用药期间，不要自行应用其他药物，如确属必要，如强心苷、利尿药、抗凝血药、降糖药等，必须在医生的指导下用药。

4. 对老年患者、肝肾功能不全患者一般应减少药物剂量。否则，反复用药，不能及时的代谢或排泄可出现药物蓄积的危险。

5. 钙通道阻滞药、β 受体阻断药可明显抑制房室传导，有房室传导阻滞者禁用；胺碘酮可引起肺纤维化改变而加重病情，有慢性肺部疾病者勿用；慢性类风湿性关节炎的患者勿用普鲁卡因胺，以减少发生狼疮综合征的可能性。

6. 静脉注射利多卡因要核对药物标签，要用“供心律失常用注射剂”，用药时严格掌握滴注速度，不能过快；静脉稀释液避免用生理盐水，应采用 5%的葡萄糖溶液，以减少钠盐的摄入；备好各种抢救设备及药物。

7. 应用奎尼丁应注意监测 Q-T 间期，防止“奎尼丁晕厥”；餐后服药以减少消化道不良反应；注意监测大剂量应用后出现的金鸡纳中毒如听力、视力、头晕、头疼等现象。

8. 根据患者心律失常类型合理选择抗心律失常药物：① 窦性心动过速首选 β 受体阻断药。② 急性心肌梗死引起的室性期前收缩首选 β 受体阻断药、利多卡因。③ 洋地黄中毒引起的室性期前收缩首选苯妥英钠。④ 阵发性室上性心动过速：终止发作首选非药物疗法，药物治疗首选维拉帕米。⑤ 房颤（房扑）：控制心室率可选 β 受体阻断药、维拉帕米；药物转复：无器质性心脏病时可首选Ⅰ类药，有器质性心脏病者首选胺碘酮。⑥ 室性心动过速、室颤等室性心动过速首选利多卡因。

学习小结

抗心律失常药物内容较多，加上涉及心律失常的心肌电生理知识，学习记忆该部分内容难度较大。因此，应在充分复习心肌电生理的基础知识、心律失常发生的电生理学原理及常见的心律失常的临床分型及临床表现的基础上，学习与熟悉常用抗心律失常药的基本作用及药物分类，学会比较性记忆知识。同时注意所有抗心律失常药在发挥治疗作用时，可导致新的心律失常。

常用制剂和用法

奎尼丁　片剂：0.2 g。用于复律时，先服 0.1 g，如无不良反应，第 1 天 0.2 g，每 2 h 一次，连用 5 次；如无效而又无明显毒性，第 2 天改为一次 0.3 g，每 2 h 一次，连用 5 次；第 3 天改为一次 0.4 g，每 2 h 一次，连续 5 次。心律纠正后，改为一次 0.2~0.3 g，1 日 3 次。成人处方极量 3 g/d，应分次给予。

普鲁卡因　片剂：0.25 g。一次 0.25~0.5 g，1 日 1~2 次，心律纠正后减量。注射剂：0.2 g/2 ml、0.5 g/5 ml、1 g/10 ml。一次 0.25~0.5 g，肌内注射；或一次 0.5~1 g 用 5% 葡萄糖注射液 200 ml 稀释后静脉滴注。

利多卡因　注射剂：0.1 g/5 ml，0.4 g/20 ml。1~2 mg/kg，静脉注射，继以 0.1% 溶液静脉滴注，每小时不超过 100 mg。

苯妥英钠　片剂：50 mg，100 mg。一次 50~100 mg，1 日 2~3 次。极量：一次 300 mg，1 日 500 mg。注射剂：0.25 g/5 ml。一次 0.125~0.25 g，以注射用水 20~40 ml 稀释后缓慢静脉注射，1 日总量不超过 0.5 g。

美西律　片剂：50 mg、100 mg。一次 50~200 mg，1 日 3 次。注射剂；100 mg/2 ml。首剂 100~200 mg，10~15 min 缓慢静脉推注，然后以每分钟 1~1.5 mg 的滴速静滴 3 小时，继以每分钟 0.5~1mg 静脉滴注维持。

普罗帕酮　片剂：50 mg、100 mg、150 mg。一次 100~200 mg，1 日 3~4 次，饭后口服，不得咬碎。维持量一次 150 mg，1 日 3 次。注射剂：17.5 mg/5 ml、35 mg/10 ml。一次 70 mg，8 h一次，缓慢静脉注射或静脉滴注。一日总量不超过 350 mg。

普萘洛尔　片剂：10 mg。一次 10~30 mg，1 日 3~4 次。注射剂：5 mg/5 ml，每次 3~5 mg，5% 葡萄糖注射液 100 ml 稀释后静脉滴注。

胺碘酮　片剂：0.2 g。一次 0.1~0.2 g，1 日 1~4 次，注射剂：0.15 mg/3 ml，0.3~0.45 g 静脉注射；或 0.3 g 加入 250 ml 0.9% 氯化钠注射液中静脉滴注，于 30 min 内滴完。

维拉帕米　片剂：40 mg。一次 40~120 mg，1 日 3~4 次。注射剂：5 mg/2 ml。0.075~0.15 mg/kg，稀释后静脉注射或静脉滴注，症状控制后改片剂口服。

目标检测

扫一扫，测一测

第五节　调节血脂药

学习目标

1. 熟悉羟甲基戊二酸单酰辅酶 A 还原酶抑制药及苯氧酸类的药理作用、临床应用、不良反应及用药护理。

2. 了解其他降脂药、抗动脉粥样硬化药的作用特点及应用。

▶ 临床案例

患者，男，55 岁，体检发现：血浆胆固醇 8.6 mmol/L（参考值<6.2 mmol/L），三酰甘油 6.5 mmol/L（参考值<1.7 mmol/L），低密度脂蛋白 4.0 mmol/L（参考值<3.4 mmol/L），高密度脂蛋白 1.2 mmol/L（参考值 1.04～1.55 mmol/L），医生诊断为高脂蛋白血症。

思考：

使用何药来降低患者的三酰甘油水平？请说出用药注意事项。

血脂是血浆中脂类物质的统称，包括三酰甘油（TG）、磷脂（PL）、胆固醇（FC）、胆固醇酯（CE）、游离脂肪酸（FA）。因脂类物质难溶于水，与血浆载脂蛋白结合形成血浆脂蛋白溶于血浆中进行运输和代谢。血浆脂蛋白根据密度不同可分为乳糜微粒（CM）、极低密度脂蛋白（VLDL）、低密度脂蛋白（LDL）、高密度脂蛋白（HDL）四类。低密度脂蛋白（LDL）、极低密度脂蛋白（VLDL）、总胆固醇（TC）、三酰甘油（TG）增高是导致动脉粥样硬化的主要因素，而高密度脂蛋白（HDL）具有抗动脉粥样硬化作用。

若血浆中某些血脂或脂蛋白浓度高出正常值时，称高脂蛋白血症，是导致动脉粥样硬化的重要因素。临床将高脂蛋白血症分为五种类型，见表 6-5-1。

表 6-5-1　高脂蛋白血症的临床分型

分型	脂蛋白变化	血脂变化	
Ⅰ型	CM↑	TG↑↑↑	TC↑
Ⅱa 型	LDL↑		TC↑↑
Ⅱb 型	VLDL 及 LDL↑	TG↑↑	TC↑↑
Ⅲ型	LDL↑	TG↑↑	TC↑↑
Ⅳ型	VLDL↑	TG↑↑	
Ⅴ型	CM 及 VLDL↑	TG↑	TC↑↑

应用调血脂药可调节血浆脂质代谢，发挥抗动脉粥样硬化作用。常用的调血脂药有影响胆固醇吸收药、主要降低三酰甘油和胆固醇的药物及羟甲基戊二酰辅酶 A（HMG-CoA）还原酶抑制剂等。

知识链接

PTCA

PTCA是“经皮冠状动脉腔内成形术”的英文简称。即利用一种细长的柔软导管以及导丝、球囊及其他相关器材在X线透视及造影剂的指引下，针对显著狭窄甚至闭塞的冠状动脉病变部位进行扩张，以达到开通和扩张管腔，改善和恢复冠状动脉血流的目的。为进一步保持管腔开通，维持正常血流，目前往往在PTCA后进一步行支架植入术。植入的支架支撑于狭窄处，使血管扩张，消除狭窄，恢复血液供应。同时血管壁上的粥样硬化斑块被支架压向管壁而固定住，不再脱落，大大减少发生卒中的概率，达到治疗缺血与预防卒中的目的。但PTCA术后3~6个月经冠状动脉造影诊断的再狭窄发生率最高，为15%~30%，少数达50%。因此，再狭窄是PTCA面临的一大难题。目前采用术前术后使用抗氧化剂普罗布考、抗血小板糖蛋白Ⅱb/Ⅲa抗体阿昔单抗、抗增生药物曲匹地尔，以及应用新技术对支架和球囊进行改进等，取得了较好的效果。

一、影响胆固醇吸收药

胆汁酸结合树脂属于阴离子交换树脂，通过与肠道内胆汁酸络合，抑制胆汁酸的肝肠循环，降低胆固醇在肠道吸收而发挥作用。常用药物有考来烯胺、考来替泊等。

考来烯胺

考来烯胺（colestyramine）又名消胆胺。口服不吸收，在肠道内与胆汁酸络合，随粪便排出。

【药理作用】 胆固醇在肝内代谢为胆汁酸后随胆汁排入肠道，参与脂肪的消化吸收，大部分胆汁酸可经肝肠循环重新吸收和利用。考来烯胺在肠道内不吸收，与胆汁酸牢固结合形成络合物随粪便排出，导致胆汁酸肝肠循环过程减弱，胆汁酸再利用减少，抑制肠道胆固醇的吸收。因肝内胆汁酸含量减少，诱导肝内胆固醇向胆汁酸转化，降低肝内胆固醇水平。同时，导致机体LDL受体上调，血浆LDL向肝内转运增多，降低血中LDL水平。

【临床应用】 考来烯胺主要用于治疗以总胆固醇和LDL增多为主要表现的高脂蛋白血症，如Ⅱa型高脂蛋白血症、杂合子家族性高胆固醇血症。对纯合子家族性高脂血症无效。也可缓解因胆汁淤积引起的皮肤瘙痒。起效较慢，服用后4~7天起效，2周达最大效果。与他汀类合用，有协同作用。

【不良反应】 本药的不良反应较多，主要为胃肠道反应，如恶心、呕吐、食欲减退、便秘等。

考来替泊

考来替泊（colestpol）与考来烯胺作用机制相同，与肠道胆汁酸络合抑制其肝肠循环，特点为不良反应发生率较低。

二、主要降低三酰甘油和胆固醇的药物

苯氧酸类也叫贝特类（fibrates），最早应用的药物是氯贝丁酯，目前临床应用的药物有吉非贝齐、非诺贝特、苯扎贝特等，调血脂作用强而不良反应少。

氯贝丁酯

【药理作用】 氯贝丁酯(clofibrate)口服吸收迅速而完全,给药 2~4 h 达峰浓度,是最早应用于高脂蛋白血症的苯氧酸类药物,但不良反应较多,临床应用受到限制。

脂蛋白脂肪酶是分解脂蛋白中三酰甘油(TG)的重要酶。氯贝丁酯激活脂蛋白脂肪酶,促进三酰甘油的分解代谢。同时还可抑制肝合成、分泌 VLDL,降低血浆中 TG、VLDL 水平。促进 VLDL 分解,导致 VLDL、TG 与 HDL 胆固醇的交换减少,HDL 水平升高。轻度抑制肝合成胆固醇,使胆固醇略有下降。可抑制血小板聚集,增加纤溶酶活性,发挥抗冠状动脉粥样硬化作用。

【临床应用】 临床上用于治疗以 TG、VLDL 增多为主要表现的高脂蛋白血症,如Ⅱb 型、Ⅲ型、Ⅳ型高脂蛋白血症。

【不良反应】 不良反应较多。胃肠道反应如恶心、腹胀、腹泻等,宜选择饭后服用或使用肠溶制剂。

吉非贝齐

吉非贝齐(gemfibrozil)作用机制与氯贝丁酯相似,但降低血浆 TG 和 VLDL 能力强于氯贝丁酯,且毒性低、不良反应少、明显降低冠心病的病死率,为临床常用的新型苯氧酸类调血脂药。可用于Ⅱb 型、Ⅲ型、Ⅳ型高脂蛋白血症。

烟酸

【药理作用】 烟酸(nicotinic acid)属 B 族维生素,口服吸收快。为广谱调血脂药,对多种高脂蛋白血症都有效。

烟酸通过抑制脂肪细胞脂肪酶活性,使脂肪组织 TG 不易分解为游离脂肪酸,减少游离脂肪酸向肝的转运,减少肝 VLDL 的合成。同时游离脂肪酸含量降低,肝合成 TG 也减少。促进胆固醇经胆汁排泄,抑制胆固醇酯化,降低肝胆固醇水平。可适度提高 HDL 水平,发挥抗动脉粥样硬化作用。抑制血小板聚集,扩张血管,对血管内皮有保护作用。

【临床应用】 烟酸属广谱调血脂药,可用于Ⅱ型、Ⅲ型、Ⅳ型高脂蛋白血症患者,其中对Ⅱb 型和Ⅳ型高脂蛋白血症患者效果最好。

【不良反应】

1. **胃肠道反应** 引起恶心、呕吐、腹泻等。因胃肠道刺激性较大,一般选择餐后服用。可加重消化道溃疡症状,故消化道溃疡患者禁用。

2. 偶见皮肤瘙痒、潮红,与皮肤血管扩张有关。

3. 大剂量使用可致肝功能异常、血糖升高、尿酸增高等。长期应用应定期检查血糖、肝功能、尿酸含量。糖尿病、痛风、严重肝功能不全患者禁用。

阿昔莫司

阿昔莫司(acipimox)为烟酸衍生物,作用机制与烟酸相似,但调血脂作用较强。不升高尿酸水平,可用于高脂蛋白血症伴痛风患者。改善糖尿病患者空腹血糖及糖耐量,可用于高脂蛋白血症伴Ⅱ型糖尿病患者。

三、羟甲基戊二酰辅酶 A(HMG-CoA)还原酶抑制剂

羟甲基戊二酰辅酶 A(HMG-CoA)还原酶是肝细胞合成胆固醇过程中的限速酶,抑制羟甲基戊二酰辅酶 A 还原酶,可减少内源性胆固醇的合成。羟甲基戊二酰辅酶 A

(HMG-CoA)还原酶抑制剂,又称他汀类(statins),常用药物有洛伐他汀、辛伐他汀、普伐他汀等。

他汀类作用机制

洛伐他汀

洛伐他汀(lovastatin)在体外无活性,在肝内转化为有活性产物羟基酸而发挥作用。口服吸收不完全,易受食物因素影响。主要在肝代谢,经胆汁排泄,少量代谢产物经肾排泄。

【药理作用】

1. 抑制羟甲基戊二酰辅酶 A(HMG-CoA)还原酶 羟甲基戊二酰辅酶 A(HMG-CoA)还原酶是内源性胆固醇的合成限速酶。洛伐他汀在肝内转为有活性的羟基酸,抑制羟甲基戊二酰辅酶 A(HMG-CoA)还原酶的活性,使胆固醇的合成减少。同时,体内胆固醇合成减少可代偿性诱导肝 LDL 受体上调,血浆 LDL 清除增多,使血浆中胆固醇、LDL、VLDL 含量下降,HDL 含量则略有增加。

2. 抑制血小板聚集,减轻动脉粥样硬化 洛伐他汀抑制血小板聚集,增强纤溶功能,改善血管内皮功能,减轻动脉粥样硬化症状。有研究显示,洛伐他汀在一定浓度范围内可保护血管内皮细胞,促进内皮细胞增殖,同时抑制血管平滑肌细胞的增殖和迁移,抑制血管内膜增生。

【临床应用】

1. 洛伐他汀对以胆固醇增高为主的高脂蛋白血症效果较好,是治疗伴有胆固醇增高的Ⅱ型高脂蛋白血症和Ⅲ型高脂蛋白血症的首选药。对杂合子家族性高胆固醇血症效果好,而对纯合子家族性高胆固醇血症效果较差。

2. 预防心脑血管疾病发生、预防血管成形术后再狭窄。因洛伐他汀有调节血脂代谢,抑制血小板聚集等作用。

【不良反应】

1. 一般反应 大剂量应用可出现头痛、皮疹、胃肠道反应等。

2. 横纹肌溶解症 发生率较低。表现为肌无力、肌疼痛、肌痉挛等,伴发热、乏力、肌酸磷酸激酶升高,严重者可导致肾衰竭。

3. 肝功能改变 引起的可逆性转氨酶、碱性磷酸激酶、肌酸磷酸激酶增高,停药后可恢复。

辛伐他汀

辛伐他汀(pravastatin)在体外无活性,口服吸收率较高,在肝内代谢为有活性的代谢产物,作用机制与洛伐他汀相似,抑制羟甲基戊二酰辅酶 A(HMG-CoA)还原酶,影响内源性胆固醇合成。

普伐他汀

普伐他汀(simvastatin)在体外有活性,但口服吸收易受食物影响。作用机制为抑制羟甲基戊二酰辅酶 A(HMG-CoA)还原酶,用于治疗以胆固醇增多为主要表现的高脂蛋白血症,不良反应较轻。

四、其他类

双嘧达莫

双嘧达莫(dipyridamole)又名潘生丁。通过激活腺苷酸环化酶,增加环磷酸腺苷

(cAMP)的生成;抑制磷酸二酯酶,减少 cAMP 降解。同时,阻断血小板摄取腺苷,产生抗血小板聚集、抑制血栓形成的作用。临床可用于预防动脉粥样硬化性疾病、血栓栓塞性疾病。长期应用可导致出血,禁用于凝血功能障碍患者。

噻氯匹定

噻氯匹定(ticlopidine)通过抑制二磷酸腺苷(ADP)诱导的血小板聚集、抑制血小板释放反应、对已经聚集的血小板进行解聚而发挥抗血小板聚集作用。还具有降低血液黏滞度、降低红细胞在低渗性溶液中的溶血倾向、改变红细胞变形性和可滤性、改善微循环等作用。临床主要用于抑制血栓形成,降低动脉粥样硬化患者心肌梗死、脑卒中的发病率。

氯吡格雷

氯吡格雷(clopidogrel)是噻氯匹定的衍生物,作用机制与噻氯匹定相似,可抑制二磷酸腺苷与其血小板受体结合,抑制血小板聚集,作用明显强于噻氯匹定,使缺血性事件发生率明显下降,安全性较高,临床应用效果优于噻氯匹定。主要用于预防性使用,抑制血栓形成,降低缺血性事件发生率,降低动脉粥样硬化性疾病所致心肌梗死、脑卒中、外周血栓性疾病的发生率。

不良反应有胃肠道反应、过敏反应、血小板减少、出血等,禁用于消化性溃疡、颅内出血的患者。

五、调血脂药的用药护理

1. 考来烯胺长期或大剂量应用抑制脂溶性维生素的吸收,可导致脂肪泻,应补充维生素 A、维生素 D 和钙剂。

2. 少数患者使用考来烯胺后可出现碱性磷酸酶增高,用药期间应检查肝功能。长期应用可导致高氯酸血症。过敏者禁用、完全性肠梗阻患者禁用。

3. 氯贝丁酯可导致肌肉溶解症,应密切观察患者有无肌肉疼痛等反应。因可导致肝功能异常和胆结石形成,故肝功能不全与胆结石患者禁用。长期应用有诱发恶性肿瘤倾向。儿童、妊娠期妇女、哺乳期妇女禁用。

4. 洛伐他汀与苯氧酸类药合用时,横纹肌溶解症发生率增高,应注意检查。

5. 洛伐他汀用药期间应注意检查患者的肝功能。活动性肝病、肝功能不全患者禁用。妊娠期、哺乳期妇女禁用。

学习小结

HMG-CoA 还原酶抑制剂是临床治疗动脉粥样硬化的主要药物,也是本章节的学习重点。通过学习,了解高脂蛋白血症的临床分型,同学们应重点归纳、分析他汀类药物的作用、用途及不良反应,强化其用药护理。在此基础上,熟悉其他调血脂药物的特点和临床用途。

常用制剂和用法

洛伐他汀　片剂:10 mg;20 mg;40 mg。口服,开始根据病情用 10 mg/d 或 20 mg/d,

晚餐时一次顿服，4 周后根据血脂变化调整剂量，最大量为 40 mg/d。

辛伐他汀　片剂：10 mg；20 mg。口服，10 mg/d，每日 1 次。

普伐他汀　片剂：5 mg；10 mg。口服，5～10 mg/d，每日 2 次。

考来烯胺　散剂：5 g。口服，一般每次 4～5 g，每日 3 次，饭前或饭时加于饮料中混合口服。

考来替泊　散剂：5 g。口服，每次 4～5 g，每日 3 次，服法同考来烯胺。

烟酸　片剂：50 mg、100 mg。由小剂量开始（一次 0.1 g，每日 3 次），逐渐增至 1～2 g/d，每日 3 次，饭后服用。

阿昔莫司　胶囊剂：250 mg。饭后口服，每次 250 mg，每日 2～3 次。

吉非贝齐　片剂：600 mg；胶囊剂：300 mg。口服，每次 600 mg，每日 2 次。

非诺贝特　片（胶囊）剂：100 mg、200 mg、300 mg。口服，每次 100 mg，每日 3 次。

普罗布考　片剂：500 mg。口服，每次 250～500 mg，每日 2 次，连用 12 周为一疗程。

目标检测

扫一扫，测一测

（王志敏）

第七章

组胺和抗组胺药

学习目标

1. 熟悉 H_1 受体阻断药的作用、临床应用及不良反应。

2. 了解组胺受体分布与效应。

3. 学会观察药物的疗效和不良反应，指导患者合理、安全应用 H_1 受体阻断药，能够熟练进行用药护理，并能正确指导患者合理、安全用药。

▶ 临床案例

患者，女，21 岁。与朋友去海滨度假，在海鲜酒楼吃了螃蟹等多种海鲜。不到半小时，口唇和眼睑突然肿胀，全身大片风团疹块，奇痒无比，很快呼吸困难。在服务员的帮助下，紧急送到医院治疗。诊断：荨麻疹。

思考：

1. 该患者可选用哪些药物治疗？

2. 应如何进行用药护理？

第一节 组 胺

组胺的定义

组胺（histamine）是广泛分布于体内的具有多种生理活性的重要自体活性物质，也是速发型变态反应及局部炎症反应的重要介质。天然组胺以无活性形式（结合型）存在于肥大细胞和嗜碱粒细胞中，其中以肺，皮肤黏膜，支气管黏膜，胃黏膜和胃壁细胞含量较高。在外来致敏原（如海鲜、花粉、灰尘等）、组织损伤、炎症、神经刺激、某些药物或一些抗原抗体反应条件下，肥大细胞和嗜碱粒细胞脱颗粒，组胺以活性（游离型）形式释放。

组胺的作用强大而广泛，主要表现在对心血管系统、平滑肌、胃腺和神经系统的作用。组胺首先与靶细胞上特异性组胺受体（H_1、H_2 和 H_3）结合，然后才能产生药理作用。组胺受体的分布及效应见表 7-1-1。组胺本身无治疗用途，仅作为诊断用药，但其阻断药临床应用广泛。

组胺受体

表 7-1-1 组胺受体的分布及效应

受体亚型	分布	效应
H_1	支气管、胃肠、子宫平滑肌	收缩
	皮肤血管、毛细血管	舒张
	心房肌	收缩加强
	房室结	传导减慢
H_2	胃壁细胞	胃酸分泌增加
	血管	舒张
	心室肌	收缩加强
	窦房结	心率加快
H_3	中枢及外周神经末梢	负反馈调节组胺合成与释放

第二节 抗组胺药

抗组胺药是能与组胺竞争体内同一受体，产生阻断组胺作用的药物。根据其阻断组胺受体的类型，抗组胺药可分为 H_1 受体阻断药、H_2 受体阻断药和 H_3 受体阻断药。其中前两类药物在临床中应用广泛。

一、H_1 受体阻断药

目前有第一、第二两代药物供临床使用。常用的第一代药物如苯海拉明（diphenhydramine，苯那君）、异丙嗪（promethazine，非那根）、曲吡那敏（pyribenzamine，扑敏宁）、氯苯那敏（chlorpheniramine，扑尔敏）等，因对中枢活性强、受体特异性差，导致明显的镇静和抗胆碱作用，表现出“（困）倦、耐（药）、（作用时间）短、（口鼻眼）干”的缺点。为克服这些不足，开发出了第二代药物，如西替利嗪（cetirizine，仙特敏）、美喹他嗪（mequitazine，甲喹吩嗪）、阿司咪唑（astemizole，息斯敏）、阿伐斯汀（mizolastine）等，具有以下特点：① 大多长效；② 无嗜睡作用；③ 对喷嚏、清涕和鼻痒效果好，而对鼻塞效果较差。第一、第二两代 H_1 受体阻断药药理作用和临床应用基本相似，常用 H_1 受体阻断药的比较和作用特点见表 7-2-1 和表 7-2-2。

表 7-2-1 常用 H_1 受体阻断药的比较

药物	抗组胺	镇静催眠	抗晕止吐	抗胆碱	作用持续时间/h
第一代					
苯海拉明	++	+++	++	+++	4~6
异丙嗪	++	+++	++	+++	6~12
氯苯那敏	+++	+	-	++	4~6
曲吡那敏	+++	++	-	-	4~6

续表

药物	抗组胺	镇静催眠	抗晕止吐	抗胆碱	作用持续时间/h
第二代					
西替利嗪	+++	-	-	-	7~10
阿司咪唑	+++	-	-	-	10(d)
左卡巴斯汀	+++	-	-	-	12
特非那定	+++	-	-	-	12~24
依巴斯汀	+++	-	-	-	24

注:+++:作用强;++:作用中等;+:作用弱;-:无作用

表 7-2-2　常用 H_1 受体阻断药的作用特点

药物	主要作用	不良反应和用药注意事项
第一代		
苯海拉明	皮肤黏膜的过敏症状、晕动病、失眠症等	镇静、嗜睡、头晕、乏力、精神不振。用药期间不宜驾驶或高空作业
异丙嗪	皮肤黏膜过敏症状、晕动病、冬眠合剂组成成分、复方止咳平喘药组成成分	嗜睡、乏力、头晕、口干等。与食物和牛奶同服可减轻胃肠刺激。滴注时应避光
氯苯那敏	皮肤黏膜过敏	嗜睡、乏力、胃肠反应等。与食物和牛奶同服可减轻胃刺激
曲吡那敏	皮肤黏膜过敏症状、哮喘	嗜睡、乏力、胃肠道反应等。不宜嚼碎
第二代		
西替利嗪	季节性和常年性过敏性鼻炎、季节性结膜炎、瘙痒和荨麻疹	少见。肾功能损害者需减量
左卡巴斯汀	过敏性鼻炎、过敏性结膜炎	一过性局部刺激,如鼻眼刺痛和烧灼感。12 岁以下儿童不宜使用。用前必须摇匀
阿司咪唑	过敏性鼻炎、过敏性结膜炎、其他过敏症状	过量或与肝药酶抑制药合用易致心律失常,饭前 1~2 h 服用
特非那定	过敏性鼻炎、过敏性皮肤病、荨麻疹、枯草热	头痛、胃肠道反应、过量可致心律失常。饭后服用
依巴斯汀	常年性、季节性过敏性鼻炎、慢性荨麻疹、湿疹、皮炎	罕见心动过速、尿潴留、皮疹、水肿、肝功能异常等。心律失常、肝肾功能不全、哮喘病、皮肤瘙痒等患者慎用

【药理作用】

1. H_1 受体阻断作用　本类药物能选择性与 H_1 受体结合,使组胺不能与 H_1 受体结合,对组胺引起的平滑肌兴奋、血管扩张和毛细管通透性增加有一定阻断作用,从而防止因毛细血管通透性增加所致水肿、瘙痒和支气管平滑肌收缩等；对组胺的降压作用和心脏作用只能部分对抗，因 H_2 受体也参与心血管功能的调节，需同时应用 H_2 受体阻断药才能完全对抗。本类药物对 H_2 受体几无作用，也不能阻断肥大细胞释放组胺及组胺所致的胃酸分泌增多。

2. 中枢抑制作用 此类药物多数易通过血脑屏障阻断中枢的 H_1 受体，拮抗组胺的觉醒反应，可有不同程度的中枢抑制，从而产生镇静催眠作用。尤以第一代药物苯海拉明和异丙嗪作用最强。第二代药物难以通过血脑屏障，故中枢作用较弱或几乎无中枢抑制作用。

3. 抗胆碱作用 本类药物的中枢抗胆碱作用表现为镇静、镇吐。通过抑制延脑催吐化学感受器、减少前庭神经兴奋和抑制迷路冲动，从而发挥抗晕止吐作用。外周抗胆碱作用可引起阿托品样不良反应，如便秘、尿潴留和视力模糊等。

【临床应用】

1. 变态反应性疾病 H_1 受体阻断药对荨麻疹、枯草热、过敏性鼻炎等疗效较好，可作为首选药物；对昆虫咬伤所致的皮肤瘙痒和水肿亦有效；对血清病、药疹和接触性皮炎也有一定的疗效。因组胺可能不是引起哮喘的主要因素，对支气管哮喘几乎无效。对过敏性休克也无效。

2. 晕动病及呕吐 苯海拉明、异丙嗪等对晕动病、放射病、妊娠及药物所致的恶心、呕吐等均有镇吐作用。防治晕动病时，需在乘车或乘船前半小时服用才有效。

3. 失眠症 苯海拉明和异丙嗪可短期用于治疗失眠，是治疗变态反应性疾病所致失眠的首选药。

4. 其他 异丙嗪与氯丙嗪、哌替啶组成冬眠合剂，用于人工冬眠。

【不良反应及其防治】

1. 中枢神经系统反应 第一代 H_1 受体阻断药多见镇静、嗜睡、乏力等中枢抑制现象，以苯海拉明和异丙嗪最为明显，驾驶员或高空作业者工作期间不宜使用。第二代 H_1 受体阻断药无明显的中枢抑制作用。

2. 消化道反应 口干、厌食、恶心、呕吐、便秘、腹泻、胃部不适及胃痛等。

3. 其他反应 阿司咪唑与特非那定过量可致严重的心律失常。第一代药物具有抗胆碱作用，表现为阿托品样的作用，如视力模糊、排尿困难等。局部外敷易致皮炎。

二、H_2 受体阻断药

H_2 受体阻断药能特异性阻断胃壁细胞的 H_2 受体而抑制组胺引起的胃酸分泌。对促胃泌素、M 受体激动剂、咖啡因刺激引起的胃酸分泌也有抑制作用。此类药物如西咪替丁、雷尼替丁、法莫替丁和尼扎替丁等已广泛应用于临床，多可选择性地阻断 H_2 受体作用，不影响 H_1 受体。主要用于治疗消化性溃疡（见第九章　作用于消化系统的药物）。

H_2 受体阻断药其他药理作用有：通过阻断免疫活性细胞 H_2 受体，调节机体的免疫功能，从而逆转组胺的免疫抑制作用。通过阻断心血管系统的 H_2 受体的作用，从而阻断组胺的心肌收缩力增强、心率加快的作用。还可部分阻断组胺引起的舒张血管和降低血压的作用。

知识链接

晕 动 病

晕动病，是晕车、晕船、晕机等的总称。它是指乘坐交通工具时，人体内耳前庭平衡感受器受到过度运动刺激，前庭器官产生过量生物电，影响神经中枢而出现的出冷汗、恶心、呕吐、头晕等症候群。确切地讲，晕动病不是真正的疾病，绝大多数人是可以矫治的。最好的矫治办法是经常进行旅行锻炼以提高平衡器官和神经系统对不规则运动的适应能力。此外，经常参加有助于调节人体位置平衡的体育锻炼也可提高平衡器官对不规则体位改变的适应能力。

第三节 抗组胺药的用药护理

1. 用药前应告知患者可能出现的不良反应，如头晕、乏力等，无力时应搀扶患者，嗜睡常在数天内消失，在反应消失前不应从事驾驶工作、高空作业、操作机器等，反应严重时应及时告知医生。

2. 为减少胃肠道反应，告知患者可在进餐时服药或与牛奶同服。阿司咪唑与特非那定过量可致严重的心律失常，应慎用。

3. 老年患者服用时，睡时应放置床栏杆，以免跌到床下。

4. 肌内注射者应作深部肌注，不宜给儿童、孕妇、哺乳妇女患者服用。

组胺受体阻断药的用药护理

学习小结

组胺是广泛存在于人体组织的自体活性物质之一，组胺释放与 H_1 受体结合，就会引起过敏反应。H_1 受体阻断药通过竞争性的与组胺 H_1 受体结合，产生抗过敏作用。此外第一代 H_1 受体阻断药可抑制中枢，产生镇静、催眠作用。而第二代 H_1 受体阻断药难以通过血脑屏障几乎无中枢抑制作用，苯海拉明、异丙嗪有较强的中枢抗胆碱作用，可抗晕动病及止吐。

常用制剂和用法

组胺　注射剂：1 mg/ml。晨起空腹皮下注射 0.25~0.5 mg 后检查胃液，如无胃酸分泌，即可诊断为真性胃酸缺乏症。

苯海拉明　片剂：25 mg、50 mg。一次 25~50 mg，一日 3 次。注射剂：20 mg/1 ml。一次 20 mg，一日 1~2 次，肌内注射。

异丙嗪　片剂：12.5 mg、25 mg。一次 12.5~25 mg，一日 2~3 次。注射剂：25 mg/ml、50 mg/2 ml。一次 25~50 mg，肌内注射。

氯苯那敏　片剂：4 mg。一次 4 mg，一日 3 次。注射剂：10 mg/1 ml，20 mg/2 ml，一次 5~20 mg，肌内注射。

西替利嗪　片剂：10 mg。一次 10 mg，一日 1 次，或早晚各服 5 mg。

赛庚啶　片剂：2 mg。一次 2~4 mg，一日 3 次。

阿司咪唑　片剂:10 mg。一次 10 mg,一日 1 次。

特非那定　片剂:60 mg。一次 60 mg,一日 2 次。

目标检测

扫一扫,测一测

(冯翠娟)

第八章

作用于呼吸系统药

学习目标

1. 掌握肾上腺素受体激动药、茶碱类的药理作用及临床应用。

2. 熟悉其他平喘药的药理作用及临床应用。

3. 了解镇咳药、祛痰药的药理作用及应用。

4. 学会观察药物的疗效与不良反应,能够熟练进行用药护理,并能正确指导患者合理、安全用药。

▶ 临床案例

患者,男,63岁。近半年来时而胸闷、咳嗽、咳白色泡沫样痰,咽喉和鼻部发痒,偶感呼气费力。查体:发作时双肺满布高调哮鸣音,哮鸣音为呼气性,未闻及湿啰音。心脏(-)。医生诊断为支气管哮喘。

思考:

1. 出现以上症状的主要原因是什么?

2. 通过学习,可以应用哪几类药物进行治疗?

3. 简述平喘药物在使用时的用药护理。

第一节 平 喘 药

哮喘是一种以气道炎症和气道高反应性为特征的疾病,主要表现为发作性或持续性喘息。平喘药主要通过防治慢性气道炎症,最终消除哮喘症状,按其结构和作用环节可分为五大类:肾上腺素受体激动药、茶碱类、M胆碱受体阻断药、糖皮质激素类、过敏介质释放抑制药。

平喘药的分类及代表药物

一、肾上腺素受体激动药

本类药物主要通过激动支气管平滑肌 β_2 受体,激活腺苷酸环化酶,使细胞内的cAMP生成增多,细胞内 Ca^{2+} 浓度降低,从而松弛支气管平滑肌,使支气管扩张,还能抑制肥大细胞释放过敏介质,对过敏性哮喘有预防作用。

目前用于平喘的 β 受体激动药分为非选择性和选择性 β_2 受体激动药两种，前者包括肾上腺素和异丙肾上腺素等，对 β_1 和 β_2 受体选择性差，兴奋心脏作用明显，有引起心悸、增加心肌耗氧量、诱发心律失常等缺点，而且多数不能口服，作用也不持久，长期应用易产生耐受性，临床应用受到一定限制。后者包括沙丁胺醇、特布他林、克仑特罗、福莫特罗和沙美特罗等，对呼吸道选择性较高，疗效较好。

沙丁胺醇

【体内过程】 沙丁胺醇（salbutamol，舒喘灵）口服给药，30 min 起效，2~4 h 作用达高峰，持续 6 h 以上。气雾剂吸入后 5 min 生效，1 h 作用达高峰，可持续 4~6 h。本药主要通过肝代谢，最后从尿液和粪便中排泄。

【药理作用】 选择性激动 β_2 受体，对支气管平滑肌 β_2 受体的作用远大于对心脏的 β_1 受体的作用。平喘作用与异丙肾上腺素相当，但作用更持久，对心脏的兴奋作用仅为异丙肾上腺素的 1/10。

【临床应用】 口服或雾化吸入治疗支气管哮喘和喘息性支气管炎。近年又研制出缓释、控释制剂，可延长药物作用时间，适用于预防哮喘夜间突然发作。

知识链接

如何正确使用气雾剂?

气雾剂药物借抛射剂的压力，定量或不定量地将药物以雾状、半固体或泡沫形式喷出，在呼吸道、皮肤或其他腔道发挥局部或全身治疗作用。气雾剂使用时应注意：① 用前充分摇匀储药罐，若首次使用或上次使用超过一周时，先向空中试喷一次。② 患者吸药前需张口、头略后仰、缓慢地呼气，直到不再有空气可以从肺中呼出。③ 垂直握住雾化吸入器，用嘴唇包绕住吸入器口，开始深而缓慢吸气并按动气阀，然后闭口并屏气 10 s 后用鼻慢慢呼气。如需多次吸入者，休息 1 min 后重复操作。④ 吸入结束后用清水漱口，以清除口腔残留的药物。

【不良反应】

1. 少数患者可见恶心、头痛、头晕、心悸、骨骼肌震颤等。其中骨骼肌震颤好发于四肢和面颈部，随用药时间的延长可逐渐减轻或消失。可能与激动骨骼肌的 β_2 受体有关。
2. 长期或过量使用可致快速性心律失常、血压升高、低钾血症等。
3. 由于长期或反复用药可产生耐受性或引起气道内反应性增高，使哮喘加重，死亡率增加，故需避免长期大剂量单独应用，可有计划地与其他类型的平喘药交替使用。

二、茶碱类

氨 茶 碱

氨茶碱（aminophylline）为茶碱与二乙胺的复盐，水溶解度较大。

【体内过程】 口服吸收较好，2~3 h 达最大效应，维持 5~6 h，对重症患者可采用静脉滴注，经 15~30 min 达最大作用，也可直肠给药。

【药理作用和临床应用】

1. 平喘作用 与扩张支气管、抗炎及增强呼吸肌收缩力等有关。平喘作用确切可靠,平喘疗效稳定,是临床常用的平喘药。口服用于慢性哮喘,重症或哮喘持续状态时须采用静注给药。

2. 强心、利尿作用 通过正性肌力作用,增加心排出量;也可增加肾血流量,提高肾小球的滤过率,并抑制肾小管对 Na^+重吸收。用于治疗心源性哮喘和心性水肿。

3. 松弛胆道平滑肌 常与镇痛药合用治疗胆绞痛。

【不良反应】

1. 消化道反应 该药碱性较强,局部刺激性大,口服可引起恶心、呕吐及食欲减退等。饭后服用可减轻局部刺激症状。

2. 中枢兴奋 多见失眠及不安,可用镇静药对抗。

3. 急性中毒 静脉注射过快或剂量过大可致心律失常、血压骤降、谵妄、惊厥、昏迷等,甚至呼吸、心跳停止而死亡。

【相互作用】 ① 本品与克林霉素、红霉素、林可霉素、口服避孕药物合用时,可降低本品在肝的清除率,使血药浓度升高,甚至出现毒性反应,应在给药前后调整本品的用量;② 与锂盐合用时,可加速肾对锂盐的排泄,后者疗效因而减低;③ 与普萘洛尔合用时,本品的支气管扩张作用可能受到抑制;④ 应用茶碱时可使咖啡因浓度积累增高达到中毒水平。

本类药物还有二羟丙茶碱、胆茶碱、多索茶碱等,作用和应用与氨茶碱相似,但不良反应较轻,患者易耐受。

三、M 胆碱受体阻断药

各种诱因所致的内源性乙酰胆碱释放可诱发和加重哮喘。抗胆碱药可阻断支气管平滑肌上的 M 受体,拮抗乙酰胆碱所致的支气管痉挛作用,使支气管平滑肌松弛,从而产生平喘作用。阿托品选择性低,不良反应多,临床不用于哮喘的治疗。

异丙托溴铵

异丙托溴铵(ipratripiumbromide)是阿托品的异丙基衍生物,能选择性阻断支气管平滑肌的 M_1 胆碱受体,其气雾剂有强大的松弛支气管作用,对喘息性慢性支气管炎疗效与沙丁胺醇相似,尤其适用于年龄较大、合并心血管疾病、对糖皮质激素类药物不敏感,不能耐受或禁用 β_2 受体激动药的哮喘患者。

气雾剂吸入后 5 min 起效,作用维持 4~6 h。青光眼、前列腺增生患者慎用。该药由于含有季铵基团,不易被气道或消化道吸收,气雾吸入给药只在局部发挥平喘作用,对心率和中枢没有明显影响。个别患者出现暂时性口干、鼻黏膜干燥,偶见眼干症状。

四、糖皮质激素类药物

糖皮质激素类如泼尼松、泼尼松龙等,该类药抗炎和抗过敏作用强大,平喘效果好,是抢救重症哮喘或哮喘持续状态的重要药物。但长期用药全身不良反应多而严重。糖皮质激素雾化吸入给药具有强大的局部抗炎作用,用量少、且全身不良反应轻。

倍氯米松

倍氯米松(beclomethasne,二丙酸倍氯米松)为地塞米松的衍生物,局部抗炎作用强大,约为地塞米松的500倍。雾化吸入后直接作用于气道,发挥抗炎、平喘作用。肺内吸入后,迅速被灭活,几乎无全身性的副作用。主要用于糖皮质激素依赖性哮喘患者。长期吸入少数患者发生鹅口疮、声音嘶哑等。每次用药后应漱口,以免药液残留于咽喉部。

布地奈德

布地奈德(budesonide,BUD)是不含卤素的糖皮质激素类药物,局部抗炎作用更强,约为倍氯米松2倍。因其经肝代谢,清除率较高,几乎无糖皮质激素的全身不良作用。雾化吸入用于持续哮喘的长期治疗,可有效地减少口服肾上腺皮质激素用量。

五、过敏介质释放抑制药

色甘酸钠

色甘酸钠(sodiumcrmiglicate,咽泰)口服吸收极少,主要用其微细的粉末制成喷雾吸入给药。

色甘酸钠对支气管平滑肌没有直接松弛作用,也无抗炎作用。平喘作用主要是通过稳定肥大细胞膜,阻止 Ca^{2+} 内流,抑制肥大细胞脱颗粒,需提前7~10天用药,可预防哮喘发作;也可用于过敏性鼻炎,溃疡性结肠炎等过敏性疾病。少数患者粉雾吸入后有咽喉及气管刺痛感,甚至诱发哮喘,可用β受体激动药如异丙肾上腺素预防。

酮替芬

酮替芬(ketoifen)既可抑制过敏介质释放,又有很强的抗组胺和抗5-HT作用。口服易吸收,用于预防多种哮喘发作,疗效优于色甘酸钠;对儿童哮喘疗效好,一般需用12周以上。成人一次1 mg,早晚各服一次,用药后可出现疲倦、头晕、乏力、口干等症状,连续用药可减轻;偶有皮疹及转氨酶升高等。

知识链接

心源性哮喘与支气管哮喘的鉴别

心源性哮喘:发作时则出现频繁咳嗽,咳粉红色泡沫样痰,或咳大量血痰,且多于熟睡时发作。心源性哮喘多无肺气肿体征,听诊以双侧肺底湿啰音为主,可有心脏病体征,如心前区隆起、心尖搏动点触及震颤、心浊音界扩大、病理性杂音、心律失常和高血压等。

支气管哮喘:发作前一般有胸闷、咳嗽、咽喉和鼻部发痒等先兆症状,随即出现喘息,以呼气性呼吸困难为特征。支气管哮喘查体多有慢性肺气肿征,听诊可闻肺泡呼吸音减弱,呼气延长,双肺散在性哮鸣音和干啰音,如吹哨音、飞箭音和鼾音等;患者一般无心脏病体征。

第二节 祛痰药

痰液是呼吸道炎症的产物，可刺激呼吸道黏膜引起咳嗽，并加重感染、诱发哮喘。祛痰药可使痰液稀释、分解、黏稠度降低，使呼吸道内的积痰排出，减弱了对呼吸道黏膜刺激，间接起到镇咳、平喘作用。目前祛痰药根据其作用机制主要分为痰液稀释药和黏痰溶解药。

一、痰液稀释药

氯 化 铵

氯化铵(ammoniumchloride)口服吸收完全，在体内几乎全部转化降解，仅极少量随粪便排出。

【药理作用和临床应用】

1. 祛痰作用 本药口服后刺激胃黏膜，引起轻度的恶心，反射性地使呼吸道腺体分泌增加，痰液变稀，易咳出。此外，少量氯化铵被吸收后，经呼吸道排出，因渗透压作用而带出水分，可使痰液进一步稀释。常与其他药配成复方制剂，用于急、慢性呼吸道炎症痰液黏稠不易咳出的患者。

2. 酸化血液和尿液 本药为酸性无机盐，吸收后能酸化体液和尿液，用于某些碱血症的治疗。

【不良反应】 本药不良反应与剂量密切相关，大剂量或空腹使用胃肠刺激症状较重，应餐后服用。本药可增加血氨浓度，肝功能不全易诱发肝性脑病。长期大量使用还可致高氯性酸中毒。

二、黏痰溶解药

乙酰半胱氨酸

乙酰半胱氨酸(acetylcysteine，痰易净)为半胱氨酸的乙酰化产物，性质稳定。

【药理作用】 本药分子中所含巯基(—SH)能使痰液中黏蛋白的二硫键(—S—S—)断裂，使黏蛋白分子裂解，降低痰液黏稠度，使痰液容易咳出；对脓痰中的DNA也有裂解作用。

【临床应用】 临床采用雾化吸入，治疗大量黏痰阻塞气道而咳出困难者。紧急情况下可采用气管内滴入，并及时吸引排痰，防止痰液阻塞气道。

【不良反应】

1. 本药有特殊的臭味，可引起恶心、呕吐。对呼吸道也有刺激，可引起呛咳或支气管痉挛，加入少量异丙肾上腺素可预防之。

2. 乙酰半胱氨酸作用的最适pH为7~9，故临床常用5 ml 20%溶液与5%碳酸氢钠溶液混合雾化吸入，对黏痰阻塞引起的呼吸困难疗效较好。

溴 己 新

溴己新(bromhexine)具有较强的黏痰溶解作用。能抑制痰液中酸性黏多糖蛋白的合成，并可使痰中的黏蛋白纤维断裂，降低痰的黏稠度；适用于慢性支气管炎、哮喘、支气管扩张等痰液黏稠不易咳出者。本药可口服、肌内注射或雾化吸入给药。偶有恶心、胃部不适、少数患者有转氨酶升高现象。溃疡病及肝病患者慎用。

第三节 镇 咳 药

咳嗽是一种神经反射过程。咳嗽反射弧包括:周围感受器、传入神经、咳嗽中枢、传出神经及效应器。镇咳药通过抑制咳嗽反射弧中某一个或多个环节产生镇咳作用。根据其作用部位不同,分为中枢性镇咳药和外周性镇咳药,有些药物兼有中枢和外周镇咳作用,如苯丙哌林等。镇咳药主要用于干咳。对伴有痰多的咳嗽,应同时使用祛痰药。

一、中枢性镇咳药

本类药物主要是通过抑制延髓咳嗽中枢而止咳。

可 待 因

可待因(cideine)为吗啡的甲基衍生物,又名甲基吗啡。兼有中枢性镇咳和镇痛作用。其镇咳作用为吗啡的1/4,镇痛作用为吗啡的1/10。适用于各种原因引起的剧烈干咳,特别是胸膜炎干咳伴有胸痛患者。连续给药后的主要不良反应是耐受性和成瘾性,偶有恶心、呕吐、便秘及眩晕。大剂量可抑制呼吸,并可发生烦躁不安等中枢兴奋症状。痰多者禁用。

右美沙芬

右美沙芬(dextromethorphan,美沙芬)镇咳作用与可待因相似或略强,无镇痛作用。治疗量不抑制呼吸,也无耐受性和成瘾性。口服后15~30 min起效,作用持续3~6 h,主要用于无痰干咳。除了单独应用,还常用于多种复方制剂,治疗感冒、咳嗽。偶有头痛、嗜睡、口干、便秘、兴奋等症状,过量可引起中枢抑制。

喷托维林

喷托维林(pentoxyverine,咳必清)为人工合成镇咳药,兼有中枢和外周镇咳作用,镇咳强度为可待因的1/3。大剂量对支气管有阿托品样作用和局部麻醉作用,可松弛支气管平滑肌、抑制呼吸道感受器。主要用于急性上呼吸道炎症引起的干咳、阵咳和小儿百日咳。常与氯化铵合用。不良反应轻,偶见头晕、口干、便秘。痰多者、青光眼患者禁用。

二、外周性镇咳药

本类药物通过抑制咳嗽反射弧中的感受器、传入或传出神经的传导而镇咳。

苯佐那酯

苯佐那酯(benzoatate)为局麻药丁卡因的衍生物。具有较强的局麻作用,选择性抑制肺牵张感受器,阻断迷走神经反射,抑制咳嗽冲动的传入而镇咳。兼有较强的中枢性镇咳作用。疗效较可待因差。对干咳、阵咳效果良好,也可用于支气管镜检查或支气管造影前预防咳嗽。不良反应较轻,有轻度嗜睡、口干、胸闷、鼻塞等,偶见过敏性皮炎。服用时勿咬碎药丸,以免引起口腔麻木。

苯丙哌林

苯丙哌林(benpopeine,咳快好)兼有中枢和外周镇咳效果,镇咳作用比可待因强2~4

倍，作用持续时间4~7 h。可用于各种原因引起的刺激性干咳。有痰者应与祛痰药合用。偶见口干、头晕、胃部烧灼感、食欲缺乏和药疹等。

第四节 呼吸系统药的用药护理

一、平喘药的用药护理

1. 用药前应详细询问患者基本情况与用药史，茶碱缓释片和氨茶碱对茶碱类药过敏者禁用。

2. 加强对患者用药的宣教，指导患者正确使用气雾吸入剂。使用吸入性糖皮质激素期间注意漱口，以防咽部白色念珠菌感染。

3. 氨茶碱类药物因安全范围小，个体差异大，易发生中毒反应，故不得擅自增加服用氨茶碱的剂量。氨茶碱不宜静脉注射，多静脉滴注，如需静脉注射应稀释后缓慢注射，并严密监测用药后的血压、心律变化。正确识别药物中毒反应，及时正确处理。

4. 应用β_2受体激动药期间应密切监测血压、心率及血钾等，一旦发生快速型心律失常、血压升高、低钾血症，应当立即减量或停药，必要时补充钾盐。高血压病、冠心病、糖尿病、甲状腺功能亢进患者及妊娠期妇女慎用。

5. 茶碱类平喘药对急性心肌梗死、严重心肌炎、活动性消化溃疡者、惊厥者禁用。儿童对氨茶碱的敏感性较成人高，易致惊厥，应慎用。对心律失常、青光眼、充血性心力衰竭、肺源性心脏病者、高血压、冠心病、甲状腺功能亢进者、妊娠及哺乳期妇女慎用。

6. 平喘药如氨茶碱等服用后要注意适量补充液体，多喝白开水。由于其可提高肾血流量，具有利尿作用，使尿量增多，易致脱水，出现口干、多尿。

7. 麻黄碱、异丙肾上腺素、沙丁胺醇等平喘药，长期或过量服用可引起焦虑、头痛、心悸、心动过速、软弱无力等严重的副作用，影响驾驶安全。

二、镇咳药和祛痰药的用药护理

1. 用药前应详细询问患者基本情况，忌烟酒、辛辣、油炸食品，溃疡病、肝肾功能不全及代谢性酸血症患者禁用。

2. 应用祛痰药期间注意观察患者的排痰量、痰的性状和颜色，肺呼吸音和潮气量等。

3. 祛痰药氯化铵等刺激性较大，为了减少胃部不适可以与食物，牛奶或抗酸药一起服用。服用氯化铵时应多饮开水。患有消化系统疾病的人，特别是胃溃疡患者应慎用氯化铵，支气管哮喘患者禁用乙酰半胱氨酸。

4. 乙酰半胱氨酸为强还原剂，避免与氧化剂合用，以防降低疗效。

5. 痰多的咳嗽患者，忌睡前服用镇咳药，夜间呼吸道的分泌物不断存留起来，就有堵塞呼吸的可能。

6. 服用可待因、右美沙芬等镇咳药后，会出现嗜睡、头晕等不适反应，过量服用还可引起兴奋、烦躁不安。高空作业，驾驶车辆、操作机器的工作人员在工作时禁用。

学习小结

平喘药是本章节的学习重点，首先要了解哮喘发生的病理生理机制和临床表现，同学们再重点归纳、分析五大类平喘药物的药理作用、用途及不良反应，强化其用药护理。同时，通过对比同类药物间的异同点，了解中枢性镇咳药与外周性镇咳药、黏痰稀释药与黏痰溶解药的特点和临床应用。

常用制剂和用法

硫酸沙丁胺醇　片剂：每次 2~4 mg，一日 3 次。长效喘乐宁片（缓释）：每次 8 mg，早、晚各一次。喘特宁片（控释）：每次 8 mg，早、晚各一次。气雾剂（0.2%）：1~2 揿/次，每 4 h 一次。

硫酸特布他林　片剂：每次 2.5 mg，一日 2~3 次。注射剂：每次 0.25 mg，皮下注射，15~30 min 无效，可重复注射一次。

盐酸克仑特罗　片剂：每次 20~40 μg，一日 3 次。气雾剂：每次 10~20 μg，一日 3~4 次。

氨茶碱　片剂：每次 0.1~0.2 g，一日 3 次。氨茶碱控释片：300 mg/12 h 或 400 mg/24 h。注射剂：0.25~0.5 g，以 25%~50% 葡萄糖溶液稀释后缓慢静脉注射。

溴化异丙基阿托品　气雾剂：每次 40~80 μg，一日 3~6 次。

色甘酸钠　粉雾剂：吸入每次 20 mg，一日 4 次。气雾剂：吸入每次 2~4 mg，一日 4 次。软膏（5%~10%）、滴眼剂（2%）外用。

二丙酸倍氯米松　气雾剂：每次 1~3 揿，一日 2~3 次。

磷酸可待因　片剂：每次 15~30 mg，一日 3 次。注射剂：每次 15~30 mg，皮下注射。

氢溴酸右美沙芬　片剂：每次 15~30 mg，一日 3~4 次。

氯化铵　片剂：每次 0.3~0.6 g，用水稀释或配成合剂，一日 3 次。

盐酸溴己新　片剂：每次 8 mg，一日 3 次。喷雾剂：每次 2 mg，一日 3 次。

目标检测

扫一扫，测一测

（向晓雪）

第九章

作用于消化系统药

学习目标

1. 掌握抗消化性溃疡药物的药理作用及临床应用。

2. 熟悉抗消化性溃疡药物的分类。

3. 了解消化功能调节药的药理作用及临床应用。

4. 学会观察药物的疗效与不良反应,能够熟练进行用药护理,并能正确指导患者合理、安全用药。

▶ 临床案例

患者,男,35岁,记者,冬春季节发作性、节律性胃部疼痛9年,近1周来疼痛剧烈、以半夜最甚,进食后缓解,偶伴呕吐。胃镜检查示十二指肠后壁有直径0.5cm溃疡,周围充血水肿,诊断为十二指肠球部活动性溃疡。

思考:

1. 出现以上症状的主要原因是什么?
2. 通过学习,可以应用哪几类药物进行治疗?
3. 简述抗消化性溃疡药物在使用时的用药护理。

第一节 抗消化性溃疡药

什么是消化性溃疡

消化性溃疡是主要发生在胃或十二指肠的常见慢性疾病,复发率高。消化性溃疡的发生与“攻击因子”(胃酸、胃蛋白酶的分泌、幽门螺杆菌感染等)的作用增强、“防御因子”(胃黏液、重碳酸盐的分泌、前列腺素的生成等)受损有关。使用抗消化性溃疡药的目的是促进二者间的平衡,促进溃疡愈合、防止复发和减少并发症的发生。

抗消化性溃疡药物的作用机制

抗消化性溃疡药按其作用机制主要分为四类:中和胃酸药、抑制胃酸分泌药、胃黏膜保护药和抗幽门螺杆菌药。

一、中和胃酸药

又称抗酸药,为弱碱性药物,在胃内直接中和胃酸而降低胃内酸度,抑制胃蛋白酶的活性。有些抗酸药如氢氧化铝、三硅酸镁等还能在胃液中形成凝胶而保护溃疡面和胃黏膜,有利于溃疡面的愈合。缓解或消除胃酸、胃蛋白酶对胃、十二指肠黏膜的侵蚀和刺激,从而缓解疼痛和促进溃疡愈合。目前常用的中和胃酸药有:氢氧化铝(aluminium-hydroxide)、三硅酸镁(magnesiumtrsilicate)、氢氧化镁(magnesiumhydroxide)等。药物单用效果差且不良反应多,临床多用复方制剂以增强疗效,减少不良反应。常用的抗酸药作用特点见表 9-1-1。

表 9-1-1　常用抗酸药作用比较

药物	抗酸强度	显效时间	维持时间	溃疡面保护	收敛作用	排便影响	碱血症	产生 CO_2
碳酸氢钠	弱	快	短	无	无	无	有	有
氢氧化铝	中	慢	较长	有	有	便秘	无	无
三硅酸镁	弱	慢	较长	有	无	轻泻	无	无
氧化镁	强	慢	较长	无	无	轻泻	无	无

二、抑制胃酸分泌药

胃壁细胞上存在 M_1 胆碱受体、H_2 受体及胃泌素受体,当这些受体被激动后,均可通过激活质子泵(H^+-K^+-ATP 酶)将 H^+泵出胃壁细胞外,进入胃腔与 Cl^-结合成为胃酸。因此,凡能阻断上述受体或抑制质子泵的药物,均可抑制胃酸分泌,促进溃疡愈合(图9-1-1)。

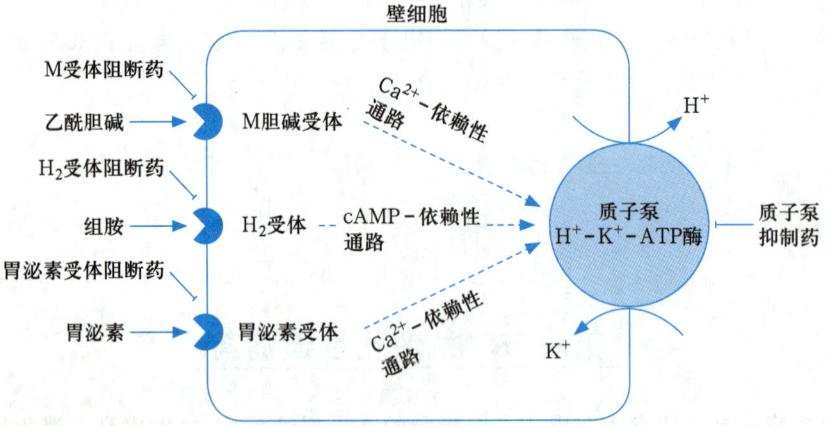

图 9-1-1　抑制胃酸分泌药的作用机制

(一)H_2 受体阻断药

H_2 受体阻断药的药理作用

西咪替丁(cimetidine)

【药理作用和临床应用】

1. 抑制胃酸分泌　可阻断胃壁细胞上的 H_2 受体,明显抑制基础胃酸和各种刺激(如食物、组胺等)引起的胃酸分泌。治疗十二指肠溃疡、胃溃疡,胃泌素瘤和反流性食管炎;静脉滴注治疗急性胃黏膜出血和应激性溃疡。

2. 免疫调节作用　西咪替丁还阻断 T 细胞上 H_2 受体,对免疫功能有调节作用。可以用于各种原因引起的免疫功能低下以及抗肿瘤的辅助治疗。

【不良反应】

1. 消化系统反应 常见恶心、呕吐、便秘和腹泻等。长期使用可致肝肾损害，肝肾功能不良患者尤易发生。用药期间应注意检查肝肾功能。

2. 中枢神经系统反应 常见头痛、眩晕、语言不清和幻觉等。

3. 造血系统反应 少数人可出现粒细胞缺乏和再生障碍性贫血等，要定时检查血象。

4. 其他 有抗雄性激素作用，少数患者表现为男性乳房发育、性功能障碍及女性溢乳现象。

【相互作用】 本药因抑制胃酸分泌，与硫糖铝合用可使后者的疗效降低。本药为药酶抑制药，能减少华法林、苯妥英钠、地西泮、茶碱类、吲哚美辛、普萘洛尔等的代谢，合用时应注意调整以上药物的用量。

雷尼替丁

雷尼替丁(ranitidine，甲硝呋胍)抗酸作用较西咪替丁强而持久，但抑制肝药酶作用较弱。对胃及十二指肠溃疡的疗效高，不良反应少而轻。常见不良反应有头痛、幻觉等，注射过快可致心动过缓，偶见白细胞、血小板减少，男性乳房女性化少见。妊娠、哺乳期妇女及 8 岁以下的儿童禁用。

法莫替丁

法莫替丁(famotidine)抑制胃酸分泌的作用较雷尼替丁强，可用于治疗消化性溃疡、反流性食管炎、应激性溃疡及急性胃出血等。本药对肝药酶无影响。不良反应与雷尼替丁相似。

(二) M_1 受体阻断药

哌仑西平

哌仑西平(pirenzepine，胃肠平)选择性阻断胃壁细胞的 M_1 受体，抑制胃酸及胃蛋白酶的分泌，保护胃黏膜，主要用于胃及十二指肠溃疡，治疗效果与西咪替丁相似，不良反应较轻。大量使用可出现口干、视力模糊等阿托品样作用。

(三) 胃泌素受体阻断药

丙谷胺

丙谷胺(proglomide)可竞争性阻断胃壁细胞上的胃泌素受体，减少胃酸分泌，同时对胃黏膜有保护及促进溃疡愈合作用，用于胃和十二指肠溃疡，也可用于急性上消化道出血。偶见腹胀和食欲减退等不良反应。

(四) 胃壁细胞 H^+-K^+-ATP 酶抑制药

奥美拉唑

奥美拉唑(omeprazole，洛赛克)为第一个问世的质子泵抑制药。

【体内过程】 本药口服生物利用度较低，约 35%。多次给药后，胃内酸度降低，可使生物利用度增至 60%。该药在体内的代谢产物仍有活性，80%代谢产物由尿排出，其余随粪便排出。

【药理作用】

1. 抑制胃酸分泌 本药通过抑制胃壁细胞 H^+-K^+-ATP 酶，阻断了胃酸形成的最后环节。对基础胃酸及各种刺激引起的胃酸分泌均有很强的抑制作用,剂量大可致无酸状态,同时还能减少胃蛋白酶的分泌。

2. 促进溃疡愈合 本药能增加胃黏膜血流量和促进胃黏膜生长,有利于溃疡愈合。

3. 抗幽门螺杆菌作用 较弱,本药与阿莫西林、克拉霉素等抗生素联合应用,可杀灭幽门螺杆菌,明显降低复发率。

【临床应用】 该药可治疗消化性溃疡、反流性食管炎、胃泌素瘤、难治性急性胃黏膜出血、消化性溃疡合并出血。

【不良反应】 不良反应发生率较低,主要有恶心、呕吐、腹胀、便秘、头痛、失眠等。偶见皮疹、外周神经炎、溶血性贫血、转氨酶增高、男性乳腺发育等。

知识链接

幽门螺杆菌

1982 年,澳大利亚学者马歇尔观察到胃黏膜中幽门螺杆菌(英文缩写 HP)与慢性胃病发病有关。

(1) 胃黏膜正常的志愿者,口服 HP 混悬液可造成胃炎症状和病理改变,还会引起难以去除的口臭,口气重。

(2) 患慢性胃炎时 HP 检出率非常高,60%~80%的胃溃疡和 70%~100%的十二指肠溃疡患者的胃窦部可检出 HP,而胃黏膜正常者则不能检出此菌。

(3) 针对 HP 进行治疗,会使慢性胃炎患者胃黏膜明显改善;用传统抗溃疡药物治疗无效的难治性溃疡,改用抗 HP 药物治疗后,大多数溃疡能愈合。

以上说明,HP 与慢性胃病有相关性是确凿无疑的,即是说,HP 是引发慢性胃病的元凶和罪魁祸首。而幽门螺杆菌的传染力很强,可通过手、不洁食物、不洁餐具、粪便等途径传染。所以,日常饮食要养成良好的卫生习惯,预防感染。

三、胃黏膜保护药

硫 糖 铝

硫糖铝(sucralfate,胃溃宁)为无臭无味的白色粉末,口服不吸收,在胃液酸性环境中形成胶冻状,牢固地与溃疡面结合形成保护膜,抵御胃酸和消化酶的侵蚀;还能抑制胃蛋白酶的活性,促进胃黏液和碳酸氢盐的分泌,有利于黏膜上皮的再生和溃疡的愈合。

常用于胃、十二指肠溃疡、反流性食管炎及慢性胃炎的治疗。偶有口干、便秘、胃部不适、皮疹、头晕等。注意不宜与抗酸药和胃酸分泌抑制药合用,以免影响疗效。

枸橼酸铋钾

枸橼酸铋钾(colloidalbismuthsubcitrate,胶体次枸橼酸铋)口服后很难吸收,极少量的铋吸收后主要分布在肝、肾等组织中,经肾排泄。

【作用和临床应用】 在胃液酸性条件下,能形成坚固的氧化铋沉着于溃疡的表面形成保护膜,抵御胃酸、胃蛋白酶的消化作用,有利于溃疡的愈合;还能抑制胃蛋白酶的活性,促进胃黏液的分泌。能使幽门螺杆菌菌体膨胀、裂解而死亡。与抗菌药物联合应用有协同作用。用于胃和十二指肠溃疡、慢性胃炎等。疗效与 H_2 受体阻断药相似,但复发率低。

【不良反应】 偶见消化道反应,服药期间可使口腔、舌染黑,粪便呈黑色。

米索前列醇

米索前列醇(misoprostol)有保护胃黏膜细胞和抑制胃酸分泌的作用,主要用于胃及十二指肠溃疡,特别适用于阿司匹林等非甾体类抗炎药物引起的消化性溃疡与出血。

对本药过敏者、妊娠期妇女及严重心脑血管疾病患者禁用。主要有恶心、头痛、眩晕、便秘或腹泻等不良反应。本药因收缩子宫,女性患者可出现月经过多和阴道流血。

四、抗幽门螺杆菌药

目前认为幽门螺杆菌是消化性溃疡的主要致病因素,它寄生于胃及十二指肠溃疡的黏液层与黏膜细胞之间,分泌蛋白分解酶,破坏黏液屏障。因此,杀灭该菌是治疗消化性溃疡和慢性胃炎的重要环节,但该菌对抗菌药的抵抗力强,需多种抗菌药联合使用。常用抗幽门螺杆菌药除以上铋剂、H^+-K^+-ATP 酶抑制药外还有阿莫西林、克拉霉素、甲硝唑、庆大霉素等(见第十三章)。

五、抗消化性溃疡药的用药护理

1. 了解病情 用药前应详细询问患者基本情况和用药过敏史,对 H_2 受体阻断药过敏者禁用。

2. 加强对患者用药的宣教 铋剂不宜长期服用,以免升高血铋。饭前半小时或睡前用温水送服,忌用含碳酸饮料冲服。服用铋剂后会出现黑便,以免患者误认溃疡出血。

3. 掌握合适的服药时间 胃黏膜保护剂宜饭前服用;抗酸类药宜餐后 1~1.5 h 服用,可维持缓冲作用长达 3~4 h,如餐后立即服则药效只能维持 1 h 左右;晚上 10 点,胃酸分泌达到最高峰。因此,抑制胃酸分泌药宜采取全天量睡前顿服的方法。

4. H_2 受体阻断药 严重肾功能不全、心血管系统及呼吸系统疾病的患者应减量慎用。严重肾功能不全及妊娠和哺乳期妇女禁用。肝肾功能不全及婴幼儿慎用。

5. 质子泵抑制剂 奥美拉唑溶解和稀释后必须在 4 h 内用完,本品可减慢华法林、地西泮、苯妥英钠等药代谢,合用时应注意调整剂量。严重肾功能不全者及婴幼儿禁用。严重肝功能不全者慎用,必要时剂量减半。

6. 西咪替丁 忌食昆布、紫菜、黄花菜、骨头汤、黑木耳等富含钙离子和镁离子的食物,因为它会延缓或减少机体对药物的吸收。

7. 其他 青光眼及前列腺肥大患者禁用 M 胆碱受体阻断剂哌仑西平。前列腺素衍生物米索前列醇可引起子宫收缩,孕妇禁用。严重肾功能不全、妊娠和哺乳期妇女禁用铋剂。

第二节 消化功能调节药

食欲缺乏、恶心、呕吐、腹部胀痛、腹泻及便秘是消化系统的常见症状,本节主要介绍治疗以上症状的药物。

一、助消化药

助消化药本身作为消化液的主要成分，或促进消化液分泌；或制止肠道过度发酵，以促进胃肠道消化过程。常用药物见表 9-2-1。

表 9-2-1 常用的助消化药

制剂	作用用途	注意事项
稀盐酸(hydrochloric acid dilute)	增强胃蛋白酶活性，促进胰液和胆汁分泌，治疗胃酸缺乏引起的消化不良	用水稀释后服用以免刺激胃黏膜
胃蛋白酶(pepsin)	用于各种胃酸缺乏症、发酵型消化不良	不可与抗酸药合用，以免降低活性
胰酶(pancreatin)	消化不良、慢性萎缩性胃炎，胰腺外分泌不足引起的消化不良	整片吞服。与碳酸氢钠同服可增加疗效
乳酶生(lactasin)	小儿消化不良 抑制肠道腐败菌的繁殖，防止蛋白质发酵和产气	饭前服。不宜与抗菌药、抗酸药及吸附药同服

二、止吐药和胃肠动力药

(一) 止吐药

恶心、呕吐是多种疾病的临床症状。频繁持久的呕吐可导致水、电解质紊乱和酸碱平衡失调等，严重者甚至会引起食管破裂。现已证实：呕吐的发生与脑内 M_1、H_1、DA、5-羟色胺($5\text{-}HT_3$)等受体的激动有关，所以目前使用的 M 胆碱受体阻断药(东莨菪碱、阿托品等)、H_1 受体阻断药(苯海拉明、异丙嗪等)、DA 受体阻断药(氯丙嗪等)及 $5\text{-}HT_3$ 受体阻断药等均有止吐作用。

昂丹司琼

昂丹司琼(ondansetron)是高度选择性的 $5\text{-}HT_3$ 受体阻断药，口服吸收迅速，$t_{1/2}$ 为 3~4 h，通过阻断外周及中枢神经元 $5\text{-}HT_3$ 受体，发挥强大的止吐作用，无锥体外系反应。主要用于恶性肿瘤化学治疗和放射治疗引起的呕吐，但对晕动病及多巴胺受体激动药阿扑吗啡所致呕吐无效。不良反应较轻，可有头痛、便秘、腹泻等。对本品过敏者禁用，妊娠及哺乳期妇女慎用。

格拉司琼(granisetron)的作用机制、用途同昂丹司琼，但作用更强，在等效剂量时作用时间约为昂丹司琼的两倍。

(二) 胃肠动力药

此类药除了阻断中枢的多巴胺受体外，还能阻断胃肠道的多巴胺受体，能增强并协调胃肠节律性运动，临床常用的有甲氧氯普胺和多潘立酮。

甲氧氯普胺

甲氧氯普胺(metoclopramide，胃复安，灭吐灵)是第一代胃肠动力药，通过阻断中枢和胃肠壁细胞上的多巴胺受体，增加胃肠运动，促进胃排空而产生止吐作用。临床用于治疗胃轻瘫、慢性功能性消化不良引起的恶心、呕吐等。

常见不良反应有头晕、昏睡、倦怠、无力等。长期用药可引起锥体外系反应，主要表现为肌震颤、斜颈、发音困难、共济失调等，药物过量时，可使用苯海索等抗胆碱药治疗锥体外系症状，妊娠者禁用。注射给药可引起直立性低血压，应注意。甲氧氯普胺不宜与M受体阻断药合用，以免降低疗效，加重不良反应。

多潘立酮

多潘立酮(domperidone，吗丁啉)属第二代胃肠动力药，也是多巴胺受体阻断药。其特点是不易透过血脑屏障，几乎无锥体外系反应。口服、肌内注射或直肠给药均可。主要用于胃排空延缓、反流性胃炎、慢性胃炎等引起的消化不良；糖尿病性胃轻瘫以及其他消化系统疾病引起的呕吐等。不良反应轻，偶见轻度腹痛、腹泻、头痛、眩晕、嗜睡、神经过敏等，婴幼儿及妊娠妇女慎用，有心脏病史者慎用。

三、泻药和止泻药

(一) 泻药

便秘是指大便次数的减少，粪便坚硬不易排出，若不及时治疗可引起肛裂或痔疮等。药物治疗的目的是润滑肠壁、软化粪便、增加胃肠动力或刺激排便。目前使用的泻药根据其作用机制分为容积性泻药(硫酸镁或硫酸钠等)、接触性泻药(酚酞、蓖麻油等)和润滑性泻药(液状石蜡、甘油等)。

硫 酸 镁

硫酸镁(magnesiumsulfate)口服后约有20%吸收入血，而后随尿排出。肌内注射或静脉注射后均经肾排泄，其排泄速度与血镁浓度和肾功能相关。

硫酸镁的药理作用与用途

【药理作用和临床应用】

1. 导泻作用 口服不易吸收，迅速提高肠腔内的渗透压而抑制肠内水分的吸收，增加肠腔容积，刺激肠壁增加推进性蠕动。导泻作用快而强，口服5%溶液用于清除肠内毒物。

2. 利胆作用 将高浓度(33%)硫酸镁口服或用导管直接灌入十二指肠，刺激肠黏膜，反射性地引起胆囊收缩，胆道括约肌松弛，促进胆囊排空，产生利胆作用。可治疗阻塞性黄疸和慢性胆囊炎。

【不良反应】

1. 肾功能不全时或血镁积聚时可出现眩晕和头昏等。

2. 注射给药过快或过量可引起急性中毒，表现为中枢抑制、血压骤降、腱反射消失、呼吸抑制等，一旦发生中毒，立即静注钙盐，并进行人工呼吸。

酚 酞

酚酞(phenolphthalein)口服后在肠道与碱性肠液形成可溶性钠盐，促进结肠蠕动。服药后6~8 h排出软便，适用于慢性便秘。偶有过敏性反应，肠炎、皮炎及出血倾向。

蓖 麻 油

蓖麻油(castoroil)在小肠上部释放出蓖麻油酸而产生导泻作用，服药后2~3 h排出半流质粪便。主要用于手术前或诊断检查前清洁肠道。大剂量口服可引起恶心、呕吐。经期及妊娠期孕妇慎用。

液状石蜡

液状石蜡(liquidparaffin)为矿物油,肠道不吸收,产生润滑肠壁和软化粪便的作用,使粪便易于排出,适用于老年人及儿童便秘,久用妨碍钙、磷的吸收。

甘　油

甘油(glycerin)以50%浓度的液体灌肠,由于高渗压刺激肠壁引起排便反应,并有局部润滑作用,数分钟内引起排便。适用于老年人及儿童。

(二)止泻药

腹泻是多种疾病的一种症状,但剧烈而持久的腹泻,可引起脱水和电解质紊乱。因此,在对因治疗的同时,适当给予止泻药。

目前临床常用的止泻药有以下几种。

地芬诺酯(diphenoxylate)为人工合成品,是哌替啶衍生物,能提高肠张力,减少肠蠕动。用于急性、慢性功能性腹泻。不良反应少,大剂量长期服用可产生成瘾性。

鞣酸蛋白(tannalbin)在肠道中释出的鞣酸能与肠黏膜表面的蛋白质形成沉淀,附着在肠黏膜上,减轻刺激,减少炎性渗出物,起收敛止泻作用。

药用炭(medicinalcharcoal)为不溶性粉末,颗粒小,总表面积大,能吸附大量气体和毒物,起保护肠黏膜、止泻和阻止毒物吸收的作用。用于一般性腹泻。

四、消化功能调节药的用药护理

1. 加强对患者的用药指导,注意服药最佳时间。硫酸镁导泻作用一般于服药后1~6 h内出现,所以宜清晨空腹服用,同时大量饮水以加速导泻作用和防止脱水;促进胃肠动力药,需要在饭前半小时左右服用,这样才能在进餐时发挥最大的药效。

2. 消化酶类药宜与食物同服使药物和食物充分混合,以最大限度发挥酶的消化作用。在服用胃蛋白酶的同时服用小苏打等碱性食物,会大大降低药效。而胰酶、淀粉酶与稀盐酸同食,会降低疗效。且服用胰酶制剂时不能掰开或嚼碎,否则会被胃液破坏。

3. 用药过程中应密切观察不良反应。多巴胺受体阻断药用药后可引起男子乳房发育,大剂量静脉注射或长期应用,可引起锥体外系反应、直立性低血压。硫酸镁等盐类泻剂,静脉给药易出现呼吸肌麻痹中毒反应,应立即停药,并静脉注射10%葡萄糖酸钙以行缓解。

4. 肠道出血患者、急腹症患者、妊娠及月经期妇女禁用硫酸镁导泻。中枢抑制药口服中毒须用硫酸钠导泻。

5. 吸附性止泻药有强大的吸附作用,在其吸附有害物质的同时也会影响其他药物以及维生素、矿物质的吸收利用,所以不可长期服用。长期使用液体石蜡也会引起脂溶性维生素缺乏。

6. 便秘患者不能长期使用泻药帮助排便,连续用药不宜超过一周。应在症状缓解后,通过调整生活饮食习惯,如多摄取富含维生素、纤维素类食物改善排便困难症状。

学习小结

抗消化性溃疡药物是本章节的学习重点,通过学习,了解了溃疡发生的病理机制和临床表现,同学们应重点归纳、分析四大类抗消化性溃疡药物的作用、用途及不良反应,强化其用药护理。同时，通过对比同类药物间的异同点，了解消化功能调节药的特点和临床用途。

常用制剂和用法

氢氧化铝凝胶　白色混悬液：含4%氢氧化铝。口服，每次4~8 ml，7次/日。

哌仑西平　片剂：每次50 mg，2次/日。早、晚饭前1.5 h服，疗程4~6周。严重者，可每次50 mg，3次/日。

奥美拉唑　片剂：每次20 mg，1次/日，疗程2~4周。治疗反流性食道炎：每次20~60 mg，1次/日。胃泌素瘤：每次60 mg，1次/日。

丙谷胺　片剂：每次0.4 g，3次/日，4~6周一疗程。注射剂：静脉注射，每次0.4 g，6 h一次，用于急性胃黏膜病变及急性上消化道出血。

米索前列腺　片剂：口服，每次200 μg，1次/日。

硫糖铝　片剂：每次1 g，2次/日。

胶体碱式枸橼酸铋　片剂：每次120 mg，4次/日，餐前，睡前各一次，4~8周一疗程。

胃蛋白酶　粉剂：每次0.2~0.6 g，3次/日，饭前或饭时服。合剂：每10 ml含胃蛋白酶0.2~0.3 g，稀盐酸0.1 ml，每次10 ml，3次/日，饭前服。

硫酸镁　粉剂：每次5~20 g，同时应用大量温水。利胆时：，每次2~5 g，3次/日，饭前服。十二指肠引流：33%溶液30~50 ml，导入十二指肠。

酚酞　片剂：每次0.05~0.2 g，睡前服。

复方地芬诺酯　片剂：每片含盐酸苯乙哌啶2.5 mg，硫酸阿托品0.025 mg，口服，每次1~2片，3次/日。

鞣酸蛋白　片剂：每次1~2 g，3次/日。

目标检测

扫一扫，测一测

（向晓雪）

第十章

影响血液和造血系统药

学习目标

1. 掌握抗贫血药、抗凝血药、促凝血药、血容量扩充药的药理作用、临床应用和不良反应及用药护理。

2. 熟悉溶栓药、促白细胞生成药的药理作用与临床应用。

3. 学会观察作用于血液与造血系统药物的疗效和不良反应;并能指导患者安全、合理使用药品。

▶ 临床案例

患者,女,11岁,于1个月前无明显原因疲乏无力、心悸、面色苍白。2周前因呕吐、腹泻就诊于当地医院,查血常规红细胞 2.8×10^{12}/L,血红蛋白(Hb)60 g/L,白细胞(WBC)8.7×10^{9}/L,血小板(PLT)116×10^{9}/L,网织红细胞0.26%,无发热及皮肤黏膜出血。经诊断为中重度小细胞低色素性贫血。

思考:

1. 小细胞低色素性贫血的可能原因?可选用哪类药物治疗?
2. 应如何指导合理应用抗贫血药?
3. 如何做好防治贫血的宣教工作?

第一节 抗贫血药

贫血是指人体外周血红细胞数量或血红蛋白含量减少,低于正常范围下限的一种常见的临床症状。在我国海平面地区,成年男性Hb<120 g/L,成年女性(非妊娠)Hb<110 g/L,妊娠期Hb<100 g/L就有贫血。临床上根据红细胞的形态特点和病因及发病机制将贫血分为缺铁性贫血、巨幼细胞贫血和再生障碍性贫血三种类型。其中,缺铁性贫血是由于血液损失过多或铁盐缺乏所致;巨幼细胞贫血是由于叶酸或维生素 B_{12} 缺乏所致;再生障碍性贫血是骨髓造血功能障碍所致,治疗比较困难。不同贫血类型产生的原因不同,治疗的药物也不同。本节主要介绍用于缺铁性贫血和巨幼细胞贫血的抗贫血药。

一、常用药

（一）铁剂

临床常用的铁剂有硫酸亚铁(ferrous sulfate)、枸橼酸铁铵(ferric ammonium citrate)、富马酸亚铁(ferrous fumarate)和右旋糖酐铁(iron dextran)。

铁制剂

【药理作用和临床应用】 铁是合成血红蛋白不可或缺的原料。当铁缺乏时，血红蛋白合成减少，红细胞的体积缩小，导致缺铁性贫血，又称小细胞低色素性贫血。

铁剂是治疗缺铁性贫血最有效的药物。用于机体失铁过多(如肠道寄生虫病、月经血过多等急慢性失血)、需铁量增加而补充不足(如妊娠、哺乳期及儿童生长发育期等)、胃肠吸收障碍(如胃酸缺乏症、慢性腹泻等)和红细胞大量破坏(如溶血、疟疾)等引起的缺铁性贫血。

连服1周后，血液中网织红细胞即可升高，10~15日达高峰，2~4周血红蛋白明显升高，但达到正常值一般需1~3月。因恢复体内正常贮铁量需较长时间，故对重度贫血者需连续使用数月，同时注意去除缺铁原因。

【不良反应及其防治】

1. 胃肠道刺激 口服铁剂可刺激胃肠道，导致恶心、呕吐、腹痛及腹泻等反应，宜饭后服用。

2. 黑便、便秘 服用铁剂后铁与肠中的 H_2S 结合，产生黑色硫化亚铁，引起黑便；肠壁缺乏 H_2S 的刺激，蠕动减慢，可引起便秘。

3. 急性中毒 小儿误服过量铁剂可致急性中毒，表现为坏死性肠炎、呕吐、腹泻、休克甚至昏迷、惊厥、死亡。可用磷酸盐或碳酸盐洗胃，胃内给予去铁胺与铁结合，以减轻铁的毒性反应。

（二）叶酸

叶酸(folic acid)为B族维生素，广泛存在于动物肝和肾、植物性食物内，以绿色蔬菜中含量最高。人体不能合成叶酸，必须从食物中获得。人体对叶酸的需要量为50~100 μg/d。

叶酸

【药理作用和临床应用】 叶酸在体内被二氢叶酸还原酶还原成5-甲基四氢叶酸后，能传递一碳基团，参与DNA的合成和某些氨基酸的转化。当叶酸缺乏时，可引起巨幼细胞贫血。

临床作为补充疗法用于各种原因所致的巨幼细胞贫血(如营养性、婴儿期或妊娠期)。对维生素 B_{12} 缺乏所致的恶性贫血，叶酸仅能纠正血象，不能改善神经损害症状，因此不能替代维生素 B_{12} 治疗恶性贫血。长期应用二氢叶酸还原酶抑制剂(如氨甲蝶呤、乙胺嘧啶、苯妥英钠等)所致的巨幼细胞贫血，因叶酸在体内不能还原为四氢叶酸，故应用叶酸无效，需用亚叶酸钙治疗。

（三）维生素 B_{12}

维生素 B_{12}(vitamin B_{12})是一组含钴的B族维生素总称。人体的生理需要量为1~2 μg/d。维生素 B_{12} 口服，必须与胃黏膜壁细胞分泌的内因子(糖蛋白)结合成复合物才能被吸收，如果“内因子”缺乏，可致肠道吸收维生素 B_{12} 障碍，诱发恶性贫血。

维生素 B_{12}

【药理作用】

1. 促进叶酸的循环再利用 维生素 B_{12}在同型半胱氨酸转变为甲硫氨酸的过程中，使 N_5-甲基四氢叶酸转变为四氢叶酸，当维生素 B_{12}缺乏时，叶酸代谢障碍，出现与叶酸缺乏相似的巨幼细胞贫血。

2. 促进脂肪酸代谢中间产物甲基丙二酸变成琥珀酸，参与三羧酸循环，这与神经髓鞘脂蛋白合成有关，维生素 B_{12}缺乏时，影响神经髓鞘的脂质合成，导致大脑、脊髓及外周神经发生病变。

【临床应用】 维生素 B_{12}主要用于恶性贫血的治疗和其他巨幼细胞贫血的辅助用药。也可作为神经炎、神经萎缩等神经系统疾病、小儿生长发育不良、银屑病（牛皮癣）、日光性皮炎等的辅助治疗用药。

【不良反应】

1. 可致过敏反应，甚至过敏性休克。

2. 偶可引起皮疹、瘙痒、腹泻及哮喘等。据报道注射过量的维生素 B_{12}可出现哮喘、荨麻疹、湿疹、面部水肿、寒战等过敏反应，也可能引发神经兴奋、心前区疼痛和心悸。维生素 B_{12}摄入过多还可导致叶酸的缺乏。

重组人红细胞生成素

（四）促红细胞生成素

促红细胞生成素（erythropoietin，EPO），或称红细胞生成素，是一种调控红细胞制造的糖蛋白质激素。人体内源性的促红细胞生成素由肝和肾合成分泌，婴幼儿时期主要由肝合成，成年后主要由肾近曲小管管周细胞合成。EPO 参与红细胞生成的调节，同时具有其他的生物功能，例如对大脑神经受损的反应起重要作用，也参与伤口愈合过程。临床所用 EPO 是利用 DNA 重组技术合成的重组人红细胞生成素（rccom-binant human erythropoietin），其理化性质和作用与天然的内源性 EPO 相似。

【药理作用】 EPO 通过与红系干细胞表面的红细胞生成素受体结合，刺激骨髓红系干细胞，促使红系干细胞增殖、分化和成熟，使红细胞数量增多，血红蛋白含量增加。同时还能稳定红细胞膜，提高红细胞抗氧化能力。

【临床应用】 临床主要用于慢性肾衰竭性贫血及再生障碍性贫血，对尿毒症血液透析所致的贫血疗效显著，还常用于多发性骨髓瘤、骨髓增生异常、骨癌及结缔组织疾病所致的贫血。

【不良反应】 较常见引起血压升高，偶可诱发脑血管意外或癫痫发作。高血压、对哺乳动物细胞衍生产品过敏及对人血白蛋白过敏者禁用。

二、抗贫血药的用药护理

1. 用药前应对患者进行健康教育，教会患者如何从食物中获取足够的铁剂、叶酸、B族维生素，如多食绿叶蔬菜、动物肝等；应告知患者多种因素（食物和药物）可影响铁剂的吸收：维生素 C、胃酸、果糖、肉、禽、鱼类食物中的“内因子”可促进铁吸收；茶叶中的鞣酸、四环素类抗菌药、抗酸药、钙、咖啡、可减少铁的吸收。

2. 用药时应告知患者口服铁剂有轻度胃肠道反应，餐后服用，可减轻胃部刺激；服用糖浆剂时，可将药物溶解于橙汁中，用吸管服药，既可增加药物的吸收，又能防止牙齿变黑；服药后立即漱口、刷牙。服用缓释片时，勿嚼碎或掰开服用，以免影响疗效；勿与浓茶、牛奶及含有鞣酸的饮料同时服用。

3. 注射铁剂宜采取深部肌内注射，并应双侧交替。静脉输注铁剂应注意防止药物渗出导致静脉炎症。

4. 注射维生素 B_{12} 偶发过敏反应，应注意，必要时作皮试。患者用药时应注意观察有无过敏反应，一旦发生，立即给予抗过敏治疗。维生素 B_{12} 遇维生素 C、重金属盐类失效，不可混合。

5. 用药后注意观察疗效和不良反应。服用铁剂如有腹泻或便秘，应及时报告医生；如发现铁剂过量中毒，立即催吐、洗胃。洗胃用 1%碳酸氢钠溶液，应在服药后 1 h内进行，并用特殊解毒药去铁胺注入胃内以结合残存的铁，同时采取抗休克等对症治疗。

6. 告知患者定期复诊，安排复诊时间，告诉家属或提醒患者。

第二节 影响血凝过程药

▶ 临床案例

患者，女，58 岁，最近 1 个月感觉经常头晕、头痛、眩晕，一侧肢体无力。未引起重视。3 月底，陈某开始无法正常活动，需要在别人的帮助下才能行走，家人将其送至医院就诊，做了详细检查，查头颅 CT 显示脑血栓病灶，考虑脑血栓（急性期）。给予抗凝、溶栓、营养脑神经、改善微循环等支持治疗。

思考：

1. 该患者可选用的治疗药物？
2. 如何指导患者合理用药及用药护理？

一、抗凝血药

抗凝血药是一类通过干扰凝血因子功能，阻止血液凝固的药物，主要用于血栓栓塞性疾病的预防和治疗。

抗凝血药概述

（一）体内、体外抗凝血药

肝　素

肝素（heparin）首先从肝内发现而命名，现主要从牛肺或猪小肠黏膜提取。

【体内过程】 肝素是高极性大分子化合物，不易通过生物膜，口服无效。皮下注射吸收差，肌内注射可致局部血肿，故一般采用静脉给药。血浆蛋白结合率约 80%，分布容积小。在肝代谢，极少以原形从肾排出。肝素抗凝活性半衰期可随剂量增加而延长。肺栓塞、肝硬化患者抗凝活性半衰期延长。

肝素

【药理作用】

1. 抗凝作用 肝素在体内、体外均有迅速、强大的抗凝作用。静注后 10 min 内，即可见血液凝固时间，凝血酶及凝血酶原时间均延长。肝素能激活血浆中抗凝血酶Ⅲ（AT-Ⅲ）的作用，还可抑制血小板的聚集。

2. 降脂作用 肝素促使血管内皮释放脂蛋白酯酶，使乳糜微粒和低密度脂蛋白水解而起到降脂作用。

【临床应用】

1. 血栓栓塞性疾病 临床主要用于心肌梗死，肺栓塞，脑血管栓塞，外周静脉血栓和心血管手术时栓塞等。

2. 弥散性血管内凝血症（DIC） DIC 早期以凝血为主，静脉注射肝素具有抗凝作用，DIC 低凝期出血不止，应以输血为主，辅以小剂量肝素。

3. 其他体内外抗凝 用于输血，体外循环和血液透析等的抗凝。

【不良反应】

1. 过量易引起自发性出血。表现为黏膜出血、关节腔积血和伤口出血等，是最常见的不良反应。应严格控制剂量，严密检测凝血时间，一旦出血须立即停药，严重者可用鱼精蛋白对抗。

2. 偶可引起发热、荨麻疹、哮喘等过敏反应，发现后停药并予以抗过敏治疗。

3. 其他连续用药 3~6 个月可引起骨质疏松和自发性骨折；也可发生短暂性血小板减少症；妊娠妇女用药可能引起早产及胎儿死亡。

4. 有出血倾向、不能控制的活动性出血、外伤或术后渗血、先兆流产、胃及十二指肠溃疡、严重肝肾功能不良、黄疸，重症高血压、妊娠期妇女等禁用肝素。肝素与水杨酸类、口服抗凝药、右旋糖酐等药物合用可加重出血危险。

低分子量肝素

低分子量肝素（low molecular weight heparin，LMWH），临床常用的有替地肝素（tedelparin fragmin）、依诺肝素（enoxaparin lovenox），都是肝素分子经化学或酶降解的片段。作用与肝素相似，有以下特点：① 对 X_a 抑制强、而对Ⅱa 抑制作用弱；② 抗栓作用强，而抗凝作用弱；③ $t_{1/2}$ 长，每天给药一次即可；④ 较安全，较少引起出血。临床主要用于深部静脉血栓、外科手术和整形外科后静脉血栓形成的防治。

（二）体内抗凝血药

香豆素类（coumarin），此类药物有双香豆素（dicoumarol）、华法林（warfarin）和醋硝香豆素（acenocoumarol，新抗凝）等。

华 法 林

华法林

华法林（warfarin）为香豆素类口服抗凝血药。

【药理作用和临床应用】 华法林（warfarin）的化学结构与维生素 K 相似，可竞争性拮抗维生素 K 的作用，阻碍凝血因子Ⅱ、Ⅶ、Ⅸ、Ⅹ的激活，从而发挥抗凝作用。对已形成的凝血因子无拮抗作用，故起效较慢，体外无抗凝作用。口服后一般 12~24 h 生效，1~3 日达高峰，停药后可维持数日。

用于防治血栓栓塞性疾病，用途与肝素相似。因起效慢，故一般与肝素同时应用，经 1~3 日后停用肝素。剂量应根据凝血酶原时间控制在 25~30s（正常 11~15s）。

【不良反应】 过量易致自发性出血，症状与肝素类似，禁忌证同肝素。用维生素 K 对抗。

（三）体外抗凝血药

枸 橼 酸 钠

【药理作用和临床应用】 枸橼酸钠（sodium citrate）的枸橼酸根离子，与血浆中 Ca^{2+} 形成难解离的络合物，从而降低血中 Ca^{2+} 浓度，使凝血过程受阻而产生抗凝作用。一般作为体外抗凝剂,用于体外血液保存。输血时,每 100 ml 血液中加入 2.5%枸橼酸钠溶液 10 ml,可防止血液凝固。当大量输血(超过 1 000 ml)或输血速度过快时,可致低血钙,引起心功能不全,血压下降。此时应立即静脉注射钙剂解救。因此,给患者大量输血时,可注射适量钙剂,以避免血钙过低。

二、促凝血药

在生理情况下,人体的血液中存在着凝血与抗凝血、纤溶与抗纤溶两种对立统一的调节机制,使血管内的血液保持正常的流动状态。一旦平衡失调,就可能出现血栓、栓塞、血管内凝血或出血性疾病(图 10-2-1)。

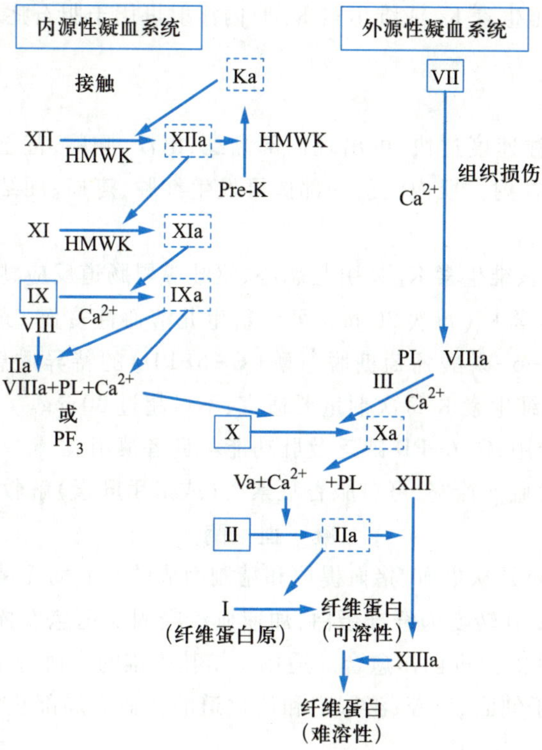

Ka:激肽释放酶;HMWK:高分子量激肽原;PL、PF_3:血小板磷脂

a:活化型的凝血因子;Pre-K:前激肽释放酶

图 10-2-1 血液凝固和纤维蛋白溶解过程

促凝血药是能加速血液凝固,抑制纤维蛋白溶解,或收缩血管而达到止血目的的药物。按其作用机制分为以下四类。

(一)促进凝血因子活性药

维生素 K

维生素 K_2

维生素 K(Vitamine K)包括维生素 K_1、维生素 K_2、维生素 K_3、维生素 K_4。维生素 K_1 由植物合成,维生素 K_2 由肠道细菌产生。维生素 K_1 和维生素 K_2 是天然品,为脂溶性,需胆汁协助吸收;维生素 K_3 和维生素 K_4 是人工合成品,为水溶性,不需胆汁协助即可吸收。

【药理作用】 维生素 K 作为辅酶参与凝血因子Ⅱ、Ⅶ、Ⅸ、Ⅹ在肝的合成。当维生素 K 缺乏时，上述凝血因子合成减少，导致凝血时间延长并引起出血。

【临床应用】

1. 维生素 K 缺乏引起的出血 ① 维生素 K 吸收障碍，如梗阻性黄疸、胆瘘、肝病及慢性腹泻等疾病，因肠道缺乏胆汁，致使肠道吸收维生素 K 障碍；② 维生素 K 合成障碍，如早产儿、新生儿及长期应用广谱抗生素患者，肠道缺乏产生维生素 K 的大肠埃希菌，不能合成维生素 K。

2. 凝血酶原过低的出血 如长期应用香豆素类、水杨酸类等药物或杀鼠药“敌鼠钠”中毒，导致凝血酶原过低而引起的出血。

3. 解痉、镇痛 维生素 K_1 或维生素 K_3 肌内注射可用于胆石症和胆道蛔虫引起的胆绞痛。

【不良反应】

1. 维生素 K_1 静注速度过快，可出现面部潮红、出汗、胸闷，甚至血压急剧下降，危及生命。一般多做肌内注射。肌内注射局部偶可发生红肿、疼痛、硬结及荨麻疹样皮疹，应注意。

2. 口服维生素 K_3、维生素 K_4 易引起恶心、呕吐等胃肠道反应，嘱患者饭后服用。

3. 较大剂量维生素 K_3（每次 30 mg）可致新生儿溶血性贫血、黄疸和高胆红素血症，对红细胞缺乏葡萄糖-6-磷酸葡萄糖脱氢酶（G-6-PD）的特异质患者可诱发溶血性贫血。因此应注意使用维生素 K 每次剂量要适宜，不可超过 30 mg。

4. 严重肝病者禁用；G-6-PD 缺乏及肝功能不良者慎用。

5. 过量时可诱发血栓栓塞，可口服香豆素类（或采用肝素）解救。

凝 血 酶

凝血酶（thrombin）是从牛血、猪血提取和精制而成的凝血酶无菌制剂，可直接作用于血液中纤维蛋白原，使其转变为纤维蛋白，加速血液凝固而迅速发挥止血作用，局部应用 1~2 min 即可止血，并能促进创作愈合。适用于结扎困难的小血管出血、毛细血管以及实质性脏器出血，也用于创面、口腔、泌尿道和消化道的止血。局部止血时采用喷雾或敷于创面，严禁注射给药。

（二）抗纤维蛋白溶解药

氨甲苯酸与氨甲环酸

氨甲苯酸

【药理作用和临床应用】 氨甲苯酸（aminomethylbenzoic acid，PAMBA）与氨甲环酸（tranexamic acid，AMCHA）两药均能竞争性抑制纤溶酶原激活物，大剂量可直接抑制纤溶酶，阻碍纤维蛋白溶解而止血。临床主要用于纤溶酶活性亢进引起纤维蛋白溶解所致的出血，如产后出血、肝、胰、肺、前列腺、子宫、肾上腺等大手术后的出血。

【不良反应】 用量过大可引起血栓形成，诱发心肌梗死。有血栓形成倾向或有血栓栓塞病史者禁用。氨甲环酸不宜与苯唑西林、口服避孕药合用。

（三）作用于血管的药物

作用于血管的止血药即通过收缩血管而达到止血目的的药物，包括垂体后叶素、安特络新、生长抑素及其类似物等。

垂体后叶素

垂体后叶素(pituitrin)含加压素和缩宫素,能收缩血管及子宫。用于肺咯血、肝硬化门静脉高压所致的上消化道出血、产后大出血,也用于治疗尿崩症。

偶见过敏反应,表现面色苍白、出汗、心悸、胸闷、胸痛等。高血压、冠心病、癫痫患者禁用。

(四)促进血小板生成药

酚磺乙胺

【药理作用和临床应用】 酚磺乙胺(etamsylate)能促进血小板生成并增强血小板的功能,还能增强毛细血管的抵抗力,降低毛细血管通透性,减少血液渗出。可用于外科手术前、后预防出血以及治疗消化道、肺、脑、眼底、鼻出血及血小板减少性紫癜等。

【不良反应】 偶见过敏反应。可能引起恶心、头痛、皮疹、暂时性低血压、血栓形成等,静脉注射时偶可发生休克。

三、溶栓药

溶栓药(thrombolytic drugs)又称促纤维蛋白溶解药(fibrinolytic drugs),是一类能使纤溶酶原转变为纤溶酶,加速纤维蛋白和纤维蛋白原降解,导致血栓溶解的药物。

链激酶

【药理作用】 链激酶(streptokinase)是由β-溶血性链球菌产生的一种蛋白质,目前已应用DNA重组技术生产。链激酶无直接激活纤溶酶原作用,通过与纤溶酶原结合,形成链激酶-纤溶酶原激活物,使纤溶酶原转变为纤溶酶,降解已形成的不溶性纤维蛋白而溶解血栓。但对形成已久并已机化的血栓效果不佳,故应尽早使用,血栓形成不超过6 h疗效较好。

【临床应用】 用于心肌梗死早期治疗,静脉或冠脉内注射可使急性心肌梗死面积缩小,梗死血管重建血流;对深静脉栓塞、肺栓塞、眼底血管栓塞亦有疗效。

【不良反应】

1. 自发性出血 多为一处或多处的皮肤、黏膜出血,偶发颅内出血,可静脉注射抗纤维蛋白溶解药氨甲苯酸等解救。

2. 过敏反应 链激酶为异体蛋白,有抗原性,可引起皮疹、畏寒、发热等过敏反应,甚至发生过敏性休克。

3. 心律失常 可出现各种缓慢型心律失常或各种室性心律失常,常发生于给药后2 h内,经扩充血容量和抗心律失常等治疗可恢复正常。

4. 禁忌证 有出血性疾病或出血倾向、严重高血压、产妇分娩前后及链球菌感染者、糖尿病以及近期使用过肝素或华法林等抗凝药的患者禁用。

尿激酶

尿激酶(urokinase,UK)是从健康人尿液中提取的一种蛋白水解酶,能直接激活纤溶酶原,使其成为纤溶酶而溶解纤维蛋白,对新鲜血栓效果好。无抗原性,很少发生过敏反应,但价格昂贵,仅用于链激酶过敏或耐受者。

重组组织型纤溶酶原激活剂

重组组织型纤溶酶原激活剂(recombinant tissue-type plasminogen activator,rt-PA),内源性 t-PA 由血管内皮产生,目前已用 DNA 重组技术制备。rt-PA 的特点是能激活血栓中已与纤维蛋白结合的纤溶酶原,使其转变为纤溶酶而溶解血栓,对循环血液中纤溶系统几无影响,较少引起低纤维蛋白原血症和出血,且对人无抗原性,比链激酶和尿激酶好,是一个较理想的第二代溶栓药。

蝮蛇抗栓酶

蝮蛇抗栓酶(ahylysantinfarctase)是从蝮蛇毒中分离的一种酶制剂。临床上常用于脑血栓形成、视网膜中央静脉栓塞、脉管炎及急性心肌梗死等的治疗。不良反应较少且轻。

四、影响血凝过程药的用药护理

(一)抗凝血药的用药护理

1. 用药前应详细询问患者的病史、用药史及过敏史 评估患者是否存在血栓形成的高危因素如外伤、胸腹腔较大的手术、心力衰竭等。

2. 肝素不宜肌内注射,因刺激性较大,易发生血肿。皮下注射应选择细而短小的针头。并选择距肚脐 4.5~5cm 外的皮下脂肪,要注意避开瘢痕,注射前针头排气时要避免肝素挂在针头外面,造成皮下组织微小血管出血。针头拔出后应按压片刻,注意经常更换注射部位。静脉注射或静脉滴注肝素时,要确定针头在血管内方可给药。应单独使用静脉通道注射肝素。若需注入其他药物,应先用生理盐水冲净通道内药液再给予其他药物。

3. 应用肝素时应告知患者及时报告出血情况,如尿液的色泽变化(粉红色或红棕色尿),呕吐物的颜色(红色或棕黑色),有无齿龈或口腔出血、严重疼痛或眩晕等情况。嘱患者用软毛牙刷刷牙,并不可随便剔牙。

4. 用药后要严密观察生命体征,如血压下降、呼吸急促、脉搏加快等。

5. 应用肝素后,如出现出血,可静脉注射鱼精蛋白对抗,注射速度应小于 20 mg/min 或 10 min 内注射 50 mg。通常 1 mg 鱼精蛋白可中和 100 U 肝素。

6. 香豆素类过量引起自发性出血,应立即停药,并用维生素 K 对抗。必要时立即输新鲜血浆或全血以补充凝血因子。

7. 告诉患者避免较长时间固定某一姿势,坐位时抬高双腿,避免穿紧身裤、袜,以免限制腿部血流。适当参加运动。

(二)溶栓药的用药护理

1. 蝮蛇抗栓酶、链激酶为异体蛋白,有抗原性,可引起过敏反应,甚至发生过敏性休克。用药前应做皮肤过敏试验,阴性者方可应用。且通常在应用前先用肾上腺皮质激素或组胺受体阻断药,以减轻或防止严重的过敏反应。

2. 有出血性疾病或出血倾向、严重高血压、产妇分娩前后及链球菌感染者、糖尿病以及近期使用过肝素或华法林等抗凝药的患者禁用链激酶。

3. 溶解链激酶时,不可剧烈振荡,以免降低活力。本品应冷藏保存,配制后的溶液在同样温度下保存不得超过 24 h。

4. 尿激酶必须临用前新鲜配制,每瓶 25 万 U 用灭菌注射用水 5 ml 溶解,不得用其他溶液溶解。不能用酸性液体稀释，要求溶液配制后立即使用。

5. 链激酶、尿激酶剂过量可导致出血，可静脉注射抗纤维蛋白溶解药氨甲苯酸等解救。

（三）促凝血药的用药护理

1. 用药前首先要明确诊断出血的原因。胆汁缺乏引起的出血应选用K_3、维生素K_4而不选脂溶性维生素K；慢性腹泻者应选择注射剂，肌内注射或缓慢静脉推注。

2. 使用本品注射剂前应注意如有油滴析出或分层则不可使用；但可在遮光条件下水浴加热至70~80℃，振摇使其自然冷却，如澄明度正常可继续使用。

3. 静脉注射前请用0.9%氯化钠注射液或葡萄糖注射液稀释，不可用其他溶液稀释。

4. 明确禁忌证。

5. 维生素K_1以肌内注射为宜，严重出血可静脉注射，因维生素K_1对光敏感，静脉注射使用时，应现用现配。静脉滴注时应避光（用黑纸或黑布包裹），慢滴，滴速不超过1 mg/min，并严密监护患者的血压、心率、脉搏及体温。如有异常，应及时调整滴速，必要时停止输注，并报告医师。

6. 应定期测定凝血酶原时间以调整用量和给药次数，注意观察有无血栓形成的症状和体征。

7. 凝血酶局部止血时采用喷雾或敷于创面，严禁注射给药。

8. 用药后应告知患者，正常人肠道细菌可合成维生素K，且很多食物中都富含维生素K，如芦笋、菜花、菠菜等，可以多摄取此类食物以满足人体的正常需要；避免长时间口服广谱抗菌药和水杨酸类药物。

第三节　促血细胞生成药和血容量扩充药

▶ 临床案例

患者，女，39岁。云南人。患者于1年前开始不明原因头晕，疲倦，两腿感觉沉重，乏力，腰酸，食欲缺乏。半年前发现白细胞减少，为$3.1×10^9$/L，曾多次复查多在$3.0×10^9$/L左右，最低时仅为$1.0×10^9$/L，服用升白细胞药物。

思考：

1. 升白细胞药物有哪些？
2. 如何指导合理用药？

一、促白细胞生成药

重组人粒细胞-巨噬细胞集落刺激因子

天然的粒细胞-巨噬细胞集落刺激因子（GM-CSF）在T淋巴细胞、单核细胞、内皮细胞、成纤维细胞均有合成，临床应用的是基因重组产品。

【药理作用】 GM-CSF可刺激粒细胞、巨噬细胞等白细胞的增殖、分化及活化，增强造血功能，还能增强中性粒细胞、单核细胞的多种功能；提高效应细胞吞噬细菌及杀灭癌细胞等免疫活性的能力，具有调节机体免疫功能的作用。

【临床应用】 临床上主要用于各种原因引起的白细胞或粒细胞减少症，如肿瘤化疗、再生障碍性贫血、自体骨髓移植及骨髓再生不良等。

【不良反应】 不良反应较少，偶可引起皮疹、发热、胃痛、肌痛及皮下注射部位红斑等，一般停药后可消失。首次静脉滴注可出现面部潮红、低血压、呼吸急促、呕吐等症状，应给予吸氧及输液处理。

重组人粒细胞集落刺激因子

重组人粒细胞集落刺激因子(rhG-CSF)天然品是由血管内皮细胞、单核细胞和成纤维细胞合成的糖蛋白。临床应用的是重组技术生产的药品。rhG-CSF与靶细胞受体结合，刺激粒细胞系造血，促进中性粒细胞的成熟和驱使中性粒细胞释放入血，使外周中性粒细胞数量增多，从而增强中性粒细胞的趋化及吞噬等功能。临床主要用于血液系统多种疾病的中性粒细胞减少症，如肿瘤的化疗、放疗、骨髓移植、再生障碍性贫血、艾滋病、骨髓肿瘤浸润等患者的中性粒细胞减少症。不良反应较少，偶可引起皮疹、发热、胃痛、肌痛、转氨酶升高等，一般停药后消失。长期静脉滴注可引起静脉炎。

维生素 B_4

维生素 B_4(vitamin B_4，腺嘌呤)是核酸的组成成分之一，在体内参与DNA和RNA的合成代谢，能促进白细胞增生。连续用药2~4周，白细胞数目可增加。临床用于放射治疗、抗肿瘤化疗、苯中毒及抗甲状腺药等引起的白细胞减少症和急性粒细胞减少症等。

二、血容量扩充药

▶ 临床案例

患者，女，52岁，因"呕血、黑便1天，晕厥半小时"入院。患者昨日排柏油样不成形便2次，量约1 000 ml。半小时前由坐位站起时突发晕厥，约1 min清醒，仍感头晕、乏力，上腹不适，急来就诊。初步诊断：低血容量性休克。

思考：

1. 该患者可选用的治疗药物？
2. 如何指导合理用药？

大量失血或失血浆(如烧伤)会使血容量降低，导致休克。迅速有效的扩充血容量是治疗休克的基本疗法。葡萄糖盐水虽能扩容，但维持时间短；血液制品如全血和血浆等的来源有限，因此临床上大量应用的是人工合成的血容量扩充剂。对扩充血容量药物基本要求是能维持血液胶体渗透压、排泄较慢、无毒、无抗原性。目前临床最常用的是右旋糖酐。

右旋糖酐

右旋糖酐(dextran)为高分子葡萄糖的聚合物，临床常用的有中分子右旋糖酐(平均相对分子质量70 000，简称右旋糖酐70)，低分子右旋糖酐(平均相对分子质量40 000，简称右旋糖酐40)和小分子右旋糖酐(平均相对分子质量10 000，简称右旋糖酐10)。

【药理作用和临床应用】

1. 扩充血容量 静脉注射后提高血液胶体渗透压，细胞外液中的水分吸收入血，迅速扩充血容量。用于大量失血或失血浆(如烧伤)的低血容量性休克患者。一般用中分子右旋糖酐,因其相对分子质量大,不易透过血管壁,故作用持续时间长,可达 12 h。

2. 改善微循环、抗血栓 右旋糖酐分子可覆盖于红细胞、血小板和胶原周围,降低血小板的黏附、凝集及血液黏稠度,阻止血栓形成和改善微循环。用于治疗休克(如感染性休克)、防止心肌梗死、脑血栓形成、血栓性静脉炎等。低分子和小分子右旋糖酐的疗效比较明显。

3. 渗透性利尿 低分子和小分子右旋糖酐的分子较小,可迅速由肾小球滤过,但不被肾小管重吸收,而产生渗透性利尿作用。用于防止急性肾衰竭、治疗脑水肿等。

【不良反应】

1. 过敏反应 偶见过敏反应如发热、荨麻疹、寒战、呼吸困难,严重者可致过敏性休克,用药前取 0.1 ml 做皮内注射,故首次使用时,注速宜慢并严密观察 15 min。

2. 每次用量不宜超过 1 500 ml,如用量过大易引起出血倾向和低蛋白血症。可用抗纤维蛋白溶解药对抗。

3. 与硫喷妥钠混合发生沉淀,与维生素 B、双嘧达莫混合将影响本品药效。

严重血小板减少症、出血性疾病、充血性心力衰竭者禁用。肺水肿、肝、肾疾病慎用。

学习小结

本章讲授的是作用于血液系统药,包括抗贫血药、影响血凝过程药、促血细胞生成药和血容量扩充药,同学们应该将重点放在抗贫血药及肝素、维生素 K、链激酶和尿激酶的学习上,学习的理论基础是生化知识、血液凝固和抗凝固过程,从医学基础入手,才能够理解和更好地掌握重点药物的作用、临床应用及不良反应的防治,做到科学合理护理用药。同时,善于归纳同类药物的异同点,了解其他药物的作用特点及注意事项。

常用制剂和用法

肝素 注射剂:1 000 U/2 ml、5 000 U/2 ml、12 500 U/2 ml。一次 5 000 U 加入 5%葡萄糖注射液或 0.9%氯化钠注射液 100~200 ml 中静滴,30~60 min 内滴完。必要时可每隔 4~6 h 一次,一日总量为 25 000 U。

华法林 片剂:2.5 mg、5 mg。第 1 日 5~20 mg,次日起用维持量,一日 2.5~7.5 mg。

枸橼酸钠 注射剂:0.25 g/10 ml。每 100 ml 全血中加 2.5%枸橼酸钠溶液 10 ml。

链激酶 注射剂:10 万 U、20 万 U、30 万 U。初导剂量:50 万~100 万 U 溶入 0.9%氯化钠注射液或 5%葡萄糖注射液 100 ml 中,静脉滴注,30 min 滴完。维持剂量:60 万 U 溶入 5%葡萄糖注射液 250~500 ml 中,静脉滴注,每小时 10 万 U,疗程一般为 24~72 h。

尿激酶 注射剂:1 万 U、5 万 U、10 万 U、20 万 U、50 万 U、150 万 U、250 万 U。急性心肌梗死时,一次 50 万~150 万 U 溶于 0.9%氯化钠注射液或 5%葡萄糖注射液 50~100 ml中,静脉滴注。

组织型纤溶酶原激活剂 注射剂:50 mg。首剂 10 mg,静脉注射。以后第 1 小时 50 mg,第 2、3 小时各 20 mg 静脉滴注。

维生素 K_1 注射剂:10 mg/1 ml。一次 10 mg,一日 1~2 次,肌内注射或静脉注射。

维生素 K_3 注射剂:2 mg/1 ml、4 mg/1 ml。一次 4 mg,一日 2 次,肌内注射。

维生素 K_4 片剂:2 mg、4 mg。一次 4 mg,一日 3 次。

巴曲酶 冻干粉:1 KU(克氏单位)/支。一次 1~2 KU,肌内注射、皮下注射或静脉注射。一日总量不超过 8 KU,一般用药不超过 3 天。

凝血酶 粉剂:200 U、500 U、1 000 U、5 000 U、10 000 U。以干燥粉末或溶液洒或喷雾于创面。消化道出血:以溶液(10~100 U/ml)口服或局部灌注。

酚磺乙胺 注射剂:0.25 g/2 ml、0.5 g/5 ml、1 g/5 ml。一次 0.25~0.5 g,一日 2~3 次,肌内注射或静脉注射。片剂:0.25 g、0.5 g。一次 0.5~1 g,一日 3 次。

氨甲苯酸 注射剂:0.05 g/5 ml、0.1 g/10 ml。一次 0.1~0.3 g,静脉注射或静脉滴注,一日最大用量 0.6 g。片剂:0.125 g、0.25 g。一次 0.25~0.5 g,一日 3 次。

氨甲环酸 片剂:0.25 g。一次 0.25 g,一日 3~4 次。注射剂:0.1 g/2 ml、0.25 g/5 ml。一次 0.25 g,一日 1~2 次,静脉注射或静脉滴注。

双嘧达莫 片剂:25 mg。一次 25~50 mg,一日 3 次。

阿司匹林 片剂:25 mg、40 mg、100 mg。预防血栓形成,一日 25~75 mg,一日 1 次。

噻氯匹定 片剂:250 mg。一次 250~500 mg,一日一次,进餐时服。

依前列醇 粉针剂:500 μg。临用时以专用的含甘氨酸缓冲剂溶解。静脉滴注,滴速每分钟 2~16 μg/kg,一般不超过每分钟 30 μg/kg。连续滴注时间应根据病情而定。静脉滴注:成人心肺分流术前连续静脉滴注每分钟 10 ng/kg;在分流术中静脉滴注每分钟 20 ng/kg,手术结束即停止。肾透析:透析前静脉滴注每分钟 5 ng/kg,透析中每分钟 5 ng/kg,滴入透析器动脉入口处。

垂体后叶素 注射剂:5 U/1 ml,10 U/1 ml。一次 5~10 U,肌内注射;一次 10 U,静脉注射或静脉滴注,用于肺咯血、产后出血。

硫酸亚铁 片剂:0.3g。一次 0.3g,一日 3 次,饭后服。

葡萄糖酸亚铁 片剂:0.1、0.3g。一次 0.3~0.6g,一日 3 次。

富马酸亚铁 肠溶片:50 mg、200 mg。一次 0.2~0.4g,一日 3 次。

枸橼酸铁胺 溶液剂或糖浆剂:10%。一次 5~10 ml,一日 3 次,饭后服。

右旋糖酐铁 注射剂:25 mg/1 ml、50 mg/2 ml。一次 25~50 mg,一日一次,深部肌内注射。

叶酸 片剂:5 mg。一次 5~10 mg,一日 3 次。

亚叶酸钙 注射剂:3 mg、5 mg。一次 3~6 mg,一日一次,肌内注射。

维生素 B_{12} 片剂:25 mg、50 mg。一次 25 mg,一日 3 次。注射剂:0.05 mg/1 ml、0.1 mg/1 ml、0.25 mg/1 ml、0.5 mg/1 ml、1 mg/1 ml。一次 0.025~0.2 mg,一日一次或隔日一次,肌内注射。

重组人促红细胞生成素 注射剂:2 000 U/1 ml、4 000 U/1 ml、10 000 U/1 ml。开始 50~150 U/kg,皮下或静脉注射,每周 3 次。2 周后视红细胞比容调整剂量。

沙格司亭 注射用冻干粉:50 μg、100 μg、150 μg、300 μg、400 μg。一次 5~10 μg/kg,一日一次,皮下注射,于化疗停止一天后使用,连用 7~10 天。

非格司亭 冻干粉针剂:50 μg、75 μg、100 μg、150 μg、250 μg、300 μg、460 μg。一次 2~5 μg/kg,以 5%葡萄糖注射液稀释,皮下注射或静脉滴注。

维生素 B_4　片剂:10 mg、25 mg。一次 10~20 mg,一日 3 次。注射剂:20 mg。一次 20~30 mg,一日一次,肌内注射或静脉注射。

白血生　片剂:100 mg。一次 200~300 mg,一日 3~4 次。

肌苷　片剂:0.2g。一次 0.2~0.6 mg,一日 3 次。注射剂:0.1 g/2 ml、0.2 g/5 ml。一次 0.2~0.6 mg,一日 1~2 次,静脉注射或静脉滴注。

升白新　微胶囊剂:50 mg。胶囊剂:200 mg。一次 50 mg(微粒胶囊)或 200 mg(胶囊剂),一日 3 次。

右旋糖酐 70　注射剂:30 g/500 ml。一次 500 ml,静脉滴注,20~40 ml/min,一日量不超过 1 000~1 500 ml。

目标检测

扫一扫,测一测

(冯翠娟)

第十一章

作用于子宫的药物

学习目标

1. 掌握缩宫素的药理作用、临床应用、不良反应及用药注意事项。
2. 熟悉麦角新碱的作用特点和临床应用。
3. 了解子宫平滑肌抑制药的作用和临床应用。
4. 学会观察药物的疗效和不良反应，指导患者合理、安全应用子宫平滑肌兴奋药，能够正确实施用药护理。

▶ 临床案例

某产妇，妊娠 38 周，产前合并有轻度妊娠期高血压疾病，产后阴道持续出血，胎儿娩出后 24 h 出血量达 600 ml，检查子宫软，按摩后子宫变硬，阴道流血减少，该产妇诊断为产后出血。

思考：

1. 该患者可选用哪些药物治疗？
2. 应如何进行用药护理？

第一节　子宫平滑肌兴奋药

子宫平滑肌兴奋药是一类选择性兴奋子宫平滑肌，使子宫产生节律性收缩或强直性收缩的药物。前者主要用于催产或引产，后者主要用于产后止血或促进子宫修复等。其作用可因子宫生理状态、药物种类及使用剂量的不同而有所差异，如果应用不当，可能造成子宫破裂与胎儿窒息的严重后果。故必须根据不同用药目的合理选用药物，严格掌握适应证和剂量。

临床常用的药物有垂体后叶素类、前列腺素类和麦角生物碱类。

一、垂体后叶素类

缩　宫　素

缩宫素(oxytocin)又名催产素，是神经垂体分泌的一种多肽类激素，也可人工合成。口服后在消化道易被消化酶破坏，故口服无效。能经鼻腔及口腔黏膜吸收。肌内注射吸收良好,3~5 min 内生效,维持 20~30 min。可透过胎盘。大部分经肝及肾破坏。

【药理作用】

1. 兴奋子宫 缩宫素直接兴奋子宫平滑肌,加强其收缩。其作用特点:① 作用与剂量相关:小剂量缩宫素加强子宫(特别是妊娠末期的子宫)的节律性收缩,使收缩振幅加大,张力稍增加,其收缩与正常分娩相似,使子宫底部肌肉发生节律性收缩,同时又能使子宫颈平滑肌松弛,以促进胎儿娩出;随着剂量加大,将引起子宫肌张力持续增高,最后可致强直性收缩,这对胎儿和母体不利。② 子宫平滑肌对缩宫素的敏感性与体内雌激素和孕激素水平有密切关系:雌激素可提高敏感性,孕激素则降低敏感性;在妊娠早期,孕激素水平高,敏感性低,妊娠后期雌激素水平高,敏感性高;临产时子宫最为敏感,分娩后子宫的敏感性又逐渐降低。

2. 促进排乳 通过兴奋乳腺缩宫素受体,使乳腺泡周围的肌上皮细胞(平滑肌)收缩,促进排乳。

3. 其他作用 大剂量还能短暂地松弛血管平滑肌,引起血压下降,并有微弱抗利尿作用。

【临床应用】

1. 催产和引产 对于无产道障碍仅宫缩无力的难产,可用小剂量(2~5 U)缩宫素加强子宫的节律性收缩,促进分娩。对于死胎、过期妊娠、患严重心脏病或肺结核等疾患的孕妇,需提前中断妊娠者,可用缩宫素引产。必须密切观察,根据子宫收缩和胎心情况调整滴注速度。

2. 产后止血 产后出血时立即皮下或肌内注射较大剂量缩宫素(5~10 U),迅速引起子宫强直性收缩,压迫子宫肌层内血管而止血。但缩宫素作用不持久,应加用麦角制剂维持子宫收缩状态。

3. 催乳 哺乳前 2~3 min,以枸橼酸缩宫素鼻腔喷雾吸入或滴入,可促进乳汁排出。

【不良反应】 缩宫素过量引起子宫高频率甚至持续性强直收缩,可致胎儿窒息或子宫破裂,因此做催产或引产时,必须注意:① 严格掌握剂量,避免发生子宫强直性收缩;② 严格掌握禁忌证,凡产道异常、胎位不正、头盆不称、前置胎盘,以及三次妊娠以上的经产妇或有剖宫产史者禁用,以防引起子宫破裂或胎儿窒息。

垂体后叶素

垂体后叶素(pituitrin)是从牛、猪的垂体后叶中提取的粗制品,内含缩宫素和加压素,对子宫平滑肌的选择性不高,产科已少用。它所含的加压素能与肾远曲小管和集合管的受体相结合,增加对水分的再吸收,使尿量明显减少,可用于治疗尿崩症。加压素还能收缩血管(特别是毛细血管和小动脉),在肺出血时可用来收缩肺小动脉而止血也能收缩冠状血管。此外,加压素尚有升高血压和兴奋胃肠道平滑肌的作用。

不良反应有面色苍白、心悸、胸闷、恶心、腹痛及过敏反应等。高血压、冠心病、肺心病、心力衰竭者禁用。

二、前列腺素类

前列腺素

前列腺素(prostaglandins,PGs)是一类广泛存在于体内的不饱和脂肪酸。对心血管系统、呼吸系统、消化系统以及生殖系统等有广泛的生理和药理作用。作为子宫兴奋药的有地诺前列酮(dinoprostone, PGE_2)、地诺前列素(dinoprost, $PGF_{2\alpha}$)、硫前列酮(sulprostone)和卡前列素(carboprost)。

【药理作用及临床应用】

1. 兴奋子宫 对子宫可产生与正常生理反应相似的收缩作用,对妊娠初、中期子宫的收缩作用比缩宫素强,对临产前的子宫最为敏感。常用于中期妊娠引产和足月妊娠引产,是一种较为安全有效的引产药。除可静脉滴注外,还可阴道内、羊膜腔内或宫腔内羊膜腔外给药,能兴奋早中期妊娠子宫并导致流产。

2. 抗早孕 地诺前列酮能促进黄体萎缩、溶解,使血中黄体酮水平急剧下降,子宫内膜脱落形成月经;同时还能使子宫收缩,妨碍受精卵着床,所以临床上有催经抗早孕的作用。

【不良反应】

1. 消化道症状 恶心、呕吐、腹痛等症状。

2. 兴奋支气管平滑肌 $PGF_{2\alpha}$可兴奋支气管平滑肌,哮喘者不宜用。

3. 升高眼压 PGE_2 可升高眼压,青光眼患者不宜用。

引产时的禁忌证和用药监护同缩宫素。

三、麦角生物碱类

麦角生物碱

麦角(ergot)是寄生在黑麦中的一种麦角菌的干燥菌核。目前已用人工培养方法生产。麦角中含多种生物碱,均为麦角酸的衍生物。根据其结构可分为两类:① 胺生物碱类,有麦角新碱和甲基麦角新碱;② 肽生物碱类,有麦角胺和麦角毒。

【药理作用】

1. 兴奋子宫 麦角生物碱类能选择性地兴奋子宫平滑肌,其作用取决于子宫的功能状态,妊娠子宫比未妊娠子宫敏感,在临产时或新产后子宫最敏感。作用强而持久,剂量稍大即引起子宫强直性收缩,对子宫体和子宫颈的兴奋作用无明显差别。因此,不宜用于催产和引产。麦角新碱的作用最快最强。

2. 收缩血管 肽生物碱类,特别是麦角胺,能直接收缩动脉、静脉血管,大剂量还会损伤血管内皮细胞,长期服用可导致肢端干性坏疽。

【临床应用】

1. 子宫出血 产后或其他原因引起的子宫出血都可用麦角新碱止血,它能使子宫平滑肌强直性收缩,机械地压迫血管而起到止血作用。

2. 产后子宫复原 产后的最初 10 天子宫复原很快,如子宫复原缓慢则容易发生子宫出血或感染。因此,须服用麦角制剂等子宫兴奋药以加速子宫复原。常用麦角流浸膏。

3. 偏头痛 麦角胺能收缩脑血管,减少动脉搏动的幅度,与咖啡因合用有协同作用。

【不良反应】 注射麦角新碱可导致呕吐、血压升高等现象,伴有妊娠毒血症产妇产后应用须慎用。麦角流浸膏中含有麦角毒和麦角胺,长期应用可损害血管内皮细胞,特别是肝或外周血管疾病患者更为敏感。此外,麦角新碱偶致过敏反应。麦角制剂禁用于催产和引产，血管硬化和冠心病患者慎用。

知识链接

流产、早产、催产、引产、产后出血

流产是妊娠不足28周、胎儿体重不足1 000 g而终止妊娠者。流产分为先兆流产、难免流产、不全流产和完全流产。早产是妊娠于28~37周之间终止者，此时娩出的新生儿称早产儿。催产是当子宫口已开全，无禁忌证而出现低张性宫缩无力时，用药物增强子宫收缩力以促进分娩。引产是对过期妊娠或因某种原因必须提前中断妊娠者，用药物诱发子宫收缩，促使胎儿娩出。产后出血是胎儿娩出24 h内阴道出血量超过500 ml者。

第二节　子宫平滑肌抑制药

子宫平滑肌抑制药又称为抗分娩药，主要用于痛经和防治早产。子宫平滑肌含有β肾上腺素受体，且以β_2受体占优势。许多常见β_2受体激动药如沙丁胺醇等都有松弛子宫平滑肌作用，用于防治早产；其中利托君（nitodrine）是常用子宫松弛药，其化学结构与异丙肾上腺素相似，对非妊娠和妊娠子宫都有抑制作用，可用于防治早产。除β_2受体激动药外，钙通道阻滞药如硝苯地平也有良好的子宫平滑肌松弛作用，具有开发的前途。硫酸镁可明显抑制子宫平滑肌收缩，妊娠期间应用硫酸镁可防治早产、妊娠高血压综合征，对禁用β_2受体激动药的产妇，可用本药防治早产。

学习小结

小剂量缩宫素主要用于催产和引产，大剂量可用于产后出血。麦角新碱主要用于子宫出血和产后子宫复原。用于催产和引产时必须严格掌握适应证及剂量，以免发生子宫强直性收缩而引起胎儿窒息或子宫破裂。前列腺素类可用于妊娠各期的引产和产后出血。子宫平滑肌抑制药利托君可松弛子宫平滑肌，用于防治早产。

常用制剂和用法

缩宫素　注射剂：5 U/1 ml、10 U/1 ml。催产或引产：一次2.5~5 U，加入5%葡萄糖溶液500 ml中缓慢静脉滴注，根据宫缩和胎儿情况随时调节。产后出血：胎盘排出后，一次5~10 U，肌内注射。

麦角新碱　片剂：0.2 mg、0.5 mg。一次0.2~0.5 mg，一日2~3次。注射剂：0.2 mg/1 ml、0.5 mg/1 ml。一次0.2~0.5 mg，肌内注射；或一次0.2 mg，加入5%葡萄糖溶液500 ml中，缓慢静脉滴注。极量：每次0.5 mg，每日1 mg。

地诺前列酮　注射剂：2 mg/1 ml，另附一支1 mg碳酸钠溶液及一支10 ml的生理盐水。引产：应用前，将本品用所附稀释液稀释后溶于500 ml 5%葡萄糖溶液中缓慢静脉滴注；或将本品用所附稀释液稀释后（12 ml），每次取1.2 ml再用生理盐水稀释至10 ml，宫腔内羊膜腔外注射，每 2 h 一次，直至胎儿娩出。

米索前列醇　片剂：0.2 mg。抗早孕：在服用米非司酮 36～48 h 后，单次空腹口服 0.6 mg。

利托君　片剂：10 mg。注射剂：50 mg/5 ml。一次 150 mg，用 5% 葡萄糖注射液 500 ml稀释为 0.3 mg/ml 的溶液，于 48 h 内静脉滴注完，若溶液变色或出现沉淀（或结晶），则不可再用。静脉滴注结束前 30 min，可以开始口服维持剂量 10 mg。开始 24 h 内每 2 h 给药 10 mg，此后每 4～6 h 给药 10～20 mg，每日总剂量不超过 120 mg。

目标检测

扫一扫，测一测

（任亚丽）

第十二章

影响内分泌药

第一节　肾上腺素皮质激素类药

学习目标

1. 掌握糖皮质激素的药理作用、临床应用、主要不良反应及用药监护。
2. 熟悉糖皮质激素的生理作用、用法及疗程。
3. 了解盐皮质激素的药理作用和临床应用。了解促肾上腺皮质激素的临床应用。
4. 能结合案例，正确分析处方，熟练进行用药护理。

▶ 临床案例

患者，女，32岁。因"感冒"后1周出现全身水肿、腰痛来诊，实验室检查：尿蛋白(+++)，血糖(-)，RBC 3~5/HP(正常0~1)，WBC3~5/HP(正常0~5)，24 h尿蛋白定量:6 g，血浆蛋白(ALB)21.6 g/L(正常值35~50 g/L)。诊断：肾病综合征。

思考：

1. 该患者可以应用哪些药物治疗？
2. 应用激素时，护士应该如何进行用药护理？

肾上腺皮质激素(adrenocortical hormones)简称皮质激素，是肾上腺皮质所分泌的激素总称，在化学结构上属甾体类化合物，也称为甾体激素或类固醇激素，分为三类：① 盐皮质激素(mineralocorticoids)，由肾上腺皮质最外层的球状带分泌，包括醛固酮，去氧皮质酮和皮质酮。② 糖皮质激素(glucocorticoids)，由肾上腺皮质的束状带合成和分泌，包括氢化可的松(hydrocortisone)、可的松(cortisone)等，其分泌和生成受促皮质素(ACTH)调节。③ 性激素，由肾上腺皮质网状带分泌。

一、糖皮质激素

本类药物脂溶性较高，口服、注射均易吸收，也可关节腔内注射和皮肤黏膜局部用药。可的松或氢化可的松服用后1~2 h血药浓度达峰值，作用持续8~12 h。氢化可的松进入血液后，约90%与血浆蛋白结合。人工合成品与皮质激素转运蛋白结合较少(约

70%),因而作用较强。主要在肝代谢,肝、肾疾病时皮质激素转运蛋白数量减少,故此时可使游离型药物增多,作用增强;肝、肾功能不全患者,皮质激素灭活减慢、排泄减少,可使 $t_{1/2}$ 延长;甲状腺功能亢进时肝灭活加速,使 $t_{1/2}$ 缩短。可的松和泼尼松在肝内分别转化为氢化可的松和泼尼松龙才有活性,故严重肝功能不全的患者只宜选用氢化可的松或泼尼松龙。药酶诱导剂(如苯巴比妥)可加快糖皮质激素的代谢,合用时需加大糖皮质激素的用量。按作用时间的长短,糖皮质激素类药可分为短效、中效及长效三类。常用的糖皮质激素类药作用特点比较见表 12-1-1。

表 12-1-1 常用糖皮质激素类药物的分类与比较

分类	药物	抗炎作用/比值	水盐代谢/比值	等效剂量/mg	维持时间/h
短效	氢化可的松	1.0	1.0	20	8~12
	可的松	0.8	0.8	25	8~12
中效	泼尼松	3.5	0.6	5	12~36
	泼尼松龙	4.0	0.6	5	12~36
	曲安西龙	5.0	0	4	12~36
长效	地塞米松	30	0	0.75	36~54
	倍他米松	30	0	0.60	36~54
外用	氟氢可的松	12			
	氟氢松	40			

【药理作用】

1. 抗炎作用 糖皮质激素对各种原因(感染性,如细菌、病毒;化学性,如酸、碱损害;物理性,如烧伤、光、射线;免疫性,如各种变态反应等)引起炎症及炎症的各期均有强大的非特异性抑制作用。在炎症的早期可抑制局部毛细血管扩张,降低毛细血管通透性,减少渗出和水肿;同时抑制白细胞游走、黏附、聚集和吞噬能力,从而改善红、肿、热、痛等症状。在炎症后期,明显抑制毛细血管和成纤维细胞的增生和肉芽组织的形成,减轻组织粘连,抑制瘢痕的形成,减轻后遗症。

2. 抗免疫作用 糖皮质激素对免疫过程的许多环节均有抑制作用,包括抑制巨噬细胞对抗原的吞噬和处理,阻碍 T 淋巴细胞转化为致敏的淋巴细胞;抑制淋巴因子的生成,减少血液中的淋巴细胞数;抑制 B 细胞转化成浆细胞,减少抗体生成。小剂量抑制细胞免疫,大剂量可抑制体液免疫。糖皮质激素还可抑制过敏介质的产生,减轻过敏性症状。

3. 抗内毒素作用 糖皮质激素可提高机体对细菌内毒素的耐受力,减轻对机体的损伤,减少内热原的释放,缓解毒血症症状,发挥保护机体作用,但不能中和、破坏内毒素,无对抗细菌外毒素的作用。

4. 抗休克作用 大剂量糖皮质激素对各种休克均有一定的对抗作用,其机制除与抗炎、抗免疫、抗毒作用外，还与下列机制有关：加强心肌收缩力，使心排血量增多；降低血管对缩血管物质的敏感性，扩张痉挛血管，改善微循环；稳定溶酶体膜，减少心肌抑制因子的形成。

5. 其他作用

（1）对血液与造血系统的影响：能刺激骨髓造血功能，增加血液中红细胞、血小板数目及血红蛋白、纤维蛋白原含量，缩短凝血时间；中性粒细胞数目增加，但其游走、吞噬、消化等功能降低；还能使淋巴细胞和嗜酸性粒细胞减少。

（2）退热作用：糖皮质激素有较强的退热作用，机制与其稳定溶酶体膜，减少内热原的释放，抑制 PGE 的生成及抑制下丘脑体温调节中枢对内热原的敏感性有关。

（3）中枢神经系统作用：能提高中枢的兴奋性，引起欣快、激动、失眠等。

（4）对代谢的影响：糖皮质激素能增加肝糖原、肌糖原含量，能促进糖原异生，减少机体组织对葡萄糖的利用，升高血糖；能促进淋巴、胸腺、肌肉、骨骼和皮肤等组织的蛋白质分解，并抑制其合成；能促进脂肪分解，抑制其合成；大量应用时还可引起低钙血症，长期应用可致骨质脱钙。

【临床应用】

1. 替代疗法 生理剂量用于治疗急、慢性肾上腺皮质功能减退症、脑垂体功能减退症和肾上腺次全切除术后的补充。

2. 严重感染 主要用于中毒性感染或同时伴有休克者，如中毒性痢疾、中毒性肺炎、暴发性流行性脑膜炎、重症伤寒、急性粟粒型肺结核等。在应用足量、有效的抗菌药的同时，大剂量应用糖皮质激素，因其能增加机体对有害刺激的耐受性，减轻中毒症状，使机体度过危险期。病毒感染一般不宜应用，但对于严重的病毒感染，应权衡利弊。主张短期大量应用糖皮质激素，如重症肝炎、乙型脑炎、麻疹、流行性腮腺炎等，有缓解症状的作用。

3. 防止某些炎症的后遗症 在某些组织器官，炎症后期的粘连及瘢痕形成，影响器官的功能。如结核性脑膜炎、胸膜炎、腹膜炎、心包炎，损伤性关节炎、睾丸炎等，早期应用糖皮质激素能防止后遗症的产生；对角膜炎、巩膜炎、视网膜炎、视神经炎等特异性眼炎，应用糖皮质激素可消炎止痛、防止角膜混浊和瘢痕粘连的发生。

4. 自身免疫性疾病和过敏性疾病

（1）自身免疫性疾病：如类风湿关节炎、强直性脊柱炎、系统性红斑狼疮、硬皮病、皮肌炎、肾病综合征、自身免疫性贫血、重症肌无力、结节性动脉炎等。通常采用综合疗法，可明显缓解症状，但不能根治。

（2）过敏性疾病：严重过敏反应及应用其他抗过敏药物无效时，可选用本类药物治疗，如过敏性鼻炎、支气管哮喘、荨麻疹、血清病、血管神经性水肿及过敏性休克等。

（3）器官移植：如肾移植、骨髓移植、肝移植等，常与其他免疫抑制剂联合应用，抑制排斥反应。

5. 某些血液病 可用于再生障碍性贫血、血小板减少症、过敏性紫癜、粒细胞减少症、急性淋巴细胞性白血病等，作用不持久，停药后易复发。

6. 抗休克 对感染中毒性休克，需与有效足量的抗菌药物合用。对过敏性休克，宜首选肾上腺素,对病情较重的患者可合用糖皮质激素。对低血容量性休克,在补充血容量或输血后效果不佳时,可合用超大剂量的糖皮质激素。

7. 局部应用 对某些皮肤病,如接触性皮炎、湿疹、肛门瘙痒、银屑病(牛皮癣)、神经性皮炎等有一定疗效。多采用氢化可的松、泼尼松龙或氟轻松等软膏、霜剂或洗剂局部用。也可与普鲁卡因配合,局部注射用于肌肉、韧带或关节劳损。

【不良反应】

1. 长期大剂量应用引起的不良反应 糖皮质激素不良反应见图 12-1-1 所示。

(1) 医源性肾上腺皮质功能亢进症:与糖皮质激素引起脂质代谢和水盐代谢紊乱有关,表现为满月脸、水牛背、向心性肥胖、痤疮、皮肤变薄、多毛、水钠潴留、水肿、高血压、高血脂、低血钾、糖尿病。停药后症状可自行消失。必要时可加用抗高血压药、抗糖尿病药治疗。长期大量应用糖皮质激素,应给予低盐、低糖、高蛋白质饮食,同时注意补钾。

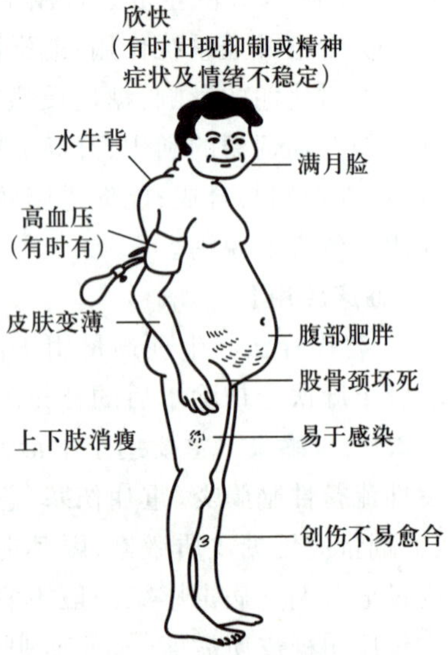

图 12-1-1 糖皮质激素不良反应

(2) 诱发或加重感染:糖皮质激素抑制机体免疫功能所致。长期应用可诱发感染或使体内潜在的病灶扩散,病情加重。

(3) 诱发或加重溃疡:糖皮质激素能刺激胃酸、胃蛋白酶的分泌,并抑制胃黏液分泌,降低胃肠黏膜对胃酸的抵抗力,诱发或加重胃溃疡、十二指肠溃疡、严重者导致消化道出血和穿孔。

(4) 心血管系统疾病:长期大量应用糖皮质激素由于水钠潴留和血脂增高,引发高血压、动脉粥样硬化。

(5) 其他:糖皮质激素抑制蛋白质合成,促进钙、磷排泄,导致肌肉萎缩、伤口愈合延缓,儿童发育缓慢、骨质疏松;兴奋中枢,出现精神及行为的改变,偶见癫痫及精神性疾病。

2. 停药反应

(1) 医源性肾上腺皮质功能不全:长期大量应用糖皮质激素,负反馈作用于垂体及下丘脑,使体内的促皮质素(ACTH)分泌减少。ACTH 有促进肾上腺皮质细胞生长、分泌的作用。ACTH 减少,肾上腺皮质萎缩,糖皮质激素分泌减少。突然停用糖皮质激素或减药过快,体内糖皮质激素突然降低,在应激状态下,如创伤、感染、分娩的患者出现肾上腺皮质危象,表现为呕吐、乏力、低血压甚至休克,需及时抢救。长期大量应用糖皮质激素的患者停药时应逐渐减量、停药,或停药前应用 ACTH 7 天左右以促进肾上腺皮质功能的恢复;停药后 1 年内遇应激情况时,应及时给足量的糖皮质激素。

(2) 反跳现象及停药症状:突然停药或减量过快时,出现肌痛、关节痛、肌强直、发热等原来没有的症状,称为停药症状。突然停药后,已经控制好转的症状又出现或加重,这称为反跳现象。需加大剂量治疗,待症状好转后再缓慢减量、停药。

【禁忌证】 抗菌药不能控制的感染，肾上腺皮质功能亢进症，骨折或创伤恢复期，胃肠吻合术恢复期，角膜溃疡，活动性消化性溃疡，妊娠妇女，严重高血压，糖尿病、精神性疾病和癫痫等。

知识链接

当适应证与禁忌证并存时，应全面分析，权衡利弊，慎重决定，必要时在其他措施的配合下，应用糖皮质激素帮助患者度过危险期，达到目的后尽早停药或者撤药。

【用法及疗程】

1. 小剂量替代疗法 用于慢性肾上腺皮质功能不全、垂体功能减退及术后引起的肾上腺皮质功能不全。按肾上腺皮质激素的分泌昼夜规律用药。

2. 大剂量突击疗法 用于严重感染及抗休克的治疗。一般连续给药3~5天。

3. 一般剂量的长期疗法 如结缔组织病、类风湿关节炎、肾病综合征等的治疗。为了减少医源性肾上腺皮质功能不全的发生，多采用隔日给药疗法，可减少医源肾上腺皮质功能不全的发生。

4. 隔日疗法 是对一般剂量长期疗法的改进。根据糖皮质激素分泌的昼夜节律，将两日总量隔日清晨顿服，服药时间在上午8时，此时为糖皮质激素正常分泌的高峰，故对肾上腺皮质功能的抑制较小。适用于按常规疗法使疾病急性期得以控制后的长期维持治疗，是安全有效的给药方法。本疗法以用泼尼松、泼尼松龙等中效制剂较好。

知识链接

肾上腺皮质激素的分泌与调节

正常人皮质激素的分泌有昼夜节律性，午夜0时血浆中浓度最低，凌晨渐渐升高，上午8时为分泌高峰，昼夜间血浆糖皮质激素浓度相差4倍以上。肾上腺皮质激素的分泌受多种反馈调节系统控制，下丘脑合成促皮质激素释放激素（CRH），兴奋垂体合成并释放促皮质素（ACTH），ACTH作用于肾上腺皮质，促进肾上腺皮质激素的合成与分泌。肾上腺皮质激素水平升高，负反馈抑制CRH和ACTH的分泌。

二、盐皮质激素

【药理作用】 肾上腺皮质球状带分泌的盐皮质激素包括醛固酮、去氧皮质酮、皮质酮，促进远曲小管及集合管的Na^+-K^+及Na^+-H^+交换，保钠、潴水、排钾。盐皮质激素分泌主要受血浆电解质组成及肾素-血管紧张素-醛固酮系统的调节。

【临床应用】 治疗慢性肾上腺皮质功能减退症。可治疗原发性慢性肾上腺皮质功能不全症，纠正水、电解质紊乱，恢复水、电解质平衡。

【不良反应】 过量引起水钠潴留，水肿、高血压、低钾血症。

三、糖皮质激素的用药护理

1. 对长期使用糖皮质激素引起向心性肥胖的患者应进行心理疏导，以消除患者自卑和焦虑情绪。告诉患者一定要按医嘱减量及停药。在减量、停药后出现不适症状及时就诊。停药后 1 年内遇到突发情况时也应及时就诊。

2. 长期应用糖皮质激素，出现以下情况必须停药：① 出现严重的不良反应，不能继续用药。② 因疗效差，应考虑换药。③ 维持量已减至正常基础需要量，如泼尼松每日 5~7.5 mg。

3. 长期使用糖皮质激素期间应注意个人卫生，防止感染，注意监测血压、血糖、尿糖、血钾、血脂等。宜采用低盐、低糖、低脂、高蛋白、含钾食物。

4. 长期使用糖皮质激素的儿童、绝经期妇女、老年人易导致骨质疏松甚至自发性骨折，故应注意补充维生素 D 和钙剂。

5. 长期使用糖皮质激素的患者可致消化性溃疡，与解热镇痛药合用时尤其易发生。故应避免合用。

6. 哺乳期妇女接受大剂量的糖皮质激素治疗时应停止哺乳。

7. 与苯巴比妥、苯妥英钠和利福平等药酶诱导剂合用时，疗效减弱，应酌情加量。

8. 严格掌握其适应证及禁忌证。

学习小结

糖皮质激素药理作用有“四抗”（抗炎、抗免疫、抗内毒素、抗休克）一调整（调整血液及造血系统）。不良反应有：一进（医源性肾上腺皮质功能亢进症），二抑（伤口愈合延缓，儿童发育缓慢），三停（医源性肾上腺皮质功能不全、反跳现象及停药症状），四诱发（诱发感染、溃疡、癫痫及精神性疾病）。

常用制剂和用法

醋酸可的松　片剂：5 mg、25 mg。替代疗法，一日 12.5~25 mg，分 2 次口服；其他治疗，开始一日 75~300 mg，分 3~4 次服，维持量一日 25~50 mg。注射剂：50 mg/2 ml、125 mg/2 ml、250 mg/10 ml。一次 25~125 mg，一日 2~3 次，肌内注射，用前摇匀。

醋酸氢化可的松　片剂：20 mg。一次 10~20 mg，一日 2~4 次。注射剂：10 mg/2 ml、25 mg/5 ml、100 mg/20 ml。稀释后静脉滴注，剂量视病情而定。

醋酸泼尼松（醋酸强的松）　片剂：5 mg。一次 5~10 mg，一日 2~4 次。注射剂：10 mg/2 ml。一次 10~25 mg，以 5% 葡萄糖注射液 500 ml 稀释后静脉滴注。混悬液：25 mg/1 ml，125 mg/5 ml。一次 5~50 mg，肌内注射或关节腔内注射。

醋酸泼尼松龙（醋酸强的松龙）　片剂：1 mg、5 mg。开始一日 20~40 mg，分 3~4 次服，维持量一日 5 mg。注射剂：10 mg/2 ml。一次 10~20 mg，加入 5% 葡萄糖注射液中静脉滴注。

曲安西龙（去炎松）　片剂：2 mg、4 mg、8 mg。开始一次 4 mg，一日 2~4 次。症状缓解后，维持量一次 1~2 mg，一日 1~2 次。

醋酸地塞米松（氟美松）　片剂：0.75 mg。一次 0.75~3 mg，一日 1~3 次。注射剂：2.5 mg/0.5 ml、5 mg/1 ml、25 mg/5 ml。一次 2.5mg，肌内注射或关节腔内注射。软膏：

4 mg/4 g、5 mg/10 g。一日 2~3 次，外用。

倍他米松　片剂：0.5 mg，一日 0.5~2 mg 分次服用。软膏：4 mg/4 g、10 mg/10 g。一日 2~3 次，外用。

醋酸氟氢可的松　软膏：10 mg/4 g。外用。

醋酸氟轻松（肤轻松）软膏、霜剂、洗剂（含药 0.01%~0.025%），外用。

目标检测

扫一扫，测一测

第二节　甲状腺激素及抗甲状腺药

学习目标

1. 掌握甲状腺激素的药理作用、临床应用和不良反应。
2. 掌握硫脲类的药理作用、临床应用、主要不良反应及用药护理。
3. 熟悉碘剂、放射性碘与 β 受体阻断药的作用特点和用途。
4. 能结合案例，正确分析处方，熟练进行用药护理。

▶ 临床案例

患者，男，35 岁，近 1 年多来出现怕热、多汗、心悸、乏力、手抖、脾气暴躁、易激动、多食易饥等症状，近 3 个月来症状加重，遂来院就诊，检查：T 37.0℃，P 102 次/分，R 20 次/分，BP 100/70 mmHg。查体：颈软，甲状腺 II 度肿大，闭眼、伸舌及双手平举可见细震颤。实验室检查：FT3 36.8pmol/L，FT4 100 pmol/L，T_3 6.78 nmol/L，rT_3 3.19 nmol/L，T_4 231 nmol/L，TSH 0.01 mU/L。

诊断：甲状腺功能亢进。

思考：

1. 可应用哪些药物进行治疗？
2. 用药过程中应注意的问题。

一、甲状腺激素

甲状腺激素

甲状腺激素由甲状腺分泌，包括甲状腺素（四碘甲状腺原氨酸，T_4）和碘甲腺氨酸（三碘甲状腺原氨酸，T_3），是维持机体正常代谢和生长发育所必需的激素。临床使用甲状腺激素多由家畜（猪、牛、羊等）甲状腺提取，也可人工合成。

【合成、贮存与释放】　甲状腺激素的合成是在甲状腺球蛋白（TG）上进行的，甲状腺细胞有高度摄取碘和浓缩碘的能力，通过碘泵主动摄取血液中的碘离子（I^-），在过氧化物酶的作用下碘离子被氧化成活性碘（I^+）；活性碘与甲状腺球蛋白（TG）上的酪氨酸残基结合，生成一碘酪氨酸（MIT）和二碘酪氨酸（DIT），在过氧化物酶作用下，一分子 MIT 和一分子 DIT 缩合成 T_3，两分子 DIT 缩合成 T_4；合成的 T_3、T_4 与 TG 结合贮存于滤泡腔内的胶质中，在促甲状腺激素（TSH）作用下，经蛋白水解酶作用，TG 水解并释出 T_3、T_4 进入血液，在外周 T_4 转变为 T_3 后才有生物活性（图 12-2-1）。

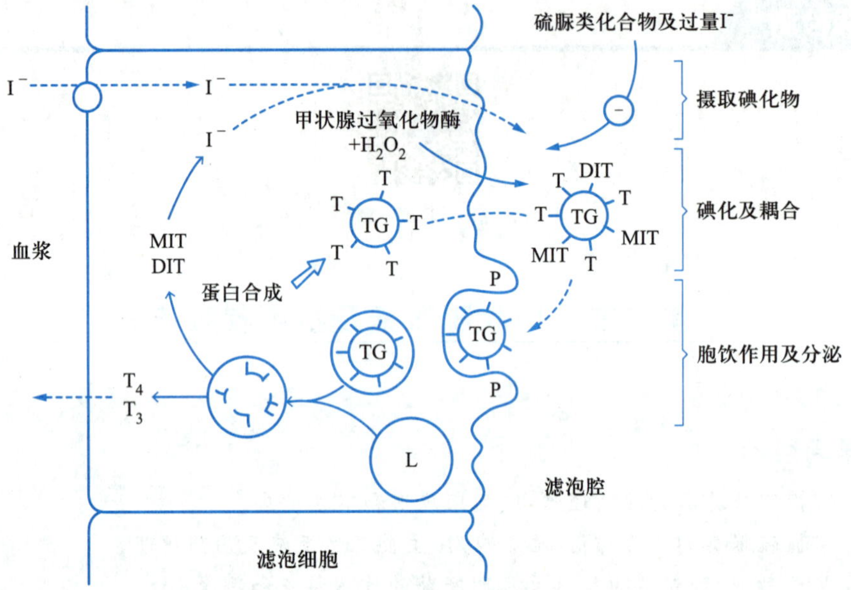

TG:甲状球蛋白　L:溶酶体　P:伪足

图 12-2-1　甲状腺激素的合成和分泌以及药物作用部位

【药理作用】

1. 调控生长发育　甲状腺激素可促进蛋白质的合成和骨骼的生长发育，对神经系统的发育尤为重要。

2. 促进代谢　能促进糖、蛋白质和脂肪代谢，能促进物质氧化，增加耗氧量，提高基础代谢率，使产热增多。

3. 提高机体交感肾上腺系统的敏感性　甲状腺激素能够提高机体对儿茶酚胺类的敏感性，使心率加快、心肌收缩力增强等。

【临床应用】　甲状腺激素主要用于甲状腺功能减退症的替代治疗。

1. 呆小病　当婴幼儿甲状腺功能不足，可引起身材矮小、发育迟缓、智力低下。对婴幼儿的治疗越早效果越好，若及早诊治，发育仍可恢复正常。若治疗过晚，即使躯体能正常发育，但智力仍然低下。

2. 黏液性水肿　当成人甲状腺功能低下，甲状腺素分泌减少，基础代谢率降低，产热减少，表现为乏力、畏寒、情绪低落、行动迟缓等症状。病理表现为黏多糖在组织和皮肤堆积，出现黏液性水肿。宜从小剂量开始，逐渐增至足量。

3. 单纯性甲状腺肿　由缺碘引起的应补碘。无明显原因者可给予适量甲状腺素，以补充内源性激素的不足，同时抑制了促甲状腺激素的分泌，缓解甲状腺代偿性增生肥大。

【不良反应】 甲状腺激素过量时可出现甲状腺功能亢进的症状，如心悸、手震颤、多汗、神经过敏、失眠等，严重者可有腹泻、呕吐、发热、心律失常等。一旦出现上述症状，应立即停药，必要时用β受体阻断药对抗。

知识链接

甲 亢

甲状腺功能亢进症，简称甲亢，是由于甲状腺激素分泌增多，或激素灭活减少，可导致基础代谢率升高，表现为两多一少、怕热多汗、乏力、情绪激动、焦躁易怒、失眠、心率加快和体重明显下降等症状。严重时可发生心律失常、手指震颤，甚至心绞痛、心力衰竭等。

二、抗甲状腺药

抗甲状腺药

抗甲状腺药是一类能干扰甲状腺激素的合成与释放，消除甲状腺功能亢进症状的药物。目前常用的药物可分为硫脲类、碘和碘化物、放射性碘及β受体阻断药。

(一) 硫脲类

硫脲类是临床最常用的抗甲状腺药，它可分为两大类：① 硫氧嘧啶类，包括甲硫氧嘧啶和丙硫氧嘧啶；② 咪唑类，包括甲巯咪唑(他巴唑)和卡比马唑(甲亢平)。

【体内过程】 口服易吸收，生物利用度约为80%。血浆蛋白结合率约为75%，分布于全身组织，但甲状腺组织药物浓度高，主要在肝内代谢，部分以结合型随尿排出。易透过胎盘，也能进入乳汁。

【药理作用】 与过氧化物酶结合后使之失活，进而抑制了碘的活化以及MIT和DIT的耦联过程，抑制甲状腺激素的生物合成。但对已合成的甲状腺激素无作用，只有等合成的甲状腺激素被消耗后才能生效，一般在用药2~3周后甲亢症状开始减轻，1~2个月基础代谢率才可恢复正常。

硫脲类的抗甲状腺作用

此外，还可抑制甲状腺球蛋白生成，因此对甲状腺功能亢进症有一定的病因治疗作用。丙硫氧嘧啶可抑制外周组织 T_4 转化为 T_3，能较快控制血 T_3 水平。

【临床应用】

1. 甲亢的内科治疗 适用于轻症和儿童、青少年、年老体弱及术后复发等不宜手术或不宜用放射线碘治疗的患者。开始治疗时给予大剂量，最大程度抑制甲状腺激素的合成。经1~3个月治疗后症状明显减轻、基础代谢率接近正常时，药量可渐减至维持量，继续用药1~2年。

2. 甲亢的手术前准备 对需做甲状腺次全切除术的患者，术前宜先服用硫脲类药物，使甲状腺功能恢复或接近正常，以减少麻醉和手术后并发症，防止术后发生甲状腺危象。但用硫脲类后会使腺体增生，组织充血，故应在术前2周左右同时合用大剂量碘，使腺体缩小变硬，便于手术。

3. 甲状腺危象的辅助治疗 甲状腺危象可危及生命，甲状腺功能亢进患者，在精神刺激、感染、手术、外伤等诱因的作用下，使甲状腺激素突然大量释放入血，导致高热、虚脱、心力衰竭、电解质紊乱等现象，称为甲状腺危象。此时主要应用大剂量碘剂抑制甲状腺激素的释放，同时合用大剂量（为治疗量的 2 倍）硫脲类阻断甲状腺激素的合成以作为辅助治疗，常首选丙硫氧嘧啶。

【不良反应】

1. 过敏反应 最常见，多为瘙痒、药疹等轻症反应，少数伴有发热，停药后可自行消退。

2. 胃肠反应 有厌食、恶心、呕吐、腹痛、腹泻等，可自行消失。

3. 粒细胞缺乏症 为严重的不良反应，常在用药几周后发生，故应定期检查血象，若出现白细胞总数低于 3×10^9/L 或患者有咽痛、发热等症状，必须立即停药。

4. 甲状腺肿大 长期应用后因血清甲状腺激素水平下降，可反馈性引起 TSH 增多，使腺体代偿性增生，腺体增大、组织充血。

5. 甲状腺功能减退症 长期过量用药时可发生，故应定期复查，及时调整剂量。妊娠妇女应慎用，哺乳期妇女用药期间应停止哺乳，以免对胎儿及婴儿造成影响。

（二）碘及碘化物

常用的有碘化钾、碘化钠、复方碘溶液（卢戈液）等。

【药理作用】 不同剂量的碘化物对甲状腺功能可产生不同的作用。

1. 小剂量碘参与甲状腺激素的合成 碘是甲状腺激素合成的必需原料，碘不足导致甲状腺激素合成减少。

2. 大剂量碘产生抗甲状腺作用 主要是抑制蛋白水解酶，使 T_3、T_4 不能和甲状腺球蛋白解离而释放减少；其次是抑制过氧化物酶而影响甲状腺激素的合成；此处，还能拮抗 TSH 的作用。

碘及碘化物

大剂量碘的抗甲状腺作用快而强，用药 1～2 天起效，10～15 天可达最大效应。但此时若继续用药，甲状腺摄碘能力反而受抑制，胞内碘离子浓度下降，抑制甲状腺激素合成的作用消失，可导致甲亢的症状复发，故大剂量的碘剂不能用于甲亢的常规治疗。

【临床应用】

1. 防治单纯性甲状腺肿 补充小剂量碘可获得满意的疗效，我国在食用碘盐后有效地防止了该病的发生。

2. 甲亢术前准备 用硫脲类控制病情后，术前 2 周加用大剂量复方碘溶液，抑制 TSH 的分泌，使甲状腺腺体缩小变韧、充血减少，利于手术进行及减少出血。

3. 甲状腺危象 应用大剂量碘剂可迅速抑制甲状腺激素释放，使甲状腺危象缓解，需同时使用硫脲类药物。

知识链接

甲状腺功能亢进患者，在精神刺激、感染、手术、外伤等诱因的作用下，甲状腺激素突然大量释放入血，导致高热、虚脱、心力衰竭、电解质紊乱等现象的发生，称为甲状腺危象。

【不良反应】

1. 急性反应　于用药后立即或几小时后发生，表现为发热、皮疹、皮炎、血管神经性水肿、上呼吸道充血及严重喉头水肿，可引起窒息。轻者停药后可消退，必要时需采取抗过敏等措施。

2. 慢性碘中毒　长期应用可出现口腔铜腥味及咽喉烧灼感、唾液分泌增多及眼刺激症状等，停药后可消失。

3. 甲状腺功能紊乱　长期服用碘剂可诱发甲亢。碘能通过胎盘及进入乳汁，可能引起新生儿甲状腺肿，故妊娠及哺乳期妇女既要补充适量碘，也不能长期大剂量使用。

（三）放射性碘

用于甲亢治疗的放射性碘是^{131}I，其 $t_{1/2}$ 约为 8 天，用药 1 个月后其放射性可消除 90%，56 天消除 99%以上。

【药理作用】　甲状腺有高度摄碘能力，^{131}I 被甲状腺摄取后，可产生 β 射线和 γ 射线。其中 β 射线占 99%，在组织内的射程为 0.5～2mm，其辐射作用仅限于甲状腺实质内，使滤泡上皮破坏、萎缩、减少分泌，很少波及周围组织。γ 射线占 1%，在体外可测得，可用于测定甲状腺摄碘功能。

【临床应用】

1. 甲状腺功能亢进　^{131}I 仅用于不宜手术或手术后复发用硫脲类无效或过敏者。

2. 甲状腺功能测定　空腹口服小剂量^{131}I，分别于用药后 1 h，3 h 及 24 h 各测一次甲状腺的放射性，计算摄碘的百分率，并画出摄碘曲线。与正常曲线相比，甲亢患者摄碘率高，摄碘高峰时间前移；甲状腺功能减退者摄碘率低，摄碘高峰时间后延。

【不良反应】　剂量过大时易导致甲状腺功能减退。由于本品个体差异大，剂量较难准确掌握，因而在使用中应严格计算剂量并密切观察，一旦发生甲状腺功能减退应立即停药，并适当补充甲状腺激素。

（四）β 受体阻断药

【药理作用】　甲亢患者交感神经活动增强，β 受体阻断药通过阻断 β 受体，控制甲亢患者心动过速、多汗、手震颤、焦虑等症状。

【临床应用】　作为辅助治疗药用于甲亢和甲状腺危象。由于不干扰硫脲类药物对甲状腺的作用，且作用迅速，可与硫脲类药物合用增强疗效。适用于不宜用其他抗甲状腺药、不宜手术及^{131}I 治疗的甲亢患者。也用于甲状腺术前准备。

三、甲状腺激素和抗甲状腺药的用药护理

1. 告知患者遵医嘱按时服药，不可漏服、改变剂量或服药间隔时间，特别强调不能因症状消失而自动停药。

2. 治疗甲亢药显效较慢，用药期间，应监测血象及甲状腺功能。同时，注意加强健康评估。妊娠期及哺乳期妇女用药应慎重。

3. 甲状腺激素能降低胰岛素和口服降血糖药的疗效，联合用药时应注意观察血糖和尿糖的变化，硫脲类不宜与导致白细胞减少的药物合用，以免引起和加重不良反应。

4. 碘剂可明显延缓硫脲类起效时间。故在甲亢的治疗中用硫脲类前应避免使用碘剂。

5. 碘及碘化物制剂应在饭后用大量温水送服，以减轻对胃肠道的刺激；也可用果汁、牛奶等饮料稀释，减少刺激、改善口感；并用吸管服用，可避免刺激性气味及对牙齿的侵蚀。

学习小结

本章学习重点在抗甲状腺药物，共有四类，代表药物是硫脲类药。从硫脲类的药理作用入手，理解其为什么对已合成的甲状腺激素无影响，起效慢；掌握临床适应证、与碘剂合用的原因和用途及其不良反应。熟悉其他抗甲状腺药物的适应证和不良反应。

常用制剂和用法

甲状腺（家畜甲状腺干燥粉末）　片剂：10 mg、40 mg、60 mg。一次 10～40 mg，一日 20～120 mg。极量：一日 160 mg。

甲状腺素　片剂：0.1 mg。一日 0.1～0.2 mg。注射剂：1 mg/1 ml。一日 0.3～0.5 mg，静脉注射。

三碘甲状腺原氨酸钠　片剂：20 μg、25 μg、50 μg。开始一日 10～20 μg，逐渐增至一日 80～100 μg，分 2～3 次服；小儿体重 7 kg 以下者，开始一日 2.5 μg，7 kg 以上者，一日 5 μg，以后每隔一周一日用量增加 5 μg，维持量一日 15～20 μg，分 2～3 次服。

丙硫氧嘧啶　片剂：50 mg、100 mg。一次 50～100 mg，一日 3 次。极量：一次 200 mg，一日 600 mg。

甲巯咪唑　片剂：5 mg、10 mg。开始量一次 10～20 mg，一日 3 次。维持量：一日 5～10 mg。

卡比马唑　片剂：5 mg。用法同甲巯咪唑。

复方碘溶液（卢戈液，含碘 5%、碘化钾 10%）　治疗单纯甲状腺肿：一次 0.1～0.5 ml，一日 1 次，2 周为一疗程。甲亢术前准备：一次 0.3～0.5 ml，一日 3 次。加水稀释后口服；极量：一次 1 ml，一日 3 ml。

碘化钾　片剂：10 mg。治疗单纯甲状腺肿，小剂量开始一日 10 mg，20 日为一疗程，连用 2 疗程，疗程间隔 30～40 日，1～2 个月后，剂量可逐渐增大至一日 20～25 mg，总疗程 3～6 个月。

目标检测

扫一扫，测一测

第三节　胰岛素及口服降血糖药

学习目标

1. 掌握胰岛素的药理作用、临床应用、主要不良反应及用药监护。
2. 掌握各类口服降糖药的作用、用途、不良反应和用药护理。
3. 熟悉口服降血糖药物的种类及代表药物。
4. 能结合案例，正确分析处方，熟练进行用药护理。

▶ 临床案例

患者，女，48岁，1个月前无诱因出现口干、多尿、容易饥饿，体重下降明显，未予重视。近1周来症状加重，烦渴，每日饮水量达3 000 ml，伴乏力。入院检查：身高155 cm，体重70 kg。实验室检查：空腹血糖16.4 mmol/L，餐后血糖28.16 mmol/L，糖化血红蛋白9.0%。诊断：2型糖尿病。

思考：

1. 糖尿病如何进行治疗？
2. 通过学习如何对糖尿病患者进行宣教工作。

糖尿病是以慢性血糖水平增高为主要症状群的代谢性疾病。长期碳水化合物、蛋白质、脂肪代谢紊乱，引起多系统损害，导致重要器官如心脏、肾、神经、眼的病变。目前尚无根治糖尿病的方法。采用综合治疗措施，可以在一定程度上控制血糖水平，减轻症状，预防并发症，提高生活质量。

糖尿病与胰岛素

知识链接

糖　尿　病

糖尿病是由多种原因引起的胰岛素绝对或相对分泌不足，导致糖、蛋白质、脂肪、水和电解质等一系列代谢紊乱综合征，其中以高血糖为主要标志。临床典型案例可出现多饮、多尿、多食、消瘦等表现，即“三多一少”症状。

按照WHO的分类标准，糖尿病可分为胰岛素依赖型糖尿病（1型糖尿病）和非胰岛素依赖型糖尿病（2型糖尿病）。1型糖尿病多发生于青少年，其胰岛素分泌缺乏，必须依赖胰岛素治疗维持生命。2型糖尿病占糖尿病总数的90%以上，多见于30岁以后中、老年人，其胰岛素的分泌量并不低甚至还偏高，病因主要是机体对胰岛素敏感性降低（即胰岛素抵抗）。

一、胰岛素

胰岛素是由胰腺中胰岛β细胞分泌的。药用制剂一般从猪、牛等胰腺中提取，有低纯度胰岛素和高纯度胰岛素两种。低纯度胰岛素有抗原性,可降低药效并引起过敏反应;高纯度胰岛素为人工半合成的单组分牛或猪胰岛素,抗原性大大降低。现已能通过重组 DNA 技术生产出高纯度的人胰岛素。

胰岛素易被消化酶破坏,口服无效,需注射给药,皮下注射吸收快,为常用给药途径,紧急情况还可静脉注射。为延长胰岛素的作用时间,加入碱性蛋白(珠蛋白、精蛋白)和微量锌,使其溶解度降低,增加稳定性,制成中效及长效制剂。胰岛素制剂的分类及其特点如下(表 12-3-1)。

表 12-3-1　常用胰岛素制剂分类及特点

类型	药物	给药途径	给药时间	起效/作用维持时间/h
短效	正规胰岛素(regular insulin,RI)	静脉滴注	急救	即刻/2
		皮下注射	餐前 30 min,每天 3~4 次	0.5~1/6~8
	单组分人胰岛素(monocomponent nsulin,McI)	皮下、肌内、静脉注射	餐前 20 min,每天 3 次	0.5/8
中效	低精蛋白锌胰岛素(neutral protamine hagedorn,NPH)	皮下注射	早、晚餐前 1 h,每天 1~2 次	2~4/18~24
	珠蛋白锌胰岛素(globin zinc insulin,GZI)	皮下注射		2~4/12~18
长效	精蛋白锌胰岛素(protamine zinc insulin,PZI)	皮下注射	早、晚餐前 1 h,每天 1 次	3~6/24~36

【药理作用】 胰岛素对代谢过程具有广泛的影响。

1. 糖代谢 加速葡萄糖的有氧氧化和无氧酵解,促进糖原的合成和贮存,抑制糖原分解和异生,使血糖去路增加、来源减少,从而降低血糖。

2. 脂肪代谢 促进脂肪合成,抑制脂肪分解,能够减少游离脂肪酸及其代谢产物生成。

3. 蛋白质代谢 促进氨基酸转运到细胞内,加速蛋白质合成,抑制蛋白质分解,对生长过程有促进作用。

4. 促进 K^+ 转运 促进 K^+ 进入细胞内,增加细胞内 K^+ 浓度。

【临床应用】

1. 糖尿病 注射用胰岛素制剂目前仍是治疗 1 型糖尿病的最重要药物,对胰岛素缺乏的各型糖尿病均有效。主要用于下列情况:① 1 型糖尿病;② 2 型糖尿病,经饮食控制和口服降血糖药治疗未能控制者;③ 糖尿病发生各种急性或严重并发症者,如酮症酸中毒及非酮症性高渗性昏迷;④ 糖尿病伴有并发症如合并重度感染、消耗性疾病、高热、妊娠、创伤以及手术等。

2. 纠正细胞内缺钾 与氯化钾、葡萄糖组成极化液,用于防治心肌梗死或其他心脏病变时的心律失常。

【不良反应】

1. 低血糖症 多为胰岛素过量所致,胰岛素使血糖迅速降低,患者出现饥饿感、出汗、心跳加快、焦虑、震颤等症状，重者引起昏迷、惊厥及休克，甚至脑损伤及死亡。长效胰岛素降糖作用较慢，一般不出现上述症状，常以头痛和精神情绪、运动障碍为主要表现。一般症状轻者可饮糖水，重症者应立即静脉注射50%葡萄糖。

2. 过敏反应 一般反应轻微而短暂，如皮疹、血管神经性水肿，偶可引起过敏性休克。可用 H_1 受体阻断药处理，重症时也可用糖皮质激素。必要时可换用高纯度制剂或人胰岛素以减少过敏反应的发生。

3. 胰岛素抵抗 急性抵抗常由感染、创伤、手术、情绪激动等应激状态引起，此时需短时间增加胰岛素用量，诱因消除后可恢复常规治疗量。慢性抵抗原因较为复杂，可能是体内产生了胰岛素抗体，也可能与胰岛素受体数目减少等原因有关，可用糖皮质激素抑制抗体，换用抗原小的高纯度的胰岛素或人胰岛素制剂，并对剂量进行适当调整。

4. 脂肪萎缩 女性多于男性，见于多次注射部位，因而注射部位应经常更换，应用高纯度制剂较少见。

二、口服降糖药

常用的有磺酰脲类、双胍类、α-葡萄糖苷酶抑制剂、胰岛素增敏剂等，可口服，使用较胰岛素方便。

口服降糖药

（一）磺酰脲类

目前常用的磺酰脲类降糖药有三代，第一代有甲苯磺丁脲（tolbutamide，D860，甲糖宁）、氯磺丙脲（chlorpropamide），第二代有格列本脲（glyburide，优降糖）、格列吡嗪（glipizide，吡磺环己脲），第三代主要有格列齐特（gliclazide，达美康）等。

【体内过程】 口服吸收迅速而完全，血浆蛋白结合率高达90%以上，起效慢，作用维持时间长，多数药物经肝代谢，代谢产物由肾排出。磺酰脲类药物作用比较如表12-3-2。

表12-3-2 磺酰脲类药物作用比较

药物	降糖作用	血药达峰时间/h	作用持续时间/h	半衰期/h	消除方式
甲苯磺丁脲	+	4~6	6~12	4~6	肝内代谢后肾排出
氯磺丙脲	+++	10	40~72	25~40	原形由肾排出
格列本脲	++++	1.5	16~24	10~16	肝代谢，由肾及胆汁排出
格列齐特	++++	2~6	20~24	10~12	肝内代谢

【药理作用】

1. 降血糖 可降低正常人及胰岛功能尚存的糖尿病患者的血糖，对1型糖尿病患者及切除胰腺者则无作用，对严重糖尿病患者疗效差。其作用机制为：主要是刺激胰岛β细胞释放胰岛素，此外，还能降低胰岛素代谢、增加周围组织对胰岛素的敏感性、增加胰岛素与其受体的结合、抑制胰高血糖素的分泌。

2. 抗利尿 格列本脲、氯磺丙脲能够促进抗利尿激素的分泌并增强其作用，从而减少水的排泄,可用于尿崩症。

3. 对凝血功能的影响 格列齐特能降低血小板黏附力,刺激纤溶酶原的合成,改善微循环。对预防和减轻糖尿病患者微血管并发症有一定作用。

【临床应用】

1. 糖尿病 用于单用饮食治疗不能控制的胰岛功能尚存的 2 型糖尿病患者。对胰岛素已产生耐受的患者用后可刺激内源性胰岛素的分泌,因而与胰岛素合用时可减少胰岛素的用量。

2. 尿崩症 用格列本脲、氯磺丙脲,可使患者尿量明显减少,与噻嗪类合用可提高疗效。

【不良反应】

1. 胃肠反应 常见恶心、呕吐、腹痛、腹泻等症状,多与剂量有关,饭后服或加服抗酸药可减轻。

2. 粒细胞减少和胆汁郁积性黄疸及肝损害 出现皮疹、粒细胞减少、血小板减少、黄疸和肝损害,一般在服药后 1~2 个月内发生,应定期检查血象与肝功能,出现症状应停药处理。

3. 低血糖 药物过量可致低血糖,氯磺丙脲和格列本脲可引起持久性低血糖,为较严重的不良反应,老年人及肝肾功能不良者易发生。往往低血糖较持久,需反复注射葡萄糖治疗。

4. 神经系统反应 大剂量氯磺丙脲可引起嗜睡、眩晕、精神错乱、共济失调等。

(二) 胰岛素增敏剂

临床常用的是罗格列酮和吡格列酮,属噻唑烷酮类化合物(TDs),能增强靶组织对胰岛素的敏感性而改善胰岛素抵抗性,具有降低血糖、改善脂质代谢紊乱等作用。临床主要用于治疗其他降糖药疗效不佳的 2 型糖尿病,尤是有胰岛素抵抗的糖尿病患者。不良反应有贫血、体重增加、水肿、血容量扩张。肾功能不全患者可以应用。活动性肝病患者和心脏病患者忌用,应用时常规检测肝功能。

(三) α-葡萄糖苷酶抑制剂

阿卡波糖

阿卡波糖为 α-葡萄糖苷酶抑制剂。特点是对餐后高血糖降低作用最明显,长期服用也可降低空腹血糖。口服很难吸收,与食物同服后,可竞争性地抑制葡萄糖苷酶的作用,从而使碳水化合物的水解及产生葡萄糖的速度减慢,延缓了葡萄糖的吸收,使餐后血糖降低。

临床上用于治疗 2 型糖尿病,尤其适用空腹血糖正常,而餐后血糖明显增高的糖尿病患者。主要不良反应为胃肠道反应,可出现肠胀气、腹痛、腹泻等症状,个别患者亦可出现低血糖反应。

(四) 双胍类

临床常用的有二甲双胍(甲福明)和苯乙双胍(苯乙福明)。

【药理作用和临床应用】 对正常人血糖无影响,可明显降低糖尿病患者血糖。其作用机制可能是促进周围脂肪组织对葡萄糖的摄取和利用,抑制葡萄糖在肠道的吸收及糖原异生,抑制胰高血糖素释放。主要用于 2 型糖尿病患者,尤其是肥胖、超重及单用饮食控制无效者。

【不良反应】 胃肠道反应多见于服药初期，表现为食欲不振、腹部不适、恶心、呕吐、腹泻等。能增加糖的无氧酵解，使乳酸生成增多，患者可出现乳酸性酸中毒或酮尿，可危及生命。肝肾功能不全、心力衰竭、低血容量性休克等缺氧情况下尤易发生，故此类患者禁用。糖尿病酮症酸中毒者禁用。

（五）其他类

瑞格列奈

瑞格列奈为一种餐时血糖调节剂，它是促胰岛素分泌剂，优点是可模仿胰岛素的生理性分泌。口服后能够促进贮存的胰岛素分泌，并对功能受损的胰岛细胞起到保护作用。主要适用2型糖尿病、老年糖尿病及糖尿病肾病等，与双胍类药物合用可增强疗效，低血糖较磺酰脲类少见。

三、胰岛素和口服降血糖药的用药护理

1. 给药方法 ① 所有胰岛素制剂都可供皮下注射，中、长效制剂均为混悬剂，不可静脉注射。② 皮下注射部位常选择前臂外侧、大腿和腹壁，每个注射点应间隔 25 mm 左右。③ 抽吸胰岛素不要过度摇晃，以免产生泡沫破坏药性；剂量必须准确，胰岛素可少量被注射器吸附，含量愈低吸附愈多，计算剂量应考虑此因素。

2. 用药时间 告诉患者注意注射胰岛素与进餐的时间关系。教会患者检查血糖的方法，并根据血糖来控制与调整饮食及胰岛素用量。

3. 药物贮存 应避光、防热保存，但不能冷冻。如有变色、凝固或出现絮状物均不能应用。

4. 药物相互作用 胰岛素与下述药物合用，需调整剂量，口服抗凝血药、同化激素、雄激素、单胺氧化酶抑制剂等可增强胰岛素的作用；磺胺类、抗凝血药、氨甲蝶呤、水杨酸盐等可与胰岛素竞争血浆蛋白，而增强胰岛素的作用；噻嗪类、呋塞米、二氮嗪等可抑制内源性胰岛素分泌；糖皮质激素、雌激素、口服避孕药、甲状腺激素、肾上腺素、苯妥英钠等均可降低胰岛素的作用；β 受体阻断剂能阻断低血糖时的代偿性升血糖反应，且可掩盖心率加快等早期低血糖症状，应避免合用。

5. 用药期间宣传

（1）用药期间必须密切观察患者的血糖、尿糖变化；教会患者每日做家庭血糖、尿糖监护。一般在每次饭前及睡前常规测定血糖、尿糖、酮体。

（2）教会患者胰岛素制剂的正确使用、贮存的方法，剂量调整的计算。根据每日尿糖总量或血糖超过正常标准的总量来调整用量。

（3）注意注射胰岛素与进餐时间的关系，如进餐时间改变，注射的时间也相应改变。告知患者饮食控制与达到预期治疗效果的关系，要注意饮食控制，主动配合治疗。

（4）为防止低血糖的严重后果，教会患者及家属观察高血糖与低血糖反应以及低血糖发生时的应急处理措施。告知患者低血糖的前驱症状以及潜在的低血糖因素（进食减少、呕吐、腹泻、过度饮酒、超常运动、终止妊娠）。应告知患者随身携带糖类食品，以备随时进食。

(5) 由于反复皮下注射及患者免疫功能降低易发生感染，应注意患者皮肤、黏膜变化，有无破损和溃疡，以防感染。告知糖尿病患者感染的危险性远高于正常人，应注意增强抵抗力。

学习小结

通过学习，同学们重点掌握胰岛素的临床适应证及不良反应。胰岛素可用于治疗糖尿病、纠正细胞内缺钾。不良反应有低血糖、过敏反应、胰岛素抵抗、局部反应等。在学习口服降糖药时，先掌握口服降糖药的分类。重点是磺酰脲类药物，掌握磺酰脲类药物的作用机制、作用特点及临床应用。理解其他的口服降糖药的特点。

常用制剂和用法

胰岛素（正规胰岛素） 注射液：400 U/10 ml、800 U/10 ml。内含防腐剂，不宜静注。粉针剂：40 U、50 U、100 U、200 U、500 U、800 U。不含防腐剂，可静注。剂量和给药次数视病情而定，通常 24 h 内排尿糖 2~4 g 给胰岛素 1 U。中型糖尿病患者日需给 5~10 U，重型者每日用量在 40 U 以上。一般于饭前半小时皮下注射，一日 3~4 次，必要时可以作静注。

低精蛋白锌胰岛素 注射剂：400 U/10 ml、800 U/10 ml、1 000 U/10 ml。剂量视病情而定，早饭或晚饭前半小时给药，仅做皮下注射。

珠蛋白锌胰岛素 注射剂：400 U/10 ml。剂量视病情而定，早饭或晚饭前 0.5~1 h 给药，一日 1 次，皮下注射。

精蛋白锌胰岛素 注射剂：400 U/10 ml、800 U/10 ml。剂量视病情而定，早饭前 0.5~1 h 给药，一日 1 次，皮下注射。

甲苯磺丁脲 片剂：0.5 g。第一日一次 1 g，一日 3 次；第二日起一次 0.5 g，一日 3 次，饭前服。待血糖正常或尿糖少于每日 5 g 时，改维持量：一次 0.5 g，一日 2 次。

氯磺丙脲 片剂：0.1 g、0.25 g。治糖尿病：一次 0.1~0.3 g，一日 1 次，待血糖降至正常时酌情减至维持量：一日 0.1~0.25 g，早饭前一次服。治疗尿崩症：一次 0.1~0.25 g，一日 1 次。

格列本脲 片剂：2.5 mg。开始每日早饭后服 2.5 mg，以后逐渐增量，待增至一日 10 mg时，分早晚两次服，出现疗效后逐渐减至一日 2.5~5 mg。

格列齐特 片剂：80 mg。一次 80 mg，开始时一日 2 次，连服 2~3 周，然后根据血糖和尿糖调整用量，一日 80~240 mg。

格列吡嗪 片剂：5 mg。一日 2.5~30 mg，先从小剂量开始，饭前半小时给药，一日剂量超过 15 mg 时，应分成 2~3 次。

格列喹酮 片剂：30 mg。一日 15 mg，饭前服用。然后按病情调整剂量，但一日不得超过 120 mg。一日超过 30 mg，应分早晚两次服。

二甲双胍 片剂：0.25 g。一次 0.25~0.5 g，一日 3 次，以后根据血糖变化调整剂量。

苯乙双胍 片剂：25 mg、50 mg。开始一次 25 mg，一日 2~3 次，饭前服，以后视病情调整剂量。

阿卡波糖　片剂:50 mg、100 mg。开始一次 50 mg，一日 3 次。1～2 周内逐渐增加到每次 100 mg；一日 3 次，饭前服。

目标检测

扫一扫，测一测

第四节　性激素类药及抗生育药

学习目标

1. 掌握雌激素、孕激素的作用、临床应用及不良反应。
2. 熟悉避孕药的分类、作用环节及用法；了解性激素类药的基本生理及药理作用。
3. 学会观察药物的疗效和不良反应，能进行用药护理。
4. 能结合案例，正确分析处方，熟练进行用药护理。

▶ 临床案例

患者，女，41 岁，已婚。主诉阴道流血淋漓不断 2 月余。血量时多时少，有时血止 2～3 天又复流，色鲜红，夹有小血块。伴头晕、耳鸣，体倦乏力，腰膝酸痛。妇科检查及 B 超检查均正常。诊断为无排卵型功能性子宫出血。

思考：

针对该病因如何用药？

一、性激素类药

性激素包括雌激素、孕激素和雄激素，是由性腺分泌的甾体类激素。药用制剂多为人工合成品及其衍生物。

（一）雌激素类

天然的雌激素有雌二醇（estradiol，E_2）、雌酮（estrone，E_1）及其结合物硫酸雌酮（E_{1S}）、雌三醇（estrol，E_3）。其中，雌二醇活性最强。人工合成的有己烯雌酚（diethystilbestrol，DES）、乙炔雌二醇（ethinyl estradiol，EE）、乙炔雌三醇环戊醚（尼尔雌醇，维尼安）等。

雌　二　醇

【体内过程】　雌二醇是卵巢分泌的主要雌激素。该药口服后首过效应明显，临床采用肌内注射或外用。血浆蛋白结合率为 90%，肝内代谢，经肾排泄。

【药理作用】

1. 促进女性性成熟　对未成年女性，能促进女性第二性征及性器官的发育成熟。对成年女性能保持女性第二性征，并在黄体酮的协助下，促进排卵，使子宫内膜转变为分泌期，形成月经周期；提高子宫平滑肌对缩宫素的敏感性。同时，雌激素还刺激阴道上皮增生，使浅表层细胞发生角化。

2. 调节内分泌功能 能作用于下丘脑-垂体系统，反馈性抑制促性腺激素释放激素的分泌，从而抑制排卵；也能抑制催乳素对乳腺的刺激作用，使乳汁分泌减少。此外，还有对抗雄激素的作用。

3. 对代谢的影响 有轻度的水、钠潴留，引起血压升高。增加骨骼钙盐沉积，加速骨骺闭合，可促进青春期生长发育，也能预防妇女骨质疏松。

【临床应用】

1. 绝经期综合征 雌激素替代治疗可抑制促性腺激素的分泌，从而使其症状减轻。对绝经期及老年性骨质疏松者，与雄激素合用，可防止骨折发生。

2. 卵巢功能不全和闭经 用雌激素替代内源性激素，可促进性器官及女性第二性征的发育；与孕激素合用可形成人工月经周期。

3. 功能性子宫出血 雌激素可促进子宫内膜增生，有利于出血创面修复。也可与孕激素合用调整月经周期而止血。

4. 乳房胀痛及退乳 大剂量雌激素反馈抑制垂体催乳素的分泌而退乳。

5. 其他 用于治疗绝经5年以上的乳腺癌、前列腺癌或青春期痤疮，大剂量用于避孕。

知识链接

围绝经期综合征

女性围绝经期又称更年期，是指妇女从生育期到老年期的一段时间，也是妇女从有生殖能力到无生殖能力的过渡阶段，即从卵巢功能开始衰退到完全停止的阶段。围绕着绝经，又分为绝经前期、绝经期和绝经后期。该时期表现的一系列症状统称为围绝经期综合征或称更年期综合征。

围绝经期综合征典型的三大症状是：① 神经心理症状　如记忆力减退、乏力、失眠、头痛、注意力不集中、情绪不稳，严重者出现围绝经期抑郁症。② 血管舒缩症状　如阵发性潮红、出汗、头晕。③ 关节肌肉痛　如关节和腰背痛。此外，由于雌激素水平下降，容易发生骨质疏松、冠心病。围绝经期综合征用药分为性激素和非性激素两类。

【不良反应】 常见食欲不振、恶心、呕吐及头昏等，宜从小剂量开始逐渐增加剂量，减轻反应。久用可因子宫内膜过度增生而引起出血，故患有子宫内膜炎者慎用。大量雌激素可引起水肿、高血压及加重心力衰竭；偶可引起胆汁郁积性黄疸，故肝功能不良者慎用。

（二）孕激素类药

黄体酮（孕酮）

孕激素是女性甾体激素，由卵巢黄体产生的孕激素是孕酮。目前临床上应用的孕激素制剂主要分为天然孕激素和人工合成孕激素两大类。常用药有：黄体酮

(progesterone)、醋酸甲羟孕酮(medroxy progesterone acetate 安宫黄体酮)、醋酸甲地孕酮(megestrol acetate)、醋酸氯地孕酮(chlormadinone acetate)、醋酸环丙氯地孕酮(cyproterone acetate)等。

【体内过程】 由黄体分泌的天然孕激素,临床应用的多为人工合成品。孕酮在肠壁及肝代谢失效,故采用肌内注射给药。

【药理作用】

1. 对生殖系统的影响 ① 在雌激素作用的基础上,孕激素能促使子宫内膜继续增厚、充血、腺体增生,使其由增殖期转变为分泌期,利于孕卵着床和胚胎发育;② 降低子宫对缩宫素的敏感性,抑制子宫收缩,可起到保胎作用;③ 与雌激素协同促进乳腺腺泡的发育,为泌乳做好准备;④ 大剂量能反馈性地抑制垂体前叶黄体生成素的分泌,从而抑制排卵。

2. 对代谢的影响 通过拮抗醛固酮的作用,促进 Na^+、Cl^- 的排泄而利尿。

【临床应用】

1. 功能性子宫出血 黄体功能不足可引起子宫内膜出现不规则的成熟与脱落,导致子宫持续性出血。应用孕激素可使增殖期子宫内膜同步转为分泌期,从而维持正常月经周期。

2. 痛经和子宫内膜异位症 可减轻子宫痉挛性收缩而止痛,也可使异位子宫内膜萎缩退化。

3. 先兆流产和习惯性流产 可使用大剂量孕激素安胎,但对习惯性流产,治疗效果不确切。

4. 与雌激素配伍 用于避孕。

【不良反应】 偶见恶心、呕吐、头晕、头痛、乳房胀痛等,可致胎儿生殖器畸形。

(三) 雄激素类药和同化激素类药

雄激素类药

天然雄激素主要是由睾丸间质细胞分泌的睾酮(睾丸素)。临床多用人工合成品,如甲睾酮(甲基睾酮)、丙酸睾酮(丙酸睾丸素)等。

【药理作用】

1. 生殖系统 促进男性性器官及第二性征的发育和成熟,大剂量雄激素能反馈性抑制促性腺激素的分泌,且可对抗雌激素作用。

2. 同化作用 能明显促进蛋白质合成(同化作用),使肌肉增长,体重增加;此外,还可促进肾小管对钙、磷的重吸收,利于骨骼生长;促进对水、钠的重吸收。

3. 提高骨髓造血功能 骨髓功能低下时,大剂量雄激素可直接刺激骨髓造血,并能促进肾分泌促红细胞生成素,使红细胞生成增加。

【临床应用】

1. 睾丸功能不全 对无睾症和类无睾症(睾丸功能不足)、男子性功能低下,可作替代治疗。

2. 功能性子宫出血 可使子宫平滑肌与血管收缩、子宫内膜萎缩而止血,适用于绝经期患者。对严重出血的患者,可用己烯雌酚、黄体酮和丙酸睾酮三药的混合治疗,但停药后易出现撤退性出血。

3. 晚期乳腺癌 可缓解晚期乳腺癌的症状。

4. 再生障碍性贫血 可用丙酸睾酮或甲睾酮改善骨髓造血功能。

5. 虚弱 如消耗性疾病、肌肉萎缩、生长迟缓、骨质疏松、损伤等,可用小剂量雄激素治疗,使患者食欲增加。

【不良反应】 女性患者长期应用有男性化倾向,一旦出现应立即停药,能引起钠潴留,故肾炎、肾病综合征、高血压及心力衰竭者慎用。

同化激素类药

同化激素类药是一类雄激素活性减弱,同化作用增强的人工合成的睾酮衍生物。常用的药物有苯丙酸诺龙、癸酸诺龙等。

本类药物主要用于蛋白质吸收不足、蛋白质分解亢进或损失过多等情况,如营养不良、老年骨质疏松、严重烧伤、术后恢复期和晚期恶性肿瘤等。用药时应同时增加食物中的蛋白质成分。

知识链接

男性有更年期吗?

和女性一样,男性也有更年期。中年步入老年的过渡期就是更年期,部分中老年男子随着年龄的增加,可出现一系列临床症状。其发病机制与雄激素水平下降、雄激素受体异常有关。男性更年期综合征主要表现为:① 精神心理症状:精力不集中、记忆力减退、抑郁、焦虑、易怒、多疑、神经质、工作能力下降。② 血管舒缩症状:心悸、潮热、出汗。③ 性功能症状:性功能低下,如性兴趣降低、性欲降低、阳痿。④ 生理体能症状,睡眠减少、容易疲劳、食欲不振、骨骼与关节疼痛。中华医学会男科学分会组织专家于2003年发布了《中国中、老年男子部分性雄激素缺乏综合征诊断、治疗和监测的基本原则》,提出其治疗需要给予睾酮补充治疗,以缓解症状,改善生活质量和预后。

二、抗生育药

生殖包括精子、卵子的形成和成熟,排卵、受精、孕卵着床及胚胎发育等多个环节,若阻断其中任何一个环节,即可达到避孕或终止妊娠的目的。避孕药是一类阻碍受孕或防止妊娠的药物,现有的避孕药多为女用药物,通常是以不同剂量的孕激素和雌激素组成的复方制剂。

(一) 避孕药

抑制排卵的避孕药

为目前最常用的甾体激素避孕药,现应用的女性避孕药以此类为主。通常以孕激素为主,雌激素为辅的复方制剂,是目前常用的口服避孕药,主要避孕作用是抑制排卵,停药后生殖能力很快恢复正常。各类抑制排卵避孕药的特点见表 12-4-1。

表 12-4-1　抑制排卵的避孕药分类、制剂、组成及用法

分类	制剂名称	孕激素/mg	雌激素/mg	用法
短效口服避孕药	复方炔诺酮片（口服避孕药片1号）	炔诺酮 0.6	炔雌醇 0.035	从月经周期第5天开始，每晚1片，连服22天，不能间断。避孕有效率可达99%以上
	复方甲地孕酮片（口服避孕药片2号）	甲地孕酮 1.0	炔雌醇 0.035	
	复方炔诺孕酮甲片	炔诺孕酮 0.3	炔雌醇 0.03	
长效口服避孕药	复方炔诺孕酮乙片（长效避孕片）	炔诺孕酮 12.0	炔雌醚 3.0	月经周期第5天口服1片，第25天口服第2片，以后每月按第二次服药同一日期服1片，中午服
	复方氯地孕酮片	氯地孕酮 12.0	炔雌醚 3.0	
	复方次甲氯地孕酮片	16-次甲氯地孕酮 12.0	炔雌醚 3.0	
长效注射避孕药	复方己酸孕酮注射液（避孕针1号）	己酸孕酮 250.0	戊酸雌二醇 5.0	月经周期第5天，深部肌内注射2支，以后每隔28天肌内注射1次
	复方甲地孕酮注射液	甲地孕酮 25.0	雌二醇 3.5	

【药理作用】

1. 抑制排卵　大剂量外源性雌激素和孕激素进入体内后，通过负反馈机制抑制下丘脑-垂体系统分泌卵泡刺激素和黄体生成素，使卵泡发育、成熟过程受阻，从而抑制排卵。

2. 改变宫颈黏液性质　孕激素可使宫颈黏液分泌减少，使之变得黏稠，精子难以穿透进入子宫。

3. 影响输卵管功能　避孕药改变了正常月经周期内雌激素和孕激素的水平，从而影响输卵管平滑肌的正常收缩活动，改变了受精卵在输卵管的运行速度，使之不能适时到达子宫着床。

4. 妨碍受精卵着床　大量的孕激素能影响子宫内膜的正常增殖，使其萎缩退化，不利于受精卵的着床。

目前应用最广泛的是短效口服避孕药。其优点是：① 避孕效果可靠；② 使用方便；③ 停药后生育能力可在短期内恢复；④ 月经正常，且对月经周期有调节作用。

【不良反应】

1. 类早孕反应　可能有食欲不振、恶心、乳房胀痛、头晕等，无需特殊处理，坚持用药症状可减轻或消失。

2. 子宫不规则出血　少数人发生，多因漏服药物所致，可加服炔雌醇。

3. 闭经　原月经史不正常者较易发生，如闭经连续2个月，应停药。

4. 凝血功能亢进　可能与用量过大有关。可诱发血栓性静脉炎、脑栓塞或肺栓塞等，有血栓形成倾向者慎用。

5. 其他　可使哺乳期妇女乳汁减少；血压升高，也可能轻度损害肝功能。肝炎、高血

压、糖尿病、心脏病等不宜服用。

抗孕卵着床避孕药

本类药物能使子宫内膜发生改变，阻碍孕卵着床而达到避孕的目的。它的特点是不受月经周期的限制，使用灵活方便，任何一天开始服药，都能发挥良好的避孕效果，可作为紧急避孕措施。此类避孕药适用于分居两地的夫妇短期探亲时服用，故称探亲避孕药。

本类药物主要为大剂量的孕激素，常用的有甲地孕酮、炔诺酮及双炔失碳酯等。

外用避孕药

临床应用壬苯醇醚、孟苯醇醚、烷苯醇醚。

本类药物主要是通过降低精子表面张力，损害精子生物膜结构而杀死阴道内精子。孟苯醇醚等同时还可形成黏液，阻碍精子运动，增强避孕效果。一般于房事前 5~10 min 放入阴道深处。优点是：使用方便、避孕效果好、无明显不良反应。

（二）抗早孕药

本类药物有米非司酮和前列腺素衍生物，它能改变妊娠子宫的活动，阻断孕酮对子宫的抑制作用，或增强前列腺素对子宫的兴奋作用，使子宫活动增多增强而终止妊娠。在早孕期间使用该类药物，其结果相当于一次正常月经。临床用于抗早孕、紧急避孕。不良反应可见消化道不适，严重者有大量出血，应在医生指导下用药。

三、促生育药

促排卵药的种类主要包括五个方面：氯米芬、溴隐亭、黄体生成素释放激素五种。

氯　米　芬

从月经第 5 天开始，口服氯米芬 50~150 mg/d，连服 5 天，可能在停药后 5~11 天排卵。如雌激素水平低，可先用小剂量雌激素，己烯雌酚 0.125~0.25 mg/d，连服 20 天，应用 1~3 个周期，以增加丘脑下部-垂体-卵巢系统的敏感性，然后用氯米芬促排卵，能提高疗效。如宫颈黏液量少且黏稠，在服完氯米芬后，加用己烯雌酚 0.125~0.25 mg/d，连服 7 天。

雌孕激素人工周期

雌孕激素人工周期：对一般月经失调而有一定雌激素水平者，可序贯应用雌孕激素做人工周期治疗 3 个月，停药后可能出现排卵。

人绒毛膜促性腺激素

人绒毛膜促性腺激素（HCG）具有促黄体激素的作用，于卵泡发育近成熟时给药可促排卵。

黄体生成素释放激素

黄体生成素释放激素（LH-RH）适用于丘脑下部分泌不足的无排卵者。应用微泵脉冲式静脉注射，脉冲间隔 90~120 min，小剂量时每脉冲 1~5 μg，大剂量时每脉冲 10~20 μg，用药 17~20 天，或从月经周期第 5 天开始，每日肌内注射 50 μg，连续 7~10 天。

溴　隐　亭

溴隐亭适用于无排卵伴有高泌乳素血症者。

四、性激素类药的用药护理

1. 短效口服避孕药从月经周期第5天开始，每晚1片，连服22天，不能间断。避孕有效率可达99%以上。

2. 长效口服避孕药月经周期第5天口服1片，第25天口服第2片，以后每月按第二次服药同一日期服1片，中午服。

3. 长效注射避孕药月经周期第5天，深部肌内注射2支，以后每隔28天肌内注射1次。

4. 苯巴比妥钠、利福平、苯妥英钠、甲丙氨酯、氯氮䓬、保泰松等都具有较强的酶促作用，会加速避孕药的代谢，减少避孕药在血浆中的有效浓度，导致避孕失败。

5. 青霉素V、新霉素、四环素等药物能抑制结合型类固醇水解的肠道细菌，致使甾体类避孕药的肝肠循环受阻，减少了肠道对避孕药的再吸收，结果使血中的药浓度下降，影响了避孕效果。

学习小结

本章重点是雌激素和孕激素，在了解生理和药理作用的基础上，熟悉临床应用。在学习抗生育药时，理解避孕的原理，熟悉避孕药常见的不良反应。

常用制剂和用法

戊酸雌二醇　注射剂：10 mg/1 ml、50 mg/1 ml。一次5~10 mg，每1~2周一次，肌内注射。

苯甲酸雌二醇　注射剂：1 mg/1 ml、2 mg/1 ml。一次1~2 mg，每周2~3次，肌内注射。

己烯雌酚　片剂：0.5 mg、1 mg、2 mg。一次0.25~1 mg，一日0.25~6 mg。注射剂：0.5 mg/1 ml、1 mg/1 ml、2 mg/1 ml。一次0.5~1 mg，一日0.5~6 mg，肌内注射。

炔雌醇　片剂：0.02 mg、0.05 mg、0.5 mg。一次0.02~0.05 mg，一日0.02~0.15 mg。前列腺癌：一次0.05~0.5 mg，一日3~6次。

醋酸甲羟孕酮（安宫黄体酮）　片剂：2 mg、4 mg、10 mg。一日2~40 mg。

黄体酮　注射剂：10 mg/1 ml、20 mg/1 ml。一次10~20 mg，肌内注射。

炔诺酮　片剂：0.625 mg、2.5 mg。滴丸：3 mg。一次1.25~5 mg，一日1~2次。

甲睾酮　片剂：5 mg。一次5~10 mg，一日10~30 mg，口服或舌下给药。

丙酸睾酮　注射剂：10 mg/1 ml、25 mg/1 ml、50 mg/1 ml。一次25~100 mg，每周1~3次，肌内注射。

苯丙酸诺龙　注射剂（油溶液）：10 mg/1 ml，25 mg/1 ml。一次25 mg，每周1~2次，肌内注射。

绒促性素　粉针剂：500 U、1 000 U、2 000 U、3 000 U、5 000 U。一次500~5 000 U，肌内注射。

枸橼酸氯米芬　片剂：50 mg。一次50 mg，一日一次，连用5日，3个月为1疗程。最大剂量不宜超过 100 mg。

复方炔诺酮片（口服避孕片 1 号） 每片含炔诺酮 0.6 mg，炔雌醇 0.035 mg。自月经第 5 日开始，每晚服 1 片，连服 22 日，如有漏服应在次日晨补服 1 片。停药 3~5 日，即可出现撤退性出血。如停药 7 日仍不来月经，应开始服下一周期药物。

复方甲地孕酮片（口服避孕片 2 号） 含甲地孕酮 1 mg，炔雌醇 0.035 mg。用法同上。

复方甲基炔诺酮片（口服避孕片） 含甲基炔诺酮 0.3 mg，炔雌醇 0.03 mg。用法同上。

甲地孕酮片（探亲避孕片 1 号） 每片含甲地孕酮 2 mg。于同居当日中午服 1 片，当晚服 1 片，以后每晚服 1 片，分居次日晨再加服 1 片。

炔诺酮片（探亲避孕片） 每片含炔酮 5 mg。于同居当晚服 1 片，以后每晚服 1 片，超过半个月者，应继续服 1 号或 2 号避孕片。

棉酚 每片含醋酸棉酚 20 mg。一次 20 mg，一日一次，连服 2 个月。然后一次 40 mg，每周 1 次；或一次 20 mg，每周 2 次，连服 4 周。

目标检测

扫一扫，测一测

（任亚丽）

第十三章

抗微生物药

抗微生物药(antimicrobial drugs)是指能抑制和杀灭病原微生物的药物,是用于防治感染性疾病的一类重要药物,包括抗生素、人工合成抗菌药、抗结核药、抗真菌药和抗病毒药。本章主要介绍β-内酰胺类、大环内酯类、氨基糖苷类等常用抗生素,喹诺酮类、磺胺类等常用人工合成抗菌药物,以及抗结核、抗真菌、抗病毒药物的作用和用途、不良反应和用药护理等内容。

第一节 概 述

学习目标

1. 掌握抗微生物药、抗生素、抗菌谱、耐药性和抗菌后效应的基本概念。
2. 熟悉药物、机体、病原体三者之间的关系,指导合理应用抗微生物药。
3. 了解抗微生物药的作用机制。

▶ 临床案例

患者,男,一年前曾患急性扁桃体炎,经采用青霉素钠,80 万 U,每日 2 次,肌内注射的治疗方案,一周后痊愈。近日,因感冒扁桃体炎复发,并有发热症状,采取原治疗方案未见明显效果。

思考:

请分析本次治疗效果不好的原因有哪些?

抗微生物药主要用于治疗由病原微生物引起的各种感染性疾病,它和抗寄生虫药、抗恶性肿瘤药统称为化学治疗药物。合理应用抗微生物药,必须充分考虑机体、药物、病原体三者的相互作用关系(图 13-1-1)。理想的抗微生物药应具备高度的病原体选择性,强效的抑制或杀灭作用,良好的药动学特性,不良反应较少或较轻,并能促进机体防御功能的恢复。

一、基本概念

1. 抗生素(antibiotics) 某些微生物(细菌、放线菌、真菌等)在新陈代谢过程中产生

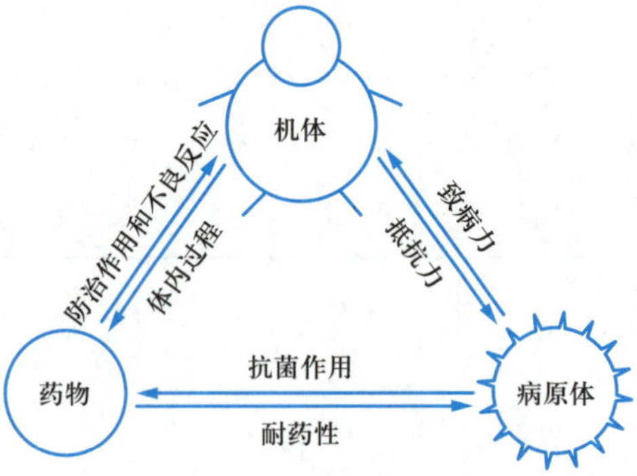

图 13-1-1　机体、药物、病原体相互作用关系

的，具有抑制或杀灭其他病原微生物的化学物质。目前许多抗生素采用微生物发酵法获得母核，然后用化学合成法加以修饰改造的方法进行生产，得到的药物称作半合成抗生素。

抗菌药物常用术语

2. 化疗指数(chemotherapeutic index，CI)　采用药物动物实验的 LD_{50}/ED_{50} 或 LD_{5}/ED_{95} 的比值表示。一般化疗指数愈大，药物的治疗效果愈好，对机体的毒性愈小，临床应用价值愈大。

3. 抗菌谱(antibacterial spectrum)　指抗微生物药杀灭或抑制病原菌的范围，是临床选择抗微生物药的重要依据。也可据此将药物分为广谱抗生素和窄谱抗生素。

4. 抗菌活性(antibacterial activity)　指抗微生物药抑制或杀灭病原菌的能力。抗微生物药抑制培养基中敏感菌生长繁殖的最小药物浓度，称为最小抑菌浓度(minimal inhibitory concentration，MIC)。杀灭培养基中敏感菌的最小药物浓度，称为最小杀菌浓度(minimal bactericidal concentration，MBC)。按此标准，习惯上可将抗微生物药分为抑菌药(bacteriostatic drugs)和杀菌药(bactericidal drugs)。

5. 耐药性(bacterial resistance)　也称抗药性，一般是指病原体与药物多次接触后对药物的敏感性下降甚至消失的现象。几种药物之间还经常存在交叉耐药性和部分交叉耐药性等现象。

6. 抗菌后效应(post-antibiotic effects，PAE)　也称抗生素后效应，指细菌与抗菌药物短时间接触，药物被清除后的一定时间范围内，细菌的生长繁殖仍受到持续抑制，不能恢复正常生长的现象。一般能够抑制细菌蛋白质合成的药物，因使细菌的核糖体或功能酶长时间失活而出现此效应。

抗菌药物作用机制

二、抗微生物药的作用机制

抗微生物药的作用机制非常复杂，主要有：① 干扰细胞壁的合成；② 影响细胞膜及其功能；③ 影响细胞的核酸合成与代谢；④ 抑制蛋白质的合成以及干扰叶酸等重要物质代谢等。常用抗菌药物的抗菌作用靶点见图 13-1-2。

三、病原微生物的耐药性

病原微生物通过产生耐药性来对抗药物的抑制或杀灭作用。耐药性通常与不合理使用抗微生物药密切相关，将直接引起药物对感染性疾病的治疗失败，被迫增大剂量或更换新药，这将导致药物的不良反应增多和医药费用支出增加。

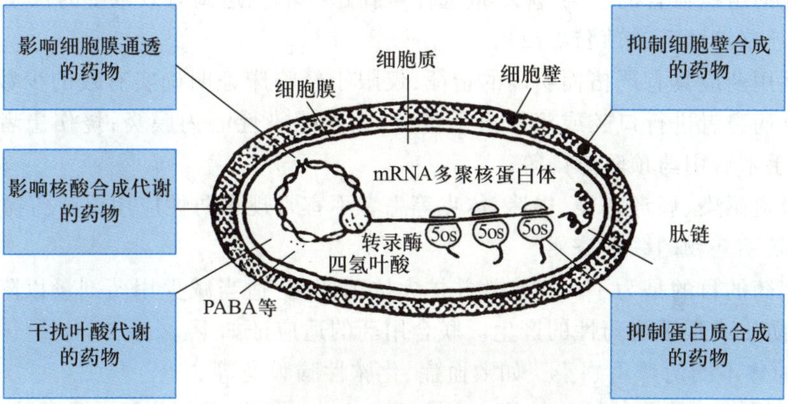

图 13-1-2　细菌结构与抗菌药物作用示意图

病原微生物产生耐药性的主要机制有：① 产生灭活药物的酶，直接水解或改变抗微生物的药物结构，使之失去抗菌活性，如具有耐药性的金黄色葡萄球菌可产生β-内酰胺酶（β-lactamase）或称青霉素酶，特异性破坏β-内酰胺类抗生素（如青霉素）中的β-内酰胺环结构，使药物治疗失败；② 改变药物作用的靶部位结构，使药物不能与其结合，从而失去疗效；③ 产生针对抗菌药物的通透障碍，使自身的细胞壁、细胞膜通透性发生变化，致使抗菌药物不易进入菌体内部；④ 改变受到抗菌药物影响的自身代谢途径，如细菌改变了自身原有的叶酸代谢途径从而对磺胺类药物产生耐药性等。

预防、延缓和对抗病原微生物的耐药性，应坚持合理使用抗微生物药，做好预防院内感染，有计划、策略性的更换抗微生物药，并不断探索开发新的抗微生物药。

四、抗微生物药的应用原则

抗菌药的发现及临床应用，使许多致死性细菌感染性疾病得到了有效控制和治疗。但随着抗菌药的广泛应用，尤其是临床上存在的滥用行为，也给感染性疾病的治疗带来十分严重的问题。其中突出的问题有毒性反应、过敏反应、二重感染和耐药性等。因此，合理使用抗菌药是临床必须注意的问题。应用抗菌药时必须在全面了解患者、病原体和抗菌药三者基本情况及相互关系的基础上安全有效地应用抗菌药，使患者获得最大的治疗效果。

（一）严格按适应证选药

对感染性疾病，正确的细菌学诊断是合理选用抗菌药的先决条件，必要时可进行药物敏感试验，供临床选药参考。每种抗菌药均有不同抗菌谱，即使抗菌谱相同，也存在着药效学、药动学、抗菌活性、不良反应及耐药性的差异，故各种抗菌药临床适应证有所不同。选药时应充分考虑到患者的生理特点、病理特点、免疫功能、肝肾功能等情况。此外，还需考虑药物的体内过程、不良反应、禁忌证以及病原细菌对拟选药物产生耐药性的可能性等诸多因素。

（二）选用适当的疗程和剂量

在应用抗菌药物时，必须给予足够的剂量，使药物在感染部位达到有效的抗菌浓度，并选择适当的疗程，才能有效地控制感染，防止或延缓病原菌对药物产生耐药性。对药物分布较少的组织器官的感染，应尽量选择可在这些部位达到有效浓度的抗菌药物。

（三）严格抗菌药的预防性应用

预防性用药应具有严格而明确的指征，仅限于经临床证明确实有效的少数情况。如风湿性心脏病患者进行口腔或泌尿道手术时，预防感染性心内膜炎；烧伤患者预防败血症；胸腹部手术后用药预防感染等。

上呼吸道感染、病毒感染、昏迷、休克等患者不宜常规预防性应用抗菌药物。

（四）抗菌药物的联合应用

联合用药的目的是为了提高疗效并扩大抗菌范围、适当减少用药剂量以降低药物的毒副反应、防止或延缓耐药性的产生。联合用药的适应证如下。

1. 病原体不明的严重感染 如败血症、化脓性脑膜炎等。

2. 单一药物不能有效控制的严重混合感染 如胸腹严重创伤后并发的感染等。

3. 长期用药细菌可能产生耐药性的顽固性感染 如结核病、慢性骨髓炎等。

4. 药物不易渗入的特殊部位感染 如中枢神经系统感染等。

学习小结

抗微生物药是临床重要的一类药物，而抗生素的合理应用又是预防院内感染、减少药物耐药性的保证。通过本节的学习，学生应着重处理好药物、机体和病原体三者之间的相互关系，合理应用抗微生物药治疗感染性疾病，提高治疗效果。同时，掌握基本知识，为后面的学习打好基础。

目标检测

扫一扫，测一测

第二节 抗 生 素

学习目标

1. 掌握常用天然青霉素、半合成青霉素和头孢菌素类药物的特点、适应证、不良反应和用药护理

2. 掌握大环内酯类抗菌作用、用途、不良反应和用药护理。

3. 掌握氨基糖苷类抗生素的共性，熟悉庆大霉素、阿米卡星的用途、不良反应和用药护理。

4. 了解四环素类的抗菌谱、适应证、不良反应和用药护理。

▶ 临床案例

患儿，女，因发热、咳嗽加重，收住院治疗，检查：T 39.5℃，P 103 次/分，R 25 次/

分，双肺湿性啰音，心律齐，肝脾未触及，诊断为小儿肺炎。医嘱：青霉素钠 160 万 U，静脉滴注，皮试阴性，当静脉滴注 3 min 后，患儿即烦躁不安，面色苍白，冷汗，呼吸困难，脉搏细弱，呈现严重的休克状态，立即进行抢救，最终抢救无效死亡。

思考：

1. 患儿注射青霉素死亡的原因。
2. 注射青霉素应注意的问题。

一、β-内酰胺类抗生素和用药护理

β-内酰胺类抗生素（β-lactam antibiotics）是最常用的抗生素，具有抗菌活性高、毒性低、应用广等优点，包括青霉素类、头孢菌素类和其他β-内酰胺类三大类。本类药物因其结构中具有β-内酰胺环而得名，这也是其抗菌活性中心，主要通过抑制细菌的黏肽合成酶（又称转肽酶）的活性，使细菌细胞壁黏肽合成异常，造成细胞壁缺损，发挥抗菌作用，属繁殖期杀菌药。耐药细菌通过产生β-内酰胺酶，破坏β-内酰胺环而产生耐药性。

（一）青霉素类

本类药物按其来源可分为天然青霉素和半合成青霉素，其基本化学结构均为 6-氨基青霉烷酸（6-APA）及侧链组成。

天然青霉素

知识链接

青霉素的起源

1928 年，英国细菌学家亚历山大·弗莱明在检查培养皿时偶然发现，培养皿中的葡萄球菌被青绿色的霉菌污染了，而且霉菌团周围的葡萄球菌被杀死了。通过鉴定，弗莱明发现这种霉菌属于青霉菌的一种。于是，他把经过过滤得到的含有这种霉菌分泌物的液体叫作"青霉素"。

1935 年，英国病理学家弗洛里和侨居英国的德国生物化学家钱恩合作，重新研究青霉素的性质、分离和化学结构，终于解决了青霉素的浓缩问题。这一造福人类的贡献使弗莱明、钱恩和弗洛里共同获得了 1945 年诺贝尔生理学与医学奖。

青霉素的发现是人类发展抗生素历史上的一个里程碑，它掀起了医学界寻找抗生素新药的高潮，标志人类进入了合成新药的时代。

青霉素 G

青霉素 G（penicillin G，苄青霉素）是天然青霉素的主要成分，易被胃酸及消化酶破坏，口服吸收少，肌内注射吸收迅速而完全，主要分布在细胞外液，大部分以原形随尿液排出，$t_{1/2}$ 为 0.5~1 h。

【抗菌作用】 对多数革兰阳性和革兰阴性球菌有效。抗菌谱包括溶血性链球菌、肺炎链球菌、草绿色链球菌、多数表皮葡萄球菌、破伤风杆菌、淋病奈瑟菌、脑膜炎奈瑟菌等；另外，各种螺旋体以及放线菌也对青霉素非常敏感，青霉素对阿米巴原虫、真菌、立克次体、病毒无效。青霉素对β-内酰胺酶不稳定，因此产生β-内酰胺酶的金黄色葡萄球菌等细菌对青霉素耐药。

青霉素为繁殖期杀菌药，对静止期细菌作用弱或无作用；对革兰阳性菌作用强，对革兰阴性菌作用弱；对人体和真菌的细胞无损伤作用。

【临床应用】 临床主要用于：① 敏感的革兰阳性菌感染，如溶血性链球菌引起的扁桃体炎、蜂窝织炎、咽炎、丹毒、败血症等，草绿色链球菌引起的心内膜炎，肺炎链球菌引起的肺炎、中耳炎等，与抗毒素合用于治疗破伤风和白喉等，多列为首选药；② 部分革兰阴性球菌感染，如脑膜炎奈瑟菌引起的流行性脑膜炎等；③ 螺旋体感染，如钩端螺旋体病、梅毒等，亦作为首选药；④ 放线菌感染，如局部肉芽组织肿、器官脓肿等；⑤ 青霉素长效制剂还用于预防感染性心内膜炎等。

【不良反应】 本药安全性较高，但仍需注意其不良反应。主要有：① 过敏反应，发生率高达 10%，轻者表现为荨麻疹、药热、血管神经性水肿等，严重者出现过敏性休克，表现为胸闷、气促、呼吸困难、发绀、脉搏细软、四肢湿冷、面色苍白、血压下降、昏迷、惊厥等，如抢救不及时，可因呼吸和循环衰竭而危及生命。② 赫氏反应，梅毒、钩端螺旋体病患者初次使用本药时，由于螺旋体被杀死后释放出大量异种蛋白质，引起机体发生急性变态反应。通常在给药后数小时内，患者出现寒战、发热、肌痛、咽痛以及原有症状加重的现象。晚期心血管或神经梅毒的患者，可能危及生命。③ 其他反应，肌内注射部位可出现红肿、疼痛、硬块等，大剂量静脉滴注或鞘内注射，可引起腱反射亢进、抽搐、昏迷等神经系统反应，称之为青霉素脑病。

【用药护理】

青霉素用药护理

1. 用药前 ① 充分了解药物的理化性质，水溶液极易水解，酸、碱和金属离子加速其水解，降解产物可增加药物抗原性，故其溶液应现用现配，避免不必要的配伍，配制溶液的最适 pH 为 5～7.5，一般采用 0.9%的氯化钠注射液稀释。② 注意给药方法，肌内注射刺激性较大，要经常更换给药部位，鞘内注射应注意给药速度，本药常用效价单位（U）计量，1 mg 青霉素钠盐和钾盐分别相当于 1 667 U 和 1 589 U，大剂量或长期使用要计算钠和钾的输入量，监测血清电解质浓度。③ 预防青霉素过敏反应的发生，首先询问过敏史，评估患者是否属于过敏体质，了解交叉过敏现象，凡初次使用，停药间隔在 24 h 以上，中途更换批号者均需要做皮肤过敏试验（皮试），皮试阳性者禁止使用。④ 为降低不良反应和耐药性的发生率，低血糖状态避免注射青霉素，避免局部使用青霉素。

2. 用药中 由于青霉素皮试存在假阴性现象，重点做好过敏性休克的防治，主要包括：① 熟悉过敏性休克抢救程序，常备抢救器械和药物；② 给药后应留视患者 30 分钟，提前向患者及家属说明过敏性休克发生的先兆和症状，以及自救措施；③ 发生休克时，应立即停药，就地抢救，皮下或肌内注射 0.1%肾上腺素 0.5～1 ml，无改善者可重复给药，也可静脉或心内注射，同时配伍地塞米松、苯海拉明、间羟胺等药物，辅以人工呼吸、气管插管和吸氧等支持措施。

3. 用药后 进行护理评价，主要是疗效评估。青霉素属于窄谱抗生素，对于敏感菌所致的感染疗效很好，而且经济安全，属于治疗此类感染的国家基本药物，对于革兰阴性杆菌感染和混合型细菌感染疗效较差，部分细菌如金黄色葡萄球菌、淋病奈瑟菌等高度耐药。一旦治疗效果不佳，应及时更换药物。青霉素与半合成青霉素和头孢菌素类存在部分交叉耐药性，青霉素与静止期杀菌药如氨基糖苷类抗生素合用具有协同作用，与静止期抑菌药如大环内酯类抗生素合用呈现拮抗作用，治疗厌氧菌感染多与甲硝唑等药物合用，以提高疗效。

半合成青霉素

半合成青霉素（semi-synthetic penicillin）是通过对天然青霉素母核（6-APA）进行结构改造而获得的一类抗生素。在一定程度上克服了青霉素 G 抗菌谱窄、不耐酸、不耐酶、易发生过敏性休克的不足。半合成青霉素一般可分为耐酸、耐酶、广谱、抗革兰阴性菌等不同品种，其作用特点、临床应用、不良反应及用药护理见表 13-2-1。

表 13-2-1　常用半合成青霉素的分类与特点

类别	常用药物	作用特点和临床应用	不良反应和用药护理
耐酸	青霉素 V（penicillin V）	可口服。抗菌谱与青霉素相似，抗菌活性略低。主要用于敏感菌引起的轻度感染和预防风湿热复发	消化道反应，宜空腹或餐后 1 h 给药
耐酶	苯唑西林（oxacillin）	可口服，对产生 β-内酰胺酶的金黄色葡萄球菌有效，主要用于上述耐药菌引起的感染	同上
广谱	氨苄西林（ampicillin）	可口服，广谱，不耐酶，对革兰阳性和阴性细菌均有效，尤其对伤寒、副伤寒作用明显	皮疹、药热等，与青霉素有交叉过敏反应
	阿莫西林（amoxycillin）	与氨苄西林类似，吸收和分布更好，临床评价更高	同上
抗铜绿假单胞菌	哌拉西林（piperacillin）	可口服，不耐酶，用于铜绿假单胞菌感染、厌氧菌感染和敏感菌引起的败血症	药热多见，个别出现血清转氨酶等
抗革兰阴性菌	美西林（mecillinam）	仅对革兰阴性菌作用强，主要用于敏感菌引起的尿路感染及败血症	过敏反应，局部刺激等

（二）头孢菌素类

头孢菌素类（cephalosporins）抗生素是 7-氨基头孢烷酸（7-ACA）的衍生物，其结构中含有与青霉素相同的 β-内酰胺环。

【药理作用】 抗菌机制与青霉素相同，为繁殖期杀菌药。与青霉素存在部分交叉耐药。头孢菌素类品种繁多，习惯上将其分为四代产品，常用药物作用特点见表 13-2-2。

头孢菌素类抗生素

表 13-2-2　常用头孢菌素类药物作用特点

常用药物	作用特点
第一代 头孢唑林（cefazolin） 头孢氨苄（cefalexin） 头孢拉定（cefradine）	① 对革兰阳性菌作用强，对革兰阴性菌作用弱；② 对铜绿假单胞菌和厌氧菌无效；③ 对青霉素酶稳定，对革兰阴性菌产生的 β-内酰胺酶不稳定；④ 有不同程度的肾毒性；⑤ 除头孢唑啉外，其他药物均可口服

续表

常用药物	作用特点
第二代 头孢呋辛(cefuroxime) 头孢孟多(cefamandole)	① 对革兰阳性菌的作用不如第一代,对革兰阴性菌作用明显增强,对奈瑟菌属及厌氧菌有效,对铜绿假单胞菌无效;② 对多种β-内酰胺酶较稳定;③ 肾毒性较第一代低
第三代 头孢曲松(ceftriaxone) 头孢噻肟(cefotaxime) 头孢哌酮(cefoperazone)	① 抗菌谱较广,对革兰阳性球菌的抗菌作用不如第一代和第二代,对革兰阴性杆菌作用则更强;② 对消化性链球菌、铜绿假单胞菌、厌氧菌等均有抗菌作用;③ 组织穿透力强,分布较广,在脑脊液中能达到有效药物浓度;④ 几无肾毒性
第四代 头孢匹罗(cefpirome) 头孢吡肟(cefepime) 头孢利定(cefelidin)	① 抗菌谱更广,对革兰阴性菌的作用优于第三代,抗葡萄球菌和铜绿假单胞菌的作用更强,对第三代头孢菌素耐药菌株、多数厌氧菌有抗菌活性;② 对β-内酰胺酶高度稳定

【临床应用】 ① 第一代头孢菌素类用于革兰阳性菌引起的轻中度感染;② 第二代用于敏感菌引起的多种组织感染;③ 第三代主要用于革兰阴性菌重度感染,以及革兰阴性菌、革兰阳性菌和厌氧菌的混合感染;④ 第四代主要用于对第三代头孢菌素耐药的细菌感染和其他药物难以控制的严重感染。

【不良反应】 本类药物毒性较低,不良反应较轻,主要有:① 过敏反应,如皮疹、药热,偶见过敏性休克,并与青霉素有不完全交叉过敏反应;② 消化道反应,如恶心、呕吐、腹泻、腹痛等;③ "双硫仑"反应,用药期间或用药后5~7天内,饮酒后出现面部潮红、头痛、头晕、腹痛、恶心、呕吐、胸闷、心悸、视物模糊、血压下降及休克等症状;④ 其他反应,第一代药物有肾毒性,第三代、第四代药物长期应用可能引起二重感染。

【用药护理】 ① 用药前,问询用药史和过敏史,评估过敏体质,了解医嘱选择药物的依据和种类特点,青霉素过敏者慎用,必须应进行皮试。② 用药中,因皮试有"假阴性"现象,应密切观察患者反应,一旦发生过敏甚至过敏性休克,处置方法同青霉素;要告诫患者用药期间禁酒,介绍"双硫仑"反应的症状和防治措施。③ 用药后,进行护理评价,一般给药2~3天后感染症状未有明显改善者,应建议配合药敏试验修正给药方案,同时注意检查肾功能,避免长期应用。

四代头孢菌素的比较见表13-2-3。

表13-2-3 四代头孢菌素的特点比较

头孢菌素		第一代	第二代	第三代	第四代
抗菌强度	G^+	+++	++	+	+++
	G^-	+	++	+++	+++
对酶稳定性		+	++	+++	+++
肾毒性		+++	++	-	-
厌氧菌		-	部分有效	较强	较强

续表

头孢菌素	第一代	第二代	第三代	第四代
铜绿假单胞菌	-	-	较强	较强
临床应用	G^+菌，耐药金黄色葡萄球菌，口服用于轻中度呼吸道泌尿道感染	敏感菌所致肺炎胆道感染	严重感染绿脓感染	难治感染

注：G^+：革兰阳性菌；G^-：革兰阴性菌。

（三）其他β-内酰胺类抗生素

本类药物包括碳青霉烯类、头霉素类、氧头孢烯类、单环β-内酰胺类和β-内酰胺酶抑制剂等。

亚胺培南

亚胺培南（imipenem）是碳青霉烯类抗生素，临床应用的是本药与肾脱氢肽酶抑制药西司他丁1∶1配伍的复方制剂。

本类药物抗菌活性强，抗菌谱广，对革兰阳性菌、革兰阴性菌作用较强，对β-内酰胺酶高度稳定，较少出现交叉耐药性。主要用于敏感菌引起的多种组织严重感染，以及心内膜炎、败血症的预防和治疗。不良反应轻微，多为消化道反应，也可有过敏反应，过敏体质者禁用或慎用。哺乳期妇女应用时需停乳。

氨曲南

氨曲南（aztreonam）系单环β-内酰胺类抗生素，口服不吸收，肌内注射后分布广，各组织液中有效浓度较高。对需氧革兰阴性菌包括铜绿假单胞菌有较强作用，对β-内酰胺酶稳定性高，临床主要用于敏感菌所致的呼吸道、泌尿道、腹腔、盆腔、皮肤软组织感染以及败血症、脑膜炎等，不良反应少而轻，有青霉素过敏史及过敏体质者慎用。

克拉维酸、舒巴坦、他唑巴坦

本类药物属于β-内酰胺酶抑制剂，它们的抗菌作用均很弱，因可抑制耐药菌产生的β-内酰胺酶的活性，通常与β-内酰胺类抗生素组成复方制剂，可明显降低此类抗生素的耐药性。主要用于敏感菌或产酶菌引起的各种感染，也可与大环内酯类抗生素合用治疗社区获得性肺炎。

常用的复方制剂有：阿莫西林+克拉维酸，氨苄西林+舒巴坦，哌拉西林+他唑巴坦，替卡西林+克拉维酸，头孢哌酮+舒巴坦，头孢噻肟+舒巴坦等。

二、大环内酯类抗生素和用药护理

▶ 临床案例

患儿，男，1岁10个月。因发热、咳嗽5天加重伴气促2天入院。入院前5天，患儿受凉后发热，T 38.7℃，伴鼻塞、咳嗽、流涕，咳嗽剧烈时伴呕吐，在当地医院予青霉素等治疗3天，效果不佳而入院。体格检查：T 38.5℃，R 66次/分，P 160次/分。急性重病面容，烦躁不安，呼吸深大，鼻翼扇动，发绀，三凹征（+）。双肺可闻及中细湿啰音。心率160次/分，律齐。辅助检查：血常规：白细胞$16.5×10^9$/L，中性粒细胞0.72，淋巴细胞 0.38，Hb 120 g/L，PLT 154×10^9/L，胸片：双肺纹理增多，模糊。可见散在斑片状阴影。初步诊断：支原体肺炎。

思考：

1. 该病可选用哪些药物治疗？
2. 用药依据是什么？
3. 大环内酯类药物有哪些共同特点？

大环内酯类（macrolides）抗生素是一类含有多元内酯环的碱性抗生素，主要有红霉素、阿奇霉素、罗红霉素、克拉霉素、吉他霉素、麦迪霉素、乙酰螺旋霉素等；本类药物抑制细菌蛋白质合成，属静止期抑菌药，临床上主要用于革兰阳性菌感染，对部分革兰阴性菌、支原体、衣原体、军团菌感染有较好疗效。

红霉素

红霉素（erythromycin）脂溶性较高，酸性条件下易被破坏，碱性条件下抗菌活性增强，常采用肠溶片，其半合成品种如琥乙红霉素（ethylsuccinate），稳定性和生物利用度更好，有效血药浓度更高。

【药理作用】 抗菌谱与青霉素相似而略广，对革兰阳性菌、支原体、衣原体、螺旋体、立克次体、放线菌等作用较强，对革兰阴性菌如脑膜炎奈瑟菌、淋病奈瑟菌、军团菌、百日咳鲍特菌、流感嗜血杆菌也有较强作用。细菌对本药易产生快速耐药性，与其他大环内酯类抗生素有部分交叉耐药现象。

【临床应用】 临床应用于敏感菌引起的呼吸道、皮肤、软组织、胆道、泌尿生殖系统的感染，对小儿支原体肺炎效果很好，是军团菌病、白喉、百日咳等疾病的首选药物之一。

【不良反应】 主要有消化道反应，表现有腹痛、恶心、腹泻等，严重者难以耐受，静脉给药也可出现。长期或大剂量使用可出现一定的肝毒性和耳毒性，前者以转氨酶升高，胆汁淤积型黄疸等为主，后者主要表现为耳蜗神经损伤，也可影响前庭功能。少数患者出现过敏反应。

【用药护理】

1. 用药前 要注意红霉素肠溶片需整片吞服，不宜破碎，也不宜同时饮用酸性饮料等，少儿应选择儿童制剂型为宜；其乳糖酸盐注射剂不可直接用 0.9%氯化钠注射液溶解，否则可发生凝固，一般采用注射用水溶解稀释后，加入各种电解质溶液中使用，pH 较低的液体如葡萄糖注射液，应按每 100 ml 液体加入 4%碳酸氢钠溶液 1 ml 的比例调整液体的 pH，静脉滴注时可发生血栓性静脉炎，应予注意。

2. 用药中 针对消化道反应加强护理措施，这是影响患者用药的主要原因之一。另外本药是肝药酶抑制剂，可使茶碱类、卡马西平、三唑仑等药物在体内代谢减慢，血药浓度容易达到中毒水平，如必须配伍使用，注意给药速度，密切观察患者是否出现中毒反应，及时报告医生。

3. 用药后 护理评价要注意部分交叉过敏现象，提示合理使用本类药物，与青霉素类配伍有药理性拮抗现象，与四环素类合用增加肝毒性，长期大剂量应用者，应建议及时检查肝功能和听力。

阿奇霉素

阿奇霉素(azithromycin)对酸稳定性较强,口服吸收良好,分布广,$t_{1/2}$长达68~76小时,有效血药浓度维持时间较长。

抗菌谱类似红霉素,对革兰阳性细菌和革兰阴性细菌均有效,其中对大肠埃希菌、梭状芽孢杆菌、流感嗜血杆菌、军团菌、淋病奈瑟菌等的抗菌作用强于红霉素,对链球菌、金黄色葡萄球菌等的作用相当或略低于红霉素。另外,对弓形虫和梅毒螺旋体有较强作用。

主要用于敏感菌引起的呼吸道、皮肤、软组织、泌尿生殖道感染等,也是治疗社区获得性肺炎的首选药物之一。一般感染采取每日一次口服给药,严重感染者采取静脉滴注。

本药不良反应较轻,主要是消化道反应,如呕吐、腹痛、腹泻等,部分人有肝功能改变,少数患者可出现皮疹、粒细胞减少等过敏症状。对大环内酯类药物过敏者禁用,肝功能不全、妊娠及哺乳期妇女慎用。

罗红霉素

罗红霉素(roxithromycin)对酸稳定,生物利用度高,分布广,半衰期较长,抗菌谱与红霉素相似,对革兰阳性菌、军团菌、支原体、衣原体等有较强的抑制作用。主要用于敏感菌引起的呼吸道、泌尿生殖道、皮肤、软组织及身体其他部位的感染。不良反应主要有恶心、腹痛、腹泻、皮疹、皮肤瘙痒、头晕等,严重者需停药。

三、氨基糖苷类抗生素和用药护理

▶ 临床案例

患者,女,29岁。患风湿性心瓣膜病3年,3天前因感冒出现发热症状,自服感冒药无效,体温持续38℃,并出现呼吸困难、缺氧、发绀等症状入院。经检查疑似感染性心内膜炎。细菌血培养试验,2次均提示为草绿色链球菌感染,超声心动图亦发现典型心内膜炎表现(赘生物、脓肿等),故可确诊。随拟定药物治疗方案如下:

1. 青霉素G　320万U　每6小时一次　皮试后,静脉滴注
2. 阿米卡星　0.2 g　每日3次　肌内注射

同时给予支持措施,患者给药2天后体温基本恢复正常,5天后临床症状基本消失。

思考:

1. 草绿色链球菌导致的感染性心内膜炎为何采取青霉素与阿米卡星合用的治疗方案?如患者对青霉素过敏可以换用什么药物?
2. 应采取哪些护理措施来防治青霉素和阿米卡星的主要不良反应?
3. 患者出院后,为防止感染性心内膜炎复发可采取哪些预防措施?

氨基糖苷类(aminoglycosides)抗生素是由氨基糖和苷元两部分组成的大分子碱性化合物,水溶性较高,性质较稳定,是治疗革兰阴性细菌感染的主要药物。本类药物主要包括链霉素、庆大霉素、阿米卡星、卡那霉素、妥布霉素、新霉素、小诺米星等。上述药物的共同特点见表13-2-4。

氨基糖苷类抗生素

表 13-2-4　氨基糖苷类抗生素的共同特点

药物性质	共同特点
体内过程	胃肠道吸收少，肌内注射吸收快而完全。体内不代谢，大部分以原形经肾排泄，易分布在肾皮质和内耳等组织中并发生蓄积，与β-内酰胺类合用不能混合于同一容器，以免造成药物失活
抗菌作用	抑制细菌的蛋白质合成，属静止期杀菌药。对革兰阴性杆菌作用强大，对革兰阴性球菌、革兰阳性细菌作用较弱，部分品种对铜绿假单胞菌、结核杆菌等有效，对厌氧菌无效。在碱性环境中抗菌活性强，抗菌后效应持续时间长，细菌可产生钝化酶或改变靶位点结构而产生耐药性，本类药物中存在部分交叉耐药性
不良反应	① 肾毒性，表现为蛋白尿、管型尿、血尿等，严重者可导致无尿、氮质血症和肾衰竭。② 耳毒性，主要是前庭功能障碍，如眩晕、恶心、平衡障碍、共济失调等；耳蜗神经损害，如耳鸣、听力减退、耳聋等，前者停药后多可恢复，后者是药物性耳聋的主要诱因。③ 神经肌肉阻滞作用，大剂量给药发生肌无力、呼吸困难等症状。本类药物间有交叉过敏反应

链　霉　素

链霉素（streptomycin）是最早使用的氨基糖苷类抗生素，目前临床主要用于：① 结核病联合化疗的一线药物，多与利福平、异烟肼合用；② 鼠疫和兔热病（土拉菌病）的首选药物，应和四环素、磺胺嘧啶（SD）等合用；③ 与青霉素配伍治疗草绿色链球菌、溶血性链球菌、粪链球菌等引起的心内膜炎等。因本药耐药性比较固定且多见，一般不用于其他感染的治疗。

知识链接

鼠　疫

在世界历史上，鼠疫曾发生三次大流行。第一次发生在公元 6 世纪，从地中海地区传入欧洲，造成近 1 亿人死亡；第二次发生在 14 世纪，波及欧洲、亚洲、非洲；第三次是 18 世纪，传播至全球 32 个国家。

1793 年，云南师道南所著《死鼠行》中描述当时“东死鼠，西死鼠，人见死鼠如见虎。鼠死不几日，人死如拆堵”。充分说明那时鼠疫在中国流行十分猖獗。

鼠疫（plague）是由鼠疫耶尔森菌引起的自然疫源性疾病，又称黑死病。主要是通过鼠蚤为媒介，经人的皮肤传入引起腺鼠疫，经呼吸道传入发生肺鼠疫。临床表现为发热、严重毒血症状、淋巴结肿大、肺炎、出血倾向。均可发展为败血症，传染性强，死亡率高，是危害人类最严重的烈性传染病之一，属国际检疫传染病，在《中华人民共和国传染病防治法》中被列为甲类传染病之首。

本药易引起过敏反应，偶见过敏性休克，死亡率高于青霉素，抢救时除采取常规措施和药物外，还要静脉滴注钙剂。耳毒性较多见，前庭功能损害早于耳蜗神经损伤，神经肌肉阻滞亦常发生。本药水溶液不稳定，降解更容易发生上述毒性。有过敏史和孕妇、新生儿禁用，儿童以及重度脱水、重症肌无力、听神经损害、肾功能减退患者慎用。

庆大霉素

【抗菌作用】 庆大霉素(gentamicin)抗菌谱较广,对革兰阴性杆菌包括大肠埃希菌、铜绿假单胞菌、变形杆菌属、克雷伯菌属、沙雷菌属、沙门菌属、志贺菌属均有强大作用,对革兰阴性球菌、革兰阳性细菌作用略差,对耐青霉素的金黄色葡萄球菌也有较好作用,属静止期杀菌剂。

【临床应用】 主要用于革兰阴性杆菌引起的各类感染,如呼吸道、消化道、泌尿道、腹腔感染,以及骨髓炎、败血症、脑膜炎等,也可用于铜绿假单胞菌引起的局部或系统感染,口服用于肠道手术前准备、预防术后或肠道感染。与青霉素合用具有一定的协同作用。

【不良反应】 耳毒性以前庭功能损伤最为明显,出现眩晕、共济失调等症状,肾毒性也较多见,一般为可逆性肾功能异常,长期大剂量使用可发生肾衰竭,个别可发展为尿毒症。偶有过敏反应,甚至过敏性休克。

【用药护理】 本药有注射剂和口服制剂两种剂型,应根据医嘱正确选用,与青霉素配伍时应避免同一容器混合注射。注意观察耳毒性和肾毒性指征,提示医生避免配伍使用能掩盖耳毒性的药物如抗组胺药,以及同样具有耳毒性的药物如呋塞米等,并及时进行相关检查。

阿米卡星

阿米卡星(amikacin,丁胺卡那霉素)是半合成的氨基糖苷类抗生素,也是其中抗菌谱最广的药物,对肠道革兰阴性细菌、铜绿假单胞菌产生的钝化酶较稳定,主要用于对庆大霉素等产生耐药性的革兰阴性杆菌感染,以及铜绿假单胞菌引起的严重感染,特别是与第三代β-内酰胺类合用治疗上述细菌导致的严重感染效果更好,耐药性发生率更低。也可以作为结核病的二线治疗药物。不良反应类似于庆大霉素,耳毒性略强,肾毒性略弱。

其他常用的氨基糖苷类抗生素见表13-2-5。

表13-2-5 其他常用的氨基糖苷类抗生素和大观霉素的特点及应用

药物名称	主要特点和临床应用
妥布霉素(tobramycin)	作用类似庆大霉素,对铜绿假单胞菌作用强,主要用于对庆大霉素耐药的铜绿假单胞菌感染
小诺米星(micronomicin,小诺霉素)	作用类似于庆大霉素,作用略弱,耐药性较少,为氨基糖苷类药物耐药菌感染的替换药物
卡那霉素(kanamycin)	作用类似于链霉素,耐药性多见,毒性较大,仅作为二线抗结核药
大观霉素(spectinomycin)	属于氨基环醇类抗生素,作用与氨基糖苷类相似,对淋病奈瑟菌有强大杀灭作用,用于治疗对青霉素耐药或青霉素过敏的淋病

四、四环素及氯霉素类抗生素和用药护理

▶ 临床案例

患者,女,23岁。因持续高热10天伴食欲减退、全身乏力入院。体格检查:高热病容,T 39.7℃,P 100次/分,肝肋下2 cm,脾肋下1 cm,WBC 4.2×10^9/L,中性粒细胞

0.72，淋巴细胞 0.28，嗜酸粒细胞直接计数为 0，肥达反应呈阳性，血培养呈阳性。诊断：伤寒。

思考：

1. 可以选择什么药物对患者进行治疗？如果疗效不好怎么办？
2. 在使用药物治疗的过程中可能会出现哪些不良反应？如何处理？

四环素类

四环素类抗生素

四环素类(tetracyclines)为酸碱两性化合物，酸性下较稳定，包括天然和半合成两类，前者主要有四环素(tetracycline)、土霉素(tetramycin)、金霉素(cholrtetracycline)等，后者有多西环素(doxycycline，强力霉素，脱氧土霉素)、美他环素(methacycline，甲烯土霉素)、米诺环素(minocycline，二甲胺四环素)等。半合成类相比天然四环素其生物利用度更好，抗菌活性更强，耐药性低等优点，临床评价更高。

【抗菌作用】 通过抑制细菌蛋白质合成对多种病原微生物有抑制作用，包括革兰阳性细菌、革兰阴性细菌、支原体、衣原体、立克次体、螺旋体、放线菌等，但对前两类细菌的作用弱于 β-内酰胺类和氨基糖苷类，对沙门菌属、结核分枝杆菌、铜绿假单胞菌、真菌、病毒等无效。本类药物耐药性多见。

【临床应用】 目前主要用于斑疹伤寒、恙虫病、回归热、支原体肺炎、沙眼、淋巴肉芽肿、布氏杆菌病等传染性疾病的治疗，可作为首选药物。半合成四环素类也可用于敏感细菌引起的呼吸道、胆道、生殖泌尿道的感染。

【不良反应】 本类药物不良反应较多，尤以天然四环素类更为明显，主要包括：① 消化道反应，口服直接刺激胃肠道引起恶心、呕吐、腹泻、腹胀等；② 二重感染，长期大剂量使用出现菌群失调现象，发生白色念珠菌等感染；③ 对牙齿骨骼的影响，可沉积于牙齿和骨骼中，造成牙齿黄染，形成“四环素牙”，抑制骨发育等，妊娠及哺乳期妇女、8 岁以下儿童慎用；④ 其他反应，主要有过敏反应、肝毒性、肾毒性和中枢神经系统症状等，一般停药后可恢复。

【用药护理】 应指导患者不能与含有多价阳离子的食物或药物合用，如牛奶、钙盐、铁剂、抗酸剂等，半合成类则不受食物干扰；解释可能发生的不良反应，注意观察口腔黏膜有无二重感染发生等。

氯霉素

氯霉素(chloramphenicol)脂溶性高，分布广，是进入脑组织药物浓度最高的抗生素。

【抗菌作用】 通过抑制细菌蛋白质合成发挥抗菌作用，对多种病原微生物都有作用，作用强度与四环素类相似，对流感嗜血杆菌、伤寒沙门菌作用最强。

【临床应用】 主要可用于伤寒、副伤寒和立克次体、衣原体感染等，也可用于 β 内酰胺类治疗无效的脑膜炎等。局部用于敏感细菌或其他微生物引起的眼部感染。

【不良反应】 ① 骨髓抑制，长期或大剂量使用损伤骨髓造血功能，引起贫血、血象异常等症状，一般是可逆性的，个别患者不可逆地导致再生障碍性贫血，发生率低，但死亡率高；② 灰婴综合征，新生儿或早产儿药物清除功能差，若用药剂量过大，易导致氯霉素蓄积中毒，表现为呕吐、呼吸困难、血压下降、代谢性酸中毒、皮肤发绀，最终引起呼吸和循环衰竭；③ 其他反应，可引起二重感染、过敏反应，偶见视神经炎、视力障碍和中毒性精神病等。

【用药护理】 应重点做好不良反应监控，定期检查血象，及时观察患者是否出现贫血、出血、咽痛、低热、疲乏等症状，及时报告采取有效措施。

五、其他类抗生素和用药护理

其他类的抗生素可按其抗菌谱大致分为抗革兰阳性菌抗生素如林可霉素类、万古霉素类等，抗革兰阴性菌抗生素如多黏菌素类。

林可霉素类

本类药物包括林可霉素（lincomycin，洁霉素）和克林霉素（clindamycin，氯洁霉素），两者抗菌谱相同，但后者口服吸收效果更好，尤其在骨关节药物浓度高。抗菌作用较强，毒性较小，更为常用。两药间存在完全交叉耐药性。

【抗菌作用】 通过抑制细菌蛋白质合成发挥抗菌作用，抗菌谱类似于红霉素而略窄，对各类厌氧菌抑制作用强大，对革兰阳性球菌如金黄色葡萄球菌有较强的作用，对部分革兰阴性需氧菌、支原体、沙眼衣原体均有一定的抑制作用。

【临床应用】 主要用于厌氧菌引起的多种感染，对耐药的金黄色葡萄球菌引起的急、慢性骨髓炎为首选药，也可用于厌氧菌和需氧菌引起的混合感染如盆腔炎、腹膜炎等。

【不良反应】 较多，主要有消化道反应如恶心、呕吐、舌炎等；过敏反应如皮疹、多形红斑等；肝功能损害如黄疸、血清转氨酶增高等；造血系统损害如白细胞减少、血小板减少等；神经系统反应如眩晕、耳鸣等。一般停药后可恢复。长期使用可发生二重感染（肠道正常菌群失调），出现伪膜性肠炎等。

【用药护理】 注意本类药物其作用位点与大环内酯类相同而发生竞争性拮抗，不宜与其合用，静脉给药过快可致低血压、心脏骤停等，应注意给药速度。经常作为青霉素过敏患者使用的替换药物，但自身也有过敏现象，不良反应发生率较高，应予以重视。如长期使用本类药物，应注意观察有无肠道感染症状，积极防治二重感染。

万古霉素类

本类药物属于糖肽类抗生素，主要包括万古霉素（vancomycin）、去甲万古霉素（norvancomycin）和替考拉宁（teicoplanin）等，抗菌机制和抗菌谱相同，体内过程、作用强度和不良反应有所差异。

【抗菌作用】 抑制细菌细胞壁的合成，为繁殖期速效杀菌药。对革兰阳性菌作用强，对多种耐药细菌如耐青霉素或甲氧西林的金黄色葡萄球菌、表皮葡萄球菌、多重耐药的肠球菌仍有抗菌作用。革兰阴性菌中除奈瑟菌属外，其他革兰阴性菌均不敏感。

【临床应用】 主要用于革兰阳性球菌引起的严重感染和对其他药物耐药的革兰阳性菌感染，如败血症、心内膜炎、呼吸道、泌尿道感染等，也可口服治疗伪膜性肠炎等肠道感染。

【不良反应】 不良反应较重，限制了其应用。主要有：① 肾损害，轻者表出为蛋白尿和管型尿，重者表现为血尿、少尿氮质血症，甚至肾衰竭；② 耳毒性，可出现耳鸣，听力下降，严重者可发生不可逆的耳聋；③ 过敏反应，可出现皮肤潮红、瘙痒、荨麻疹、寒战、发热、血压下降、心动过速等症状，严重者皮肤极度潮红，出现红斑，称为红人综合征；④ 其他反应，口服可引起恶心、呕吐、口腔异味（金属异味感）和眩晕等，注射给药可有局部疼痛、组织坏死和血栓性静脉炎。

【用药护理】 重点做好不良反应的防治，提前告知患者给药后可能出现的反应，提高用药依从性。了解不同品种的选药依据，替考拉宁脂溶性最高，半衰期最长，有效血药浓度低，毒性相对较小，可肌内注射，万古霉素半衰期短，有效血药浓度较高，静脉给药速度过快，容易出现红人综合征，必要时采用肾上腺素和抗组胺药治疗。护理评价时注意观察肾和听力损害情况，进行必要检查。

多黏菌素类

本类药物属于多肽类抗生素，主要包括多黏菌素 B（polymyxin B）、多黏菌素 E（polymyxin E，黏菌素，colistin）等。

【抗菌作用】 通过破坏细菌细胞膜的结构和功能发挥作用，属对静止期和繁殖期细菌均有效的杀菌剂。抗菌谱窄，对部分革兰阴性细菌，特别是铜绿假单胞菌作用强，不易产生耐药性。

【临床应用】 主要用于对其他药物耐药的铜绿假单胞菌感染，也可用于敏感革兰阴性杆菌引起的严重感染。局部给药可用于敏感的革兰阴性杆菌引起的皮肤、软组织感染等。

【不良反应】 不良反应较多且严重。主要有局部刺激性、过敏反应、肾毒性、肝毒性、神经肌肉接头阻滞等，以肾毒性最为严重，可引起肾衰竭。

【用药护理】 重点做好不良反应的防治，提前告知患者注意事项。本类药物应缓慢静脉滴注。用药期间如出现眩晕、视力模糊、运动失调等症状，以及蛋白尿、血尿、管型尿等，应及时停药。避免与麻醉剂、肌松剂、氨基糖苷类等对肾、听神经有毒性的药物合用。护理评价时注意观察肾损害情况，进行必要检查。

磷 霉 素

磷霉素（fosfomycin）可抑制细菌细胞壁合成，抗菌谱较广，对革兰阳性细菌、革兰阴性细菌以及铜绿假单胞菌均有较强作用，因化学结构特殊，与其他抗生素无交叉耐药性，对多种耐药细菌包括耐甲氧西林的金黄色葡萄球菌也有抗菌作用，与β-内酰胺类、氨基糖苷类配伍可发挥协同作用，并能延缓耐药性发生。一般口服用于敏感细菌引起的泌尿道、消化道、皮肤软组织感染，败血症、脑膜炎等严重感染需静脉给药，并配伍其他抗菌药物。

不良反应少而轻，主要是过敏反应和消化道反应等。

学习小结

抗生素是临床抗感染重要的一类药物，掌握这类药物的特点和合理应用对护理工作非常重要。同学们在学习本节知识时，应通过每类代表药物的学习掌握本类药物的共性，在此基础上，抓住不同药物的特点记忆，特别是对不良反应和用药护理的掌握有利于指导临床合理用药，也是学习中的重点内容。尤其是青霉素的不良反应及防治措施是重中之重，护理工作中应牢记“一问二试三观察四治疗”的防治要点。

常用制剂和用法

青霉素G　粉针剂:40万U;80万U;160万U。一次40万~80万U,肌内注射,普通感染一日2次。严重感染可静脉滴注,浓度为1万~4万U/ml,不可静脉注射。

青霉素V　片剂:125 mg,20万U;250 mg,40万U;500 mg,80万U。一日3~4次,一次125~500 mg,口服。

阿莫西林　胶囊剂:0.25 g;干糖浆:0.125 g。一日3~4次,一次0.25~1.0 g,口服。儿童,一日3~4次,一次5~25 mg/kg,口服。

氨苄西林　胶囊剂:0.25 g。粉针剂:0.5 g;1.0 g。一日4次,一次1.0~2.0 g次,口服。儿童,一日3~4次,一次20~35 mg/kg,口服。肌内注射剂量、给药次数同口服。静脉滴注:一日2~4次,一次1.0~2.0 g;儿童,一日3~4次,一次20~35 mg/kg。

头孢唑啉　粉针剂:0.5 g;1 g。一日4次,一次0.5~1.0 g,肌内注射或静脉滴注。

头孢氨苄　片剂(胶囊):0.125 g;0.25 g。一日2次,一次0.5~1.0 g,口服。

头孢羟氨苄　胶囊剂:0.125 g;0.25 g。一日2次,一次0.5~1.0 g,口服。

头孢孟多　粉针剂:0.5 g;1.0 g。一日3~4次,一次0.5~2.0 g,肌内注射或静脉滴注。

头孢呋辛　粉针剂:0.75 g;1.5 g。一日3次,一次0.75~1.5 g,肌内注射或静脉滴注。

头孢噻肟　粉针剂:0.5 g;1.0 g。一日2~3次,一次1.0~2.0 g,肌内注射或静脉滴注。

头孢哌酮　粉针剂:0.5 g;1.0 g。一日2~3次;一次1.0~2.0 g,肌内注射或静脉滴注;儿童,一日3~4次,一次20~30 mg/kg,肌内注射或静脉滴注。

头孢洛克　胶囊剂:0.25 g。一日3次,一次0.25 g,口服。儿童一日3次,一次20 mg/kg,口服。

头孢曲松　粉针剂:1.0 g。一日2次,一次0.5~1.0 g,肌内注射或静脉滴注。儿童,一日2次,一次25~37.5 mg/kg,肌内注射或静脉滴注。

头孢他啶　粉针剂:1.0 g。一日2次,一次0.5~1.0 g,肌内注射或静脉滴注。儿童,一日2次,一次25~37.5 mg/kg,肌内注射或静脉滴注。

亚胺培南-西司他丁　粉针剂:0.25 g;0.5 g;1.0 g。一日1~2次,一次0.25~1.0 g,肌内注射或静脉滴注,

链霉素　粉针剂:0.75 g,75万U;1 g,100万U;2 g,200万U。一日1~2次,一次0.5~0.75 g,肌内注射。儿童一日2次,一次7.5~15 mg/kg,肌内注射。

卡那霉素　注射剂:0.5 g,50万U。粉针剂:0.5 g,50万U;1.0 g,100万U。滴眼剂:40 mg。一日3次,一次0.5 g,肌内注射或静脉滴注。儿童,一日2次,一次7.5~12.5 mg/kg,肌内注射或静脉滴注。

庆大霉素　注射剂:20 mg,2万U;40 mg,4万U;80 mg,8万U。片剂:40 mg,4万U。滴眼剂:4万U,8 ml。一日2~3次,一次80 mg,肌内注射或静脉滴注。儿童,一日3次,一次2.0~2.5 mg/kg,肌内注射或静脉滴注。

阿米卡星　注射剂：0.2 g，2 万 U。一日 2 次，一次 250 mg，肌内注射或静脉滴注。

四环素　片剂：0.125 g；0.25 g。注射剂 0.125 g；0.25 g；0.5 g。一日 3～4 次，一次 0.5 g，口服。8 岁以上儿童，一日 3～4 次，一次 10～20 mg/kg，口服。一日 1～2 次，一次 1.0 g，静脉滴注。

红霉素　片剂：0.1 g，10 万 U；0.125 g，12.5 万 U；0.25 g，25 万 U。粉针剂：0.25 g，25 万 U；0.3 g，30 万 U。一日 3～4 次，一次 0.25～0.5 g，口服。儿童一日 3～4 次，一次 10～12 mg/kg，口服。

琥乙红霉素　片剂：0.1 g；0.125 g。一日 3～4 次，一次 0.1～0.125 g，口服。

罗红霉素　片剂：150 mg。一日 2 次，一次 150 mg，口服。

阿奇霉素　胶囊剂：0.25 g。粉针剂：0.125 g。一日一次，一次 0.5 g，口服。一日一次，一次 0.5 g，静脉滴注。

林可霉素　片剂（胶囊剂）：0.25 g；0.5 g。注射剂：0.2 g；0.6 g。一日 3～4 次，一次 0.25～0.5 g，口服。一日一次，一次 0.5 g，肌内注射或静脉滴注。

克林霉素　胶囊剂：75 mg；150 mg。注射剂：150 mg；300 mg。一日 3～4 次，一次 0.15～0.3 g，口服。儿童，一日 3～4 次，一次 3～5 mg/kg，口服。一日 2～4 次，一次 0.3 g，肌内注射或静脉滴注。儿童，一日 2 次，一次 4～6 mg/kg，肌内注射或静脉滴注。

万古霉素　注射剂：0.5 g。一日 2～3 次，一次 0.5～1.0 g，静脉滴注。

目标检测

扫一扫，测一测

第三节　人工合成抗菌药

学习目标

1. 掌握氟喹诺酮类药物的共同特性、抗菌作用及机制、主要不良反应与注意事项。
2. 熟悉磺胺类药物和甲氧苄啶的作用及机制、用途、联合用药的目的及意义、不良反应与注意事项。
3. 了解硝基呋喃类药物的特点和用途。

▶ 临床案例

患者，女，32 岁，因尿频、尿急、尿痛、发热就诊，诊断为尿路感染。用青霉素 G 治疗 3 天，疗效不好。现改用第三代喹诺酮类药物治疗。

思考：

1. 此类药物的不良反应有哪些？
2. 如何进行用药护理？

一、喹诺酮类抗菌药

喹诺酮类是含有4-喹诺酮母核的人工合成抗菌药,按照药物的发明先后、化学结构和临床应用分为四代。

喹诺酮类药物的药理作用及临床应用

第一代喹诺酮类是1962年合成的萘啶酸,只对少数革兰阴性杆菌有抗菌作用,因疗效不佳,现基本不用。1973年合成的第二代吡哌酸抗菌谱较第一代喹诺酮类有所扩大,对革兰阴性杆菌抗菌活性比萘啶酸强,对革兰阳性菌也有效,血药浓度低,尿液中药物浓度高,只用于泌尿道和肠道感染。

目前常用第三、四代喹诺酮类。其结构中加入了卤族元素氟原子,故又称为氟喹诺酮类。具有抗菌谱广、抗菌力强、组织渗透性好、无明显交叉耐药性等优点。第三代喹诺酮类有环丙沙星、诺氟沙星、氧氟沙星、左氧氟沙星等。第四代喹诺酮类包括加替沙星、莫西沙星等。

(一) 共同特点

1. 体内过程 口服吸收完全,不受食物的影响。生物利用度高,1~2h达到血浓度峰值,血药浓度较高,血浆蛋白结合率低,具有良好的组织渗透性,分布广,可进入骨、关节和前列腺组织等。肝、肾、胰、淋巴结、腮腺、支气管黏膜、胆道及尿液中的药物浓度均高于血中浓度。氧氟沙星、洛美沙星、氟罗沙星、左氧氟沙星主要经肾排泄,尿药浓度高。环丙沙星、诺氟沙星、依诺沙星部分经胆道排除,胆汁中药物浓度较高。

2. 抗菌作用 喹诺酮类药物是广谱杀菌药,对革兰阴性菌如铜绿假单胞菌、大肠埃希菌、伤寒沙门菌、流感嗜血杆菌、军团菌属及革兰阴性球菌如淋病奈瑟菌等均有强大的抗菌作用;对革兰阳性菌如金黄色葡萄球菌、肺炎链球菌及厌氧菌也有较强的抗菌作用;某些品种对结核分枝杆菌、支原体、衣原体也有作用。

喹诺酮类药物抗菌活性强,抗菌机制是抑制DNA回旋酶,干扰DNA的合成而致细菌死亡。抗菌作用强,抗菌后效应(PAE)强大而持久。

细菌对本类药不易产生耐药性,同类药之间存在交叉耐药性,但与其他抗菌药物之间无明显交叉耐药性。

3. 临床应用 喹诺酮类药物常用于治疗各种敏感菌引起的泌尿生殖系统、呼吸系统、消化系统、皮肤、软组织感染及眼、耳、鼻、喉和创面感染、前列腺炎、淋病等。由于药物渗入骨组织超过其他药物,故对急、慢性骨髓炎和化脓性关节炎的治疗可作为首选药;可替代氯霉素作为治疗伤寒的首选药;也可作为青霉素和头孢菌素替代药。氧氟沙星和左氧氟沙星还可与其他抗结核药联合用于多重耐药结核分枝杆菌的治疗。

4. 不良反应 ① 消化系统反应,一般不严重。② 中枢神经反应,表现为头痛、眩晕、焦虑不安,较严重的可致精神症状、抽搐、惊厥等。有精神病、癫痫病史者禁用。③ 损害软骨细胞的发育,影响儿童和胎儿的软骨发育,可引起关节肿胀和疼痛、肌腱炎等;妊娠及哺乳期妇女和12岁以下的小儿应禁用。④ 过敏反应,主要表现为皮疹、荨麻疹、皮炎和剥脱性皮炎等,也可见哮喘、呼吸困难、喉头水肿和过敏性休克等严重过敏反应;如发现过敏症状,应及时停药采取抗过敏治疗;可诱发光敏性皮炎,表现为光照部位出现瘙痒性红斑,严重者皮肤糜烂、脱落;服药期间及治疗后数天内应避免长时间暴露于明亮光照下。⑤ 肾损害,主要为间质性肾炎,表现为血尿、结晶尿等,肾功能不全者慎用。⑥ 大剂量或长期应用该类药物易致肝损害。⑦ 其他，可出现周围神经刺激症状、心律失常，静注给药可引起局部刺激等。

5. 合并用药及药物的相互作用 ① 不宜与抗酸药（氢氧化铝、三硅酸镁等）等碱性药物、抗胆碱药（阿托品、溴丙胺太林）、H_2 受体阻滞剂（西咪替丁、雷尼替丁等）等同时服用，因降低胃液酸度或络合喹诺酮类，减少喹诺酮类药物的吸收；② 不宜与氨茶碱等茶碱类、咖啡因和口服抗凝血药物合用，因喹诺酮类可抑制后者在肝内代谢，使其血浓度升高，导致中毒；③ 不宜与非甾体抗炎药（如布洛芬、芬布芬、舒林酸等）合用，因易诱发惊厥、癫痫等；④ 氯霉素、利福平及抗真菌药伊曲康唑等可拮抗诺氟沙星、环丙沙星、氧氟沙星的抗菌作用。

（二）常用药物

常用喹诺酮类药物

诺氟沙星

诺氟沙星（norfloxacin，氟哌酸）为合成的第一个第三代氟喹诺酮类，空腹服药吸收良好，大部分以原形从尿中排泄，$t_{1/2}$约 4 h。

抗菌谱广，抗菌活性强，尤其对革兰阴性杆菌如铜绿假单胞菌、大肠埃希菌、伤寒沙门菌、流感嗜血杆菌、淋病奈瑟菌等作用强，对革兰阳性球菌如金黄色葡萄球菌的作用强于庆大霉素。用于治疗各种敏感菌引起的泌尿系统、呼吸系统、胆道、肠道、眼耳鼻喉、妇科及皮肤、软组织感染以及淋病等。

环丙沙星

环丙沙星（ciprofloxacin，环丙氟哌酸）口服吸收快但不完全，食物对其吸收的影响不明显，生物利用度约 52%。体内分布广泛，$t_{1/2}$为 3~4 h。

抗菌谱与诺氟沙星相似，在体外对革兰阴性杆菌的抗菌活性是同类药中最高的，尤其对肠球菌、铜绿假单胞菌、肺炎链球菌、金黄色葡萄球菌、军团菌、流感嗜血杆菌抗菌活性较强，甚至对第三代头孢菌素类、氨基糖苷类耐药的菌株对本药仍然敏感。对多数敏感菌的最低抑菌浓度显著低于其他同类药物及头孢菌素和氨基糖苷类抗生素。但部分革兰阴性杆菌如大肠杆菌耐药性明显增加。对厌氧菌无效。

适用于敏感菌引起的呼吸道、泌尿生殖道、胃肠道、骨关节及皮肤软组织等感染。

氧氟沙星

氧氟沙星（ofloxacin，氟嗪酸）口服吸收快而完全，生物利用度高达 89%。体内分布广泛，各组织中均能达到有效治疗浓度，脑脊液和尿液中浓度高，胆汁中药物浓度为血药浓度的 7 倍，$t_{1/2}$约 7 h。

抗菌谱广，对大肠埃希菌、志贺杆菌、变形杆菌、伤寒沙门菌、流感嗜血杆菌、淋病奈瑟菌、葡萄球菌、肺炎链球菌等有较强的抗菌作用；铜绿假单胞菌、衣原体、厌氧菌也敏感，还有抗结核杆菌作用。主要用于上述敏感菌引起的泌尿系统、呼吸系统、胆道、肠道、眼耳鼻喉及皮肤、软组织的急性和慢性感染。可与其他抗结核药联合用于多重耐药结核分枝杆菌的治疗。

左氧氟沙星

左氧氟沙星（levofloxacin）是氧氟沙星的左旋体，口服吸收完全，生物利用度近 100%。组织药物浓度是血药浓度的 2~3 倍，对包括厌氧菌在内的革兰阴性菌和革兰阳性菌有强大杀菌作用，作用比氧氟沙星强 2 倍，略强于环丙沙星。适用于敏感菌引起的各种急慢性感染、难治性感染。

洛 美 沙 星

洛美沙星(lomefloxacin)空腹吸收良好,食物可延迟吸收并降低其生物利用度,体内分布较广,但不易进入脑脊液。60%以原形经肾排泄,$t_{1/2}$约 8 h。

抗菌谱似氧氟沙星,但对链球菌、肺炎链球菌、支原体、厌氧菌无效。抗菌活性较诺氟沙星、氧氟沙星强。主要用于敏感菌引起的呼吸道、尿道感染。

莫 西 沙 星

莫西沙星(moxifloxacin)为第四代喹诺酮类,口服吸收率为 90%,体内分布较环丙沙星广,$t_{1/2}$为 12~15 h,抗菌后效应达 6 h。

对静止期和繁殖期细菌均有明显作用。对多数革兰阳性如肺炎链球菌、金黄色葡萄球菌和厌氧菌作用更强,对革兰阴性菌、结核杆菌、衣原体和支原体作用强于环丙沙星。用于治疗呼吸道、泌尿道和皮肤软组织感染。

二、磺胺类抗菌药

(一) 磺胺药

磺胺类药因具有对氨基苯磺酰胺的基本结构而得名,是最早用于治疗全身性感染的人工合成抗菌药。磺胺类药广谱抗菌,对流行性脑脊髓膜炎、鼠疫等感染性疾病有显著疗效,且安全性好、口服方便、性质稳定、价廉易得。尤其是 1969 年甲氧苄啶(TMP)的问世,使磺胺药的抗菌作用增强数倍至数十倍,临床应用更加广泛。磺胺药的分类(表 13-3-1)。

表 13-3-1 磺胺药的分类

分类	代表药	$t_{1/2}$/h
抗全身感染的磺胺药		
短效	磺胺异噁唑(SIZ)	<10
中效	磺胺甲噁唑(SMZ)、磺胺嘧啶(SD)	10~24
长效	磺胺多辛(SDM)	>24
抗肠道感染的磺胺药	柳氮磺胺吡啶(SASP)	
外用磺胺药	磺胺米隆(SML)、磺胺醋酰钠(SA-Na)、磺胺嘧啶银(SD-Ag)	

【体内过程】 口服易吸收,广泛分布于全身组织及细胞外液,血浆蛋白结合率较高,不易透过血脑脊液屏障,主要在肝内乙酰化而失活,药物原形及其代谢产物经肾排出,尿中药物浓度较高,在中性或酸性尿液中容易析出结晶,是造成损害肾的原因之一。

【药理作用】 磺胺类药物属慢效抑菌药,通过竞争性抑制细菌体内的二氢叶酸合成酶,阻碍其二氢叶酸的合成,影响细菌核酸的生成,产生抗菌作用(图 13-3-1)。

磺胺类药物抗菌谱广,对多数致病菌均有抑制作用,其中高度敏感的有溶血性链球菌、脑膜炎奈瑟菌、肺炎链球菌、淋病奈瑟菌、流感嗜血杆菌、鼠疫耶尔森菌;对变形杆菌、大肠埃希菌、沙门菌较敏感。对放线菌、弓形虫、沙眼衣原体、疟原虫有抑制作用。但对立克次体、支原体、螺旋体无效。

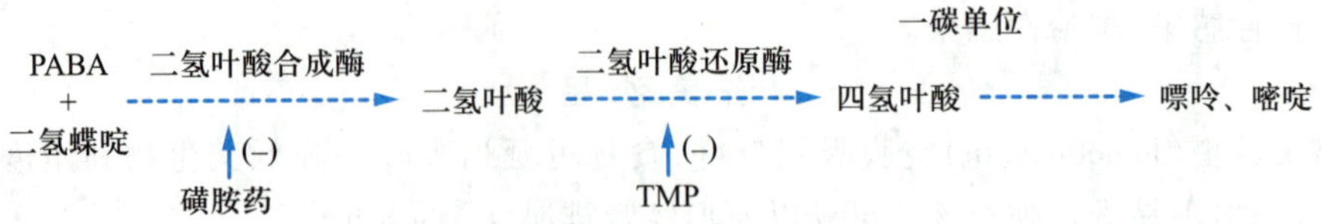

图 13-3-1 磺胺药和 TMP 抗菌作用机制示意图

磺胺类药物单用时,细菌容易产生耐药性,磺胺药之间有交叉耐药性。

【临床应用】 主要用于敏感菌感染:① 全身感染,如流行性脑脊髓膜炎、泌尿系统感染、呼吸系统感染等;② 肠道感染,常可用口服难吸收的磺胺药;③ 局部感染,如皮肤感染、眼部感染等。

磺胺类药物抗菌特点:① 对人毒性小,因为人体细胞无须合成叶酸;② 首剂加倍剂量、及时清创排脓,都可增强其对二氢叶酸合成酶的竞争性抑制,有利于疗效的发挥;③ 合用甲氧苄啶(TMP),既有利于增强抗菌效果也可延缓耐药性产生;④ 不宜与普鲁卡因合用,因为普鲁卡因在体内会被水解产生对氨基苯甲酸(PABA),可减弱磺胺甲噁唑的作用。

知识链接

叶酸的来源、代谢和作用

叶酸属于水溶性维生素。人体可直接从绿叶蔬菜中获得叶酸。细菌不能直接利用外界环境中的叶酸,必须以对氨基苯甲酸(PABA)为原料,在二氢叶酸合成酶的作用下合成二氢叶酸,再在二氢叶酸还原酶的作用下,还原成有活性的四氢叶酸。四氢叶酸作为一碳基团载体的辅酶,参与嘌呤与嘧啶的合成,利于 DNA、RNA 的合成。

【不良反应】

1. 肾损害 磺胺药及其乙酰化产物经肾排出,尿中药物浓度较高,在酸性或中性尿中溶解度较低,易析出结晶损伤肾,可见结晶尿、血尿、尿痛、尿路阻塞和尿闭等。可同服等量碳酸氢钠以碱化尿液,增加磺胺药及乙酰化物在尿中的溶解度,并多饮水稀释尿液。用药期间注意检查尿液,发现结晶及时停药。肾功能中等以上程度损害者禁用。

2. 过敏反应 可见皮疹、药热,偶见剥脱性皮炎、多形性红斑等。用药前应询问有无药物过敏史,用药期间若发现过敏反应须立即停药,并给予抗过敏治疗。磺胺药之间有交叉过敏反应。

3. 血液系统反应 长期用药可抑制造血功能,出现粒细胞减少、血小板减少甚至再生障碍性贫血。用药期间应定期检查血象。葡萄糖-6-磷酸脱氢酶缺乏患者用药后可出现急性溶血性贫血。

4. 中枢神经系统反应 有眩晕、头痛、乏力、精神不振等,服药期间应避免高空、高速、高精密度作业。

5. 其他 有胃肠道反应如恶心、呕吐等。新生儿、早产儿可致胆红素性脑病。

肝肾功能不全、葡萄糖-6-磷酸脱氢酶缺乏、对磺胺药有过敏史者及新生儿、早产儿、妊娠妇女、老年人禁用或慎用。

磺胺甲噁唑

磺胺甲噁唑(sulfamethoxazole,SMZ)属中效磺胺,$t_{1/2}$与甲氧苄啶(TMP)相近约 12 h。两药合用抗菌作用明显增强。主要用于敏感菌引起的呼吸道、消化道和泌尿道感染。治疗泌尿道感染常选用与甲氧苄啶(TMP)组成的复方制剂。

磺胺嘧啶

磺胺嘧啶(sulfadiazine,SD)为中效磺胺,$t_{1/2}$约 17 h。抗菌力强,血浆蛋白结合率较低,约 45%,更多游离型磺胺嘧啶较易透过血脑脊液屏障,在脑脊液中浓度高,约为血药浓度的 70%,是流行性脑脊髓膜炎治疗的首选药。

注射液不宜用弱酸性的葡萄糖溶液稀释以免形成结晶,也不与碳酸氢钠配伍以免产生沉淀。

磺胺异噁唑

磺胺异噁唑(sulfafurazole,SIZ)主要以原形经肾排泄,尿中浓度高,主要用于泌尿道感染。且本药不易形成结晶,肾损害较轻。

柳氮磺吡啶

柳氮磺吡啶(sulfasalazine,SASP)口服难以吸收,大部分在远端小肠和结肠释放出磺胺吡啶和 5-氨基水杨酸。前者有较弱的抗菌作用,后者有抗炎和免疫抑制作用。主要用于溃疡性和局限性结肠炎,但易耐药。也用于类风湿性关节炎。

磺胺米隆

磺胺米隆(sulfamylon,SML)抗菌谱广,对多种革兰阳性和革兰阴性菌有效,对铜绿假单胞菌、破伤风杆菌作用较强,其抗菌作用不受脓液和坏死组织的影响,且能迅速渗入创面及焦痂中。适用于烧伤和大面积创伤后感染。

有一定的刺激性,局部应用有烧灼感,偶致过敏反应。大面积使用时不宜选用其盐酸盐,以免引起酸血症。

磺胺嘧啶银

磺胺嘧啶银(sulfadiazine silver,SD-Ag)结合了磺胺嘧啶(SD)及硝酸银两者的作用,抗菌谱广,对多种细菌有抑制作用,对铜绿假单胞菌作用强大,银盐有收敛作用,可促进创面干燥、结痂,适用于防治烧、烫伤感染。局部应用有一过性的刺激性疼痛感。

(二)甲氧苄啶

甲氧苄啶

甲氧苄啶(trimethoprim,TMP)口服吸收迅速而完全,分布广泛,也可通过血脑脊液屏障,$t_{1/2}$约 11 h。

甲氧苄啶属广谱抑菌药,抗菌谱与磺胺类基本相似,抗菌作用较强,通过抑制二氢叶酸还原酶而抑制细菌的生长繁殖。单用易产生耐药性。常与磺胺药同用,可使细菌叶酸代谢受到双重阻断(图 13-3-1),使磺胺药的抗菌作用增强数倍,呈现杀菌作用,且可延缓细菌耐药性的产生。也可增加庆大霉素、青霉素、利福平等药物的抗菌作用,故甲氧苄啶又称为磺胺增效剂、抗菌增效剂。由 TMP 和 SMZ 组成的复方磺胺甲噁唑主要用于呼吸道、泌尿道及肠道感染。

本药毒性较小。但大剂量长期应用,可影响叶酸代谢,导致叶酸相对缺乏,出现中性粒细胞减少、血小板减少、巨幼细胞贫血等。应注意查血象，必要时可用亚叶酸钙治疗。有致畸胎的可能，故妊娠早期禁用。早产儿、新生儿、哺乳期妇女、骨髓造血功能不全及严重肝肾功能不全者禁用。

三、其他合成类抗菌药

（一）硝基咪唑类

甲 硝 唑

甲硝唑（metronidazole）口服吸收迅速而完全，生物利用度近 100%，1～2 h 即达到有效浓度，体内分布广泛，$t_{1/2}$为 8～12 h，部分经肝转化，代谢产物和原形主要经肾排泄，可使尿液呈红棕色，也可经唾液、乳汁、精液、阴道分泌物排泄。

【药理作用与临床应用】

1. 抗厌氧菌 对大多数厌氧菌包括革兰阴性厌氧杆菌、革兰阳性厌氧芽孢梭菌和所有厌氧球菌均有杀灭作用，对脆弱类杆菌尤为敏感。疗效高、毒性低、应用方便。用于治疗厌氧菌引起的败血症、菌血症、坏死性肺炎、盆腔炎、腹膜炎、腹腔感染、骨髓炎、中耳炎、牙周炎及口腔感染等。也用于治疗幽门螺杆菌引起的胃、十二指肠溃疡。

2. 抗阿米巴原虫 对肠内和肠外阿米巴滋养体均有强大杀灭作用，是治疗急慢性阿米巴痢疾、肝阿米巴脓疡、肺阿米巴脓疡的首选药。

3. 抗滴虫 对阴道滴虫有强大杀灭作用，但不影响阴道内的正常菌群，是治疗阴道滴虫病的首选药。对反复发作的患者应夫妇同时服药，以求根治。

4. 抗贾第鞭毛虫 是目前治疗贾第鞭毛虫最有效的药物，治愈率可达 90%。

【不良反应】

1. 胃肠道反应 可出现食欲不振、恶心、呕吐、腹痛、腹泻、舌炎、口有金属味等，停药后可消失。

2. 神经系统反应 表现为头痛、头晕、肢体麻木、感觉异常、共济失调及惊厥等。一旦出现需立即停药。

3. 过敏反应 少数人可发生荨麻疹、潮红、白细胞轻度减少等，停药后可自行恢复。

4. 致癌、致畸胎 动物实验表明，长期大量口服有致癌、致畸作用。

5. 其他 抑制乙醇代谢，服药期间禁饮酒和含乙醇饮料。

孕妇、哺乳期妇女、器质性中枢神经系统疾病和血液病患者禁用。肾功能不全者慎用。

替 硝 唑

替硝唑（tinidazole）是甲硝唑同类物，口服吸收良好，$t_{1/2}$长达 12～24 h，有效血药浓度可维持 72 h，抗菌作用维持时间较甲硝唑长。

抗菌作用、临床应用、不良反应与甲硝唑相似。口服等量药物时血药浓度比甲硝唑高。可用于厌氧菌引起的腹腔、妇科、手术创口、皮肤软组织、肺等部位的感染以及败血症，也可以治疗肠道或泌尿生殖道毛滴虫病、梨形鞭毛虫病以及肠道和肝阿米巴病。不良反应较甲硝唑少而轻，偶有恶心、呕吐、食欲下降、皮疹等。

（二）硝基呋喃类

呋 喃 妥 因

呋喃妥因（nitrofurantoin，呋喃坦啶）口服吸收迅速而完全，$t_{1/2}$约为 20 min，血药浓度低，不适用于全身感染。但能迅速以原形从尿液排泄，尿中药物浓度高，且在酸性尿中抗菌作用更强。

为广谱杀菌剂，对多数革兰阳性和阴性菌均有效，但对铜绿假单胞菌无效。主要通过干扰细菌的糖代谢，高浓度时可杀菌，且不易耐药。主要用于治疗敏感细菌所致的泌尿系统感染，如急性肾炎、膀胱炎、前列腺炎、尿道炎等。

不良反应较轻，常见胃肠反应，餐后服可减轻。偶见皮疹、药热等过敏反应。剂量过大或肾功能不全者可见周围神经炎。葡萄糖-6-磷酸脱氢酶缺乏者、新生儿及妊娠妇女用药后可致急性溶血性贫血，上述患者禁用。

呋喃唑酮

呋喃唑酮（furazolidone）口服难吸收，肠腔药物浓度高，对肠道内多数细菌有抗菌作用。适用于痢疾、肠炎、伤寒、副伤寒等消化道感染，也用于治疗幽门螺杆菌引起的胃、十二指肠溃疡。不良反应少见，表现为较轻的胃肠反应。

呋喃西林

呋喃西林（furacilin）因毒性大，仅作表面消毒剂，用于化脓性中耳炎、伤口感染等。

四、人工合成抗菌药的用药护理

1. 部分药物有明显的光敏反应，用药期间应嘱咐患者要避免阳光和紫外线的直接或间接照射。如果发生过敏，应停药。

2. 肾功能减退者，需根据肾功能调整给药剂量。

3. 喹诺酮类可致重症肌无力症状加重，呼吸肌无力而危及生命。重症肌无力患者应用喹诺酮类应特别谨慎。

4. 肝功能减退时，如属重度（肝硬化腹水）会降低药物清除，血药浓度增高，肝、肾功能均减退者尤为明显，均需权衡利弊后应用，并调整剂量。

5. 磺胺类药有肾损害。可发生结晶尿、血尿和管型尿，故服药期间应多饮水，保持高尿流量，如使用疗程长、剂量大时，除多饮水外，宜同服碳酸氢钠，以防止此不良反应。失水、休克和老年患者易致肾损害，应慎用或避免使用。肾功能减退患者不宜应用。

6. 用磺胺类药期间须注意检查：① 全血象检查，对疗程长、服用剂量大、老年、营养不良及服用抗癫痫药的患者尤为重要。② 定期尿液检查（每 2~3 日查一次尿常规）以发现长疗程或高剂量治疗时可能发生的结晶尿。③ 肝、肾功能检查。

知识链接

磺胺药简史

1932 年，法本工业公司研究室主任多马克发现红色染料——百浪多息能保护致死量链球菌感染的小鼠不死并能治愈感染的患者，但百浪多息在试管内无效，必须在体内分解为氨苯磺胺才能发挥作用。故以氨苯磺胺为母核，合成了许多磺胺类药，某些衍生物还具有抑制碳酸酐酶作用和降血糖作用。磺胺类药的问世在化疗史上立下了第一座里程碑。多马克荣获 1938 年诺贝尔生理学或医学奖。

学习小结

通过对喹诺酮类、磺胺类抗菌药物的学习，学生了解了磺胺类药物的发展历史，掌握了喹诺酮类及磺胺类药的临床应用，通过比较几代喹诺酮类的共性，突出氟喹诺酮类的作用优点。比较磺胺类药抗菌作用机制与甲氧苄啶作用机制的不同，两者联合用药的意义。同时，了解甲硝唑的抗厌氧菌作用。

常用制剂和用法

诺氟沙星　胶囊剂：0.1 g，注射剂：0.2 g/2 ml。一日 2~4 次，一次 0.1~0.2 g，口服。一日 2 次，一次 0.2~0.4 g，静脉滴注。

氧氟沙星　胶囊剂：0.1 g，注射剂：0.1 g/2 ml。一日 2 次，一次 0.3 g，口服。一日 2 次，一次 0.4 g，静脉滴注。

左氧氟沙星　片剂：0.1 g；0.5 g，注射剂：0.2 g/2 ml。一日 3 次，一次 0.1~0.2 g，口服。一日 2 次，一次 0.2~0.3 g，静脉滴注。

环丙沙星　胶囊剂：0.25 g，注射剂：0.2 g/2 ml。一日 2 次，一次 0.25~0.5 g，口服。一日 2 次，一次 0.1~0.2 g，静脉滴注。

洛美沙星　胶囊剂：0.1 g，注射剂：0.1 g/10 ml，滴眼液：24 mg/8 ml。一日 2 次，一次 0.25~0.5 g，口服。一日 2 次，一次 0.1~0.2 g，静脉滴注。一日 3~5 次，一次 1~2 滴，滴眼。

莫西沙星　片剂：0.4 g，注射剂：0.4 g/250 ml。一日 1 次，一次 0.4 g，口服。一日 1 次，一次 0.4 g，或一日 2 次，一次 0.2 g，静脉滴注。

磺胺嘧啶　片剂：0.5 g，注射剂：0.4 g/2 ml；1 g/5 ml。一日 2 次，一次 1 g，口服首剂加倍，同服等量碳酸氢钠。一日 3 次，一次 1~1.5 g，用注射用水或生理盐水稀释，静脉注射。

磺胺甲噁唑　片剂：复方片含磺胺甲噁唑 0.4 g：甲氧苄啶 80 mg，注射剂：0.4 g/2 ml。一日 2 次，一次 1 g，口服。一日 2 次，一次 0.4 g，肌内注射。

甲氧苄啶　片剂：0.1 g，一日 2 次，一次 0.1~0.2 g，口服。

甲硝唑　片剂：0.2 g，注射剂：0.5 g/250 ml。一日 3~4 次，一次 0.2~0.8 g，口服。一日 3 次，一次 0.5 g，静脉滴注。

替硝唑　片剂：0.5 g，注射剂：0.4 g/100 ml。一日 1~2 次，一次 2 g，口服。一次 1.6 g，一日 1 次，或一日 2 次，静脉注射。

呋喃妥因　片剂：50 mg，一日 3~4 次，一次 0.1 g，口服。

目标检测

扫一扫，测一测

第四节 抗结核药

学习目标

1. 掌握异烟肼、利福平的药理作用、用途、不良反应与注意事项。
2. 熟悉抗结核药的用药原则。

▶ 临床案例

患者，女，53岁。患糖尿病合并浸润性肺结核，以甲苯磺丁脲控制血糖，以利福平、链霉素控制结核病，在服用2个月后，发现糖尿病加重，而且出现肝功能损害。

思考：

其原因是什么？后续治疗应注意哪些事项？

一、抗结核药

结核病是由结核分枝杆菌感染引起的一种慢性传染病，可累及全身多个器官，包括肺结核、肠结核、肾结核、骨结核、胸膜结核、结核性脑膜炎、全身粟粒性结核等。目前临床应用的抗结核药种类很多，一线抗结核药作用强、不良反应少，通常作为初治患者的首选，如异烟肼、利福平、链霉素、吡嗪酰胺等。二线抗结核药主要因作用较弱、毒性较大，作为复治患者配伍用药，包括对氨基水杨酸、乙胺丁醇、丙硫异烟胺、卷曲霉素等。近年来，如氧氟沙星等氟喹诺酮类及其他药物也开始用于结核病的治疗。

抗结核药

（一）一线抗结核药

一线抗结核药

异 烟 肼

【体内过程】 异烟肼（isoniazid，雷米封）口服吸收快而完全，穿透力强，可快速分布于全身体液和组织中，易透入巨噬细胞内、骨组织、关节腔、胸腔积液、腹水、纤维化或干酪样结核病灶中，也能透过血脑屏障，脑脊液中的药物浓度与血药浓度相近。在肝内乙酰化，代谢产物及原形药物经肾排出。

【药理作用】 异烟肼对结核分枝杆菌有高度选择性，对其他病原体无抗菌作用。异烟肼主要通过抑制分枝菌酸的合成，使结核分枝杆菌细胞壁合成受阻。对生长旺盛的繁殖期结核分枝杆菌有强大杀灭作用；也能抑制结核杆菌细胞膜磷脂合成，造成膜缺损、通透性增加，细胞内生命物质外漏而死亡。

单独用药易产生耐药性，但耐药的菌株致病力也下降，与其他抗结核药无明显交叉耐药。

【临床应用】 治疗各种类型结核病的首选药物。除早期轻症肺结核或预防结核可单独用药外，急性粟粒性肺结核、结核性脑膜炎等多与利福平等其他抗结核药联合应用，以增强疗效、延缓耐药性的产生。

【不良反应】

1. 神经系统反应 多见于肝内慢乙酰化代谢型、血药浓度较高的患者。可表现为四肢麻木、灼热痛、刺痛、震颤等外周神经炎。也可表现为失眠、头痛、烦躁、惊厥、精神错乱等中枢神经系统反应。这可能与异烟肼干扰维生素 B_6 的利用，使中枢抑制性递质（如 γ-氨基丁酸）生成减少有关。有癫痫、精神病史者慎用。同服维生素 B_6 可防治。

2. 肝损害 多见于肝内快乙酰化代谢型患者大剂量或长期用药时，表现为氨基转移酶升高，偶见黄疸，与利福平合用时更易发生。用药期间应定期检查肝功能，肝功能不全者慎用。

3. 其他 可有食欲不振、头痛、眩晕，偶见皮疹、药热等。

【药物相互作用】 异烟肼有药酶抑制作用，可影响苯妥英钠、香豆素类口服抗凝血药的代谢，使后者血药浓度增高、作用增强、作用维持时间延长。异烟肼合用利福平可使肝损害加重。糖皮质激素可降低异烟肼的疗效。服用异烟肼期间禁饮酒和含乙醇饮料，以免出现双硫仑样反应。

利 福 平

【体内过程】 利福平（rifampicin）口服吸收迅速而完全，食物可减少其吸收，广泛分布于全身体液和组织中，渗透性强，能进入巨噬细胞、胸腔积液、腹水、结核空洞、痰液及胎儿体内。大部分在肝内代谢，主要代谢物仍具有抗菌活性。经胆汁排泄，可形成肝肠循环。$t_{1/2}$ 为 2~5 h，有效浓度约可维持 6 h。

【药理作用】 本药为广谱抗菌药，抑制病原菌的 RNA 多聚酶，阻碍细菌 mRNA 合成。高浓度时杀菌，低浓度时抑菌。对结核分枝杆菌、麻风分枝杆菌和革兰阳性球菌（如耐药金黄色葡萄球菌）有强抗菌活性，抗结核作用强度类似异烟肼。对革兰阴性菌，如大肠埃希菌、变形杆菌、流感嗜血杆菌等也有一定抗菌活性，对军团菌、厌氧菌、沙眼衣原体和某些病毒也有作用。

单独使用易产生耐药性，耐药的细菌致病力也减弱。

【临床应用】 常与其他一线抗结核药联合用药，治疗各种类型的结核病，既增效又延缓耐药。对耐药金黄色葡萄球菌和其他敏感菌感染也有良效，尤其用于胆道感染。局部给药可用于沙眼、病毒性角膜炎的治疗。也可与氨苯砜合用治疗麻风病。

【不良反应】

1. 胃肠道反应 常见有恶心、呕吐、厌食等。

2. 肝毒性 大剂量长期使用时可出现黄疸、肝大、转氨酶升高等，原有肝脏疾病、嗜酒、营养不良者及老年人合用异烟肼时更易发生。用药期间应定期检查肝功能。

3. 过敏反应 个别患者出现药热、皮疹，偶见白细胞减少、血小板减少和溶血性贫血，用药期间应定期检查血象。

4. 其他 由于药物及其代谢产物均呈橘红色，服药期间可使粪、尿、痰、泪、唾液、汗液等呈橘红色，应预先告知患者。

严重肝病、胆道阻塞患者禁用。有致畸胎作用，早期妊娠妇女禁用。

【药物相互作用】

1. 利福平属药酶诱导剂，反复用药可诱导肝药酶对自身代谢。也诱导肝药酶对异烟肼、地高辛、酮康唑、普萘洛尔、茶碱、皮质激素、口服避孕药、双香豆素、甲苯磺丁脲的代谢，降低疗效。

2. 利福平可增加乙胺丁醇视力损害，增加异烟肼的肝损害。

3. 对氨基水杨酸延缓利福平吸收，两者合用时，应间隔 8~12 h。

利福定、利福喷汀

利福定（rifandin）、利福喷汀（rifapentine）为利福霉素的衍生物。抗菌谱及抗菌机制同利福平，对结核杆菌、麻风杆菌、金黄色葡萄球菌、某些病毒、衣原体有效，抗菌效力是利福平的2～10倍，$t_{1/2}$为26 h。主要与其他抗结核药联合应用于结核病的治疗。利福定还可用于麻风病、化脓性皮肤病、结膜炎、沙眼等。不良反应比利福平轻，与其他利福霉素有交叉过敏反应。其余类似利福平。

乙胺丁醇

乙胺丁醇（ethambutl，EMB）口服吸收良好，广泛分布于全身体液及各组织中，突出的优点是易透入细胞，主要以原形经肾排泄。

【药理作用】 本药选择性抗结核分枝杆菌，对其他细菌无效。单用易产生耐药性，但耐药性产生的过程较慢。与其他抗结核药之间无交叉耐药现象，对耐异烟肼和链霉素的结核分枝杆菌仍有作用，疗效优于对氨基水杨酸。

【临床应用】 主要与异烟肼、利福平合用治疗各型结核病。

【不良反应】 治疗量不良反应少，连续大量用药可引起球后神经炎，表现为视野缩小、视力减退、颜色分辨率减弱甚至色盲等。长期用药应定期进行视觉检查。偶见胃肠道反应、过敏反应及肝功能损害等。

吡嗪酰胺

吡嗪酰胺（pyrazinamide，PZA，异烟酰胺）结构类似烟酰胺，口服吸收较快，广泛分布于全身体液及各组织，细胞内、脑脊液中浓度较高，大部分经肝代谢，代谢产物和少数原形药物经肾排泄。

对细胞内生长缓慢的结核分枝杆菌有效。在pH较低的条件下，抗菌活性较强。单用易产生耐药性，与其他抗结核药无交叉耐药性，对耐异烟肼和链霉素的结核分枝杆菌仍有作用。

主要用于对异烟肼、链霉素有耐受的结核病。与异烟肼、利福平有协同作用。

长期大量用药时可发生肝损害、高尿酸血症、食欲不振、恶心、呕吐等胃肠道反应，偶见发热及皮疹等过敏反应。个别对光敏感。采用低剂量、短疗程法，不良反应明显减轻。用药期间，应定期检查肝功能。肝功能不良者及3岁以下小儿、有痛风史的患者禁用。

链霉素

链霉素（streptomycin）对结核分枝杆菌有较强抗菌作用，疗效仅次于异烟肼和利福平。但穿透力弱，对细胞内结核杆菌无效，也不易透过血脑屏障、纤维化及干酪样结核病灶。单用易产生耐药性，须与其他抗结核药合用。剂量应适当、疗程不宜长，以免造成严重的毒性反应（详见第十三章第二节抗生素）。

（二）二线抗结核药

对氨基水杨酸钠

对氨基水杨酸钠口服易吸收，广泛分布于全身组织、体液，但不易透入脑脊液及细胞内。

【药理作用和临床应用】 抗菌谱较窄，除结核杆菌外对其他分枝杆菌和细菌、病毒等均无作用。抗菌作用机制是与对氨基苯甲酸（PABA）竞争性抑制叶酸代谢。抗结核作用较弱，其优点是不易产生耐药性，故常与异烟肼、利福平或链霉素联用以增强疗效，延缓耐药性的产生。但同服可影响利福平的吸收。

【不良反应】

1. 胃肠道反应 常见恶心、呕吐、胃烧灼感、腹胀、腹泻等胃肠道反应，甚至可致溃疡和出血，饭后服药可减轻反应。

2. 肝功能损害 长期大量使用可见肝大及压痛、氨基转移酶升高、胆汁淤滞等。

3. 过敏反应 少数人可产生皮肤瘙痒、皮疹、剥脱性皮炎等过敏反应，应立即停药。

二、抗结核药的用药原则

1. 早期用药 不论初治还是复发病例，都要及早治疗。早期病灶内结核杆菌繁殖活跃，对药物敏感；病灶区以炎症渗出为主，血液循环好，药物易渗入；患者机体抵抗力和修复功能较强，组织易修复；故早期用药效果较佳。结核病晚期由于病灶的干酪化、纤维化或空洞形成，病灶内血液供应不良，药物难以渗入，疗效差。

2. 联合用药 因为结核杆菌易耐药，为延缓耐药性的产生，提高疗效、降低毒性，常将两种或两种以上药物联合应用，尤其在多发耐药菌株流行地区。一般以异烟肼为基础与其他抗结核药联用。根据具体病情、结核分枝杆菌对药物的敏感性等，采用二联、三联甚至四联治疗方案。

3. 长期规律用药 结核杆菌增殖较慢，可长期处于静止状态。需根据病情，确定用药的品种、剂量、用法、疗程，做到有规律用药，疗程适当。

4. 全程督导治疗 全程督导是 WHO 提出的当今控制结核病的首要策略，即患者的病情、用药、复查等都应在医务人员的监视之下，在全程化疗期间均有医务人员指导，确保治疗规范。

三、抗结核药的用药护理

1. 异烟肼不宜与抗酸药同服，因抗酸药可降低吸收率。

2. 用量超过 0.5 g/d 时，注意观察有无周围视神经炎症状，同时加服维生素 B_6 改善不良反应。

3. 利福平可损伤肝功能，在原有肝病患者或本品与其他肝毒性药物同服时有伴发黄疸死亡病例的报道，因此原有肝病患者，仅在有明确指征情况下方可慎用，治疗开始前、治疗中严密观察肝功能变化，肝损害一旦出现，立即停药。

4. 单用利福平治疗结核病或其他细菌性感染时病原菌可迅速产生耐药性，因此本品必须与其他药物合用。治疗可能需持续 6 个月至 2 年，甚至数年。

5. 利福平可能引起白细胞和血小板减少，并导致齿龈出血和感染、伤口愈合延迟等。此时应避免拔牙等手术、并注意口腔卫生、刷牙及剔牙均需慎重，直至血象恢复正常。用药期间应定期检查周围血象。

6. 利福平应于餐前 1 h 或餐后 2 h 服用，因进食影响本品吸收，最好清晨空腹一次服用。服药后尿、唾液、汗液等排泄物均可显橘红色。

7. 使用乙胺丁醇治疗期间应检查：眼部，视野、视力、红绿鉴别力等，在用药前、疗程中每月检查一次，尤其是疗程长、每日剂量超过 15 mg/kg 的患者，一旦发现异常，应立即停药。

学习小结

通过抗结核药物的学习，学生了解了结核病给人类带来的灾难，掌握了抗结核药物的临床应用、不良反应及用药原则，为临床合理用药打下了良好的基础。同时对结核病的病因、传播途径、预防措施及常用抗结核病药物的应用有了深刻的认识。

常用制剂和用法

异烟肼　片剂：0.1 g，注射剂：100 mg/2 ml。一日 1 次，一次 300 mg，口服。

一日 300~600 mg，用 0.9%氯化钠注射液 250~500 ml 稀释，静脉滴注。

利福平　胶囊剂：0.15 g，注射剂：300 mg/5 ml。一日 1 次，一次 450~600 mg，口服。一日 600~1 200 mg，用 5%葡萄糖注射液或 0.9%氯化钠注射液 500 ml 稀释，静脉滴注。

利福喷汀　胶囊剂：0.15 g，一周 1 次，一次 600 mg，口服。

乙胺丁醇　片剂：0.250 g，一日 1 次，一次 15 mg/kg，口服。

链霉素　粉针剂：750 mg，75 万 U，一日 2 次，一次 500 mg，肌内注射。

吡嗪酰胺　片剂：0.25 g，一日 3~4 次，一日 35 mg/kg，口服。

对氨基水杨酸钠　片剂：0.5 g，一日 4 次，一次 2~3 g，口服。

目标检测

扫一扫，测一测

第五节　抗真菌药和抗病毒药

学习目标

1. 熟悉常用抗真菌药和抗病毒药的药理作用及临床应用。
2. 了解抗病毒药研究的发展方向。

▶ 临床案例

患儿，男，4 岁。其母亲发现患儿近日来一直抓挠胳膊上的一个红斑，红斑逐渐扩大，无发热等其他症状。经检查，右前臂上有一五分钱硬币大小的红斑，边缘突起，中间平坦，其他检查正常。初步诊断为癣菌病，以制霉菌素软膏涂抹治疗。

思考：

目前常用的抗真菌药分为几类？每类药的代表药有哪些？

一、抗真菌药

抗真菌药

真菌所致感染一般分为两类：一类为浅部真菌感染，常发生于皮肤、毛发、指（趾）甲等，致病真菌主要是各种癣菌，常引起手足癣、体癣、头癣、指（趾）甲癣等。浅部真菌感染发病率高，危险性小。另一类是深部真菌感染，常发生于深部组织和内脏器官感染，致病真菌主要是白色念珠菌、新型隐球菌等，常引起炎症、坏死或脓疡等，发病率虽低，但病情严重可危及生命。特别是广谱抗生素、免疫抑制剂及糖皮质激素的应用增多，加剧了深部真菌感染的蔓延。临床抗真菌药主要有三类：抗生素类、唑类及其他类。

（一）抗生素类

灰黄霉素

灰黄霉素（griseofulvin）系从灰黄青霉菌培养液中提取的抗浅部真菌抗生素。

【体内过程】 口服吸收不规则，油脂食物和超微粒型制剂可增加吸收量，吸收后分布于全身各组织，以皮肤、脂肪、毛发及指甲组织含量最高，特别是与患病组织亲和力高，能渗入角质层与新生的角质层蛋白质结合，阻止癣菌继续侵入，因此新长出的头发、指甲即无癣菌。但对于已经感染的病灶没有作用，必须连续用药，直到已感染的角质层完全脱落，被新的正常组织所取代。本药不易通过表皮角质层，故外用无效。其大部分在肝内代谢为6-甲基灰黄霉素而灭活。血浆 $t_{1/2}$ 为 24 h。

【药理作用】 该药对皮肤癣菌属、小孢子菌属、毛癣菌属等具有较强的抑制作用。对细菌及深部真菌无效。其作用机制是影响真菌的有丝分裂，从而抑制其生长。

【临床应用】 主要用于小孢子菌属、皮癣菌属和毛癣菌属等引起的头癣、体癣、股癣、甲癣等。其中对头癣疗效较好，而对甲癣疗效较差。

【不良反应】 常见有恶心、呕吐、腹泻、嗜睡、乏力、眩晕、共济失调。偶见白细胞减少。动物实验证明有致畸作用。因不良反应多，疗程长，现已少用。

两性毒素 B

两性毒素 B（amphotericin B）属多烯类抗真菌药。

【体内过程】 口服或肌内注射吸收不佳，且刺激性大，故必须静脉滴注给药。本药不易透过血脑屏障，治疗脑膜炎时，可鞘内注射。由肾排泄，$t_{1/2}$ 为 24 h。

【药理作用】 本药为深部抗真菌药。对白色念珠菌、新型隐球菌、组织胞浆菌等有强大的抑制作用，高浓度有杀菌作用。其作用机制是选择性与真菌细胞膜中的麦角固醇部分结合，增加膜的通透性，导致菌体内重要物质如电解质、氨基酸等外漏使真菌死亡。对细菌无效。

【临床应用】 临床上主要用于深部真菌感染，如真菌性肺炎、心内膜炎、脑膜炎及尿路感染。也可局部用于眼、皮肤等真菌感染性疾病。

【不良反应】 不良反应多且较严重，常有不同程度的肾损害及血液系统毒性反应，如氮质血症、蛋白尿、管型尿、低钾血症及贫血等。静脉滴注过快易引起惊厥和心律失常，并可出现寒战、高热、恶心、呕吐、头痛、厌食等症状，有时可致血压下降等。为减轻不良反应，药液浓度不宜过高，应缓慢滴注，给药前可预防性服用解热镇痛抗炎药和抗过敏药。应定期检查血常规、尿常规、血钾、肝肾功能及心电图。

制霉菌素

制霉菌素（nystan）属多烯类抗真菌药，抗菌机制与两性霉素 B 相似，对深部真菌作用不及两性霉素 B，口服吸收少，注射给药毒性大。目前主要局部用药治疗皮肤、口腔及阴道白色念珠菌感染及阴道滴虫病。也可用于肠道手术前后，预防念珠菌感染。口服可有恶心、腹痛、腹泻等不良反应。局部皮肤用药刺激性小，阴道用药偶见白带增多。

（二）唑类

唑类包括咪唑类和三唑类，咪唑类有克霉唑、酮康唑和咪康唑；三唑类有氟康唑和伊曲康唑。该类药物的抗真菌机制是抑制真菌细胞膜固醇类合成，使细胞膜通透性增加，细胞内营养物质外漏，从而杀灭真菌。

克霉唑

克霉唑（clotrimazole）系广谱抗真菌药，对浅部真菌和深部真菌均有抑制作用。本药对浅部真菌作用与灰黄霉素相似，对深部真菌作用不及两性霉素 B。口服吸收少，不良反应多，临床主要局部外用治疗浅部真菌感染引起的体癣、手足癣和外耳道真菌病。治疗鹅口疮可用口含片，用于阴道念珠菌引起的阴道炎可用栓剂。

酮康唑

酮康唑（ketoconazole）属咪唑类广谱抗真菌药。

【体内过程】 口服易吸收，体内分布广，可有效到达角化组织，阴道黏液药物浓度与血浆中相同，但不易通过血脑屏障。经肝代谢，主要由胆汁排泄，少量经肾排泄，$t_{1/2}$为 8h。

【药理作用和临床应用】 该药对多种浅部真菌作用强，疗效类似灰黄霉素或稍强，对深部真菌作用不及两性霉素 B。

主要用于浅部真菌和深部真菌感染，尤其用于经灰黄霉素治疗无效或对灰黄霉素难以耐受的患者，及顽固性有皮损的体癣、股癣和足癣。也可用于真菌性败血症、肺炎等。对免疫功能低下及真菌性脑膜炎疗效较差。

【体内过程】 不良反应较多见，主要有恶心、呕吐、肝功能损害甚至坏死。本药还可抑制睾酮的合成，产生抗雄激素样作用，引起女性月经紊乱、男性乳房发育和性欲降低。还可引起过敏性皮疹等。本药在酸性环境下易吸收，故不宜与抗酸性药、抗胆碱药及 H_2 受体阻断药同时服用。

咪康唑

咪康唑（miconazole）的抗菌谱与克霉唑相似，但抗菌作用较强。口服吸收较少，且不易通过血脑屏障，治疗脑膜炎时须鞘内注射。$t_{1/2}$为 24 h。本药毒性大，仅在两性霉素 B 和酮康唑无效或不能耐受时全身用药，且必须住院治疗。临床上多局部用药治疗皮肤真菌感染，如体癣、甲癣、手足癣等。注射用药时可出现寒战、高热、过敏反应及心律失常等。

氟康唑

氟康唑（fluconazole）属三唑类抗真菌药。

【体内过程】 口服吸收迅速而完全，且不受食物及胃液影响，与静脉给药效价相同。体内分布广，真皮药物浓度达血浆浓度的 5 倍，可通过血脑屏障，脑脊液中浓度为血浆浓度的 60%，$t_{1/2}$ 24～30 h。主要以原形经肾排泄，肾功能减退时，$t_{1/2}$明显延长。

【药理作用】 本药为广谱抗真菌药，对白色念珠菌、新型隐球菌、组织胞浆菌、皮炎芽生菌及多种皮肤癣菌均有明显抗菌活性，但对曲霉菌作用弱。体内抗菌活性比酮康唑强 10~20 倍。其作用机制是通过与真菌细胞膜上的细胞色素 P_{450} 结合，抑制酶的活性，使真菌细胞的主要成分麦角固醇合成受阻；同时抑制真菌的过氧化物酶，使过氧化物堆积，导致真菌细胞死亡。因其对人类细胞色素 P_{450} 影响很小，故对人体毒性较低。

【临床应用】 临床上主要用于各种念珠菌、新型隐球菌引起的脑膜炎及艾滋病患者口腔、消化道念珠菌病，还可治疗各种皮肤癣、甲癣，也可用于预防器官移植、白血病、白细胞减少症等患者真菌感染。

【不良反应】 较低，常见有恶心、呕吐、腹痛等胃肠反应。偶见脱发及一过性尿素氮、肌酐、转氨酶升高。哺乳期妇女儿童禁用，妊娠期妇女慎用。

伊曲康唑

伊曲康唑(itraconazole)属三唑类抗真菌药。

【体内过程】 脂溶性高，口服吸收好，在就餐时或餐后立即服用有利吸收。体内分布广，但在脑脊液中浓度较低，组织中分布浓度可高于血浆浓度，皮肤及指(趾)甲等处浓度高，且在指(趾)甲内可存留数月。肝内代谢，经胆汁及尿排出，$t_{1/2}$ 20~30 h。

【药理作用】 抗真菌谱广，作用比酮康唑强，对念珠菌、孢子菌、新型隐球菌、青霉菌、曲霉菌等深部真菌及多种皮肤真菌有较好抗菌作用。抗菌机制是抑制真菌细胞膜上的细胞色素 P_{450} 酶系统，麦角固醇合成受阻，使真菌细胞膜通透性增加；同时抑制真菌细胞壁的合成，造成真菌细胞内的营养物质外漏或受到宿主细胞的吞噬，使真菌死亡。

【临床应用】 治疗多种浅部真菌感染，尤其适用于治疗指(趾)甲真菌病(灰指甲)；对深部真菌感染如孢子菌病、芽生菌病、组织胞浆菌病和隐球菌病等疗效较好。由于本药在尿中的活性成分很少，故不宜用于治疗念珠菌所致的尿路感染。

【不良反应】 较轻，主要有胃肠反应、头痛、头晕、皮肤瘙痒等。偶见白细胞减少及一过性转氨酶升高。减少用药剂量可减轻不良反应。

（三）其他类

特比萘芬

特比萘芬(terbinafine)属丙烯胺类抗真菌药。脂溶性高，口服吸收良好，体内分布广泛，主要分布于皮肤角质层并可长期存留。肝内代谢，经肾排泄，$t_{1/2}$ 约 16 h。

本药抗真菌谱广，对各种浅部真菌如表皮癣菌属、小孢子菌属、毛癣菌属等有杀菌作用，对白色念珠菌有抑制作用。具有疗效高、作用快、复发少、毒性低等特点。其作用机制是抑制真菌细胞膜的角鲨烯环化酶，从而抑制麦角固醇的合成，发挥抗菌作用。

局部应用治疗甲癣、体癣、手足癣、股癣等癣病，疗效高，口服用药治疗头癣及角化增厚的手足癣。不良反应少而轻微，主要有胃肠道反应，也可出现荨麻疹及一过性氯酶升高。

氟胞嘧啶

氟胞嘧啶(flucytosine)口服吸收迅速而完全，体内分布广泛，可通过血脑屏障，也可进入感染的腹腔、关节腔和房水中。$t_{1/2}$ 为 2.5~8 h。

氟胞嘧啶能进入真菌细胞内，在真菌特有的去氨酶作用下，转变为具有抗代谢作用的氟尿嘧啶，干扰真菌核酸及蛋白质合成，故对真菌呈现选择性毒性作用。单独使用易产生耐药性。

主要用于治疗白色念珠菌、新型隐球菌和芽生菌等敏感菌株所致的深部真菌感染，疗效不如两性霉素 B，但与两性霉素 B 合用可发挥协同作用，减少复发。不良反应较少，主要有恶心、呕吐、腹泻等胃肠道反应及皮疹、嗜酸性粒细胞增多等变态反应。与两性霉素 B 合用或用药剂量过大时，可致肝功能和造血功能损害。

二、抗病毒药

病毒是结构最简单的微生物，不具备细胞结构，主要由核酸（DNA 或 RNA）组成核心，外壳包以蛋白质。根据病毒的核酸成分不同可将病毒分为 DNA 病毒和 RNA 病毒。病毒必须利用宿主的各种生化机制进行复制、增殖。病毒增殖过程可分为吸附、穿入与脱壳、生物合成及组装、成熟与释放四个阶段。

凡能阻止病毒增殖过程中任一环节的药物，均可起到防治病毒性疾病的作用。有效的抗病毒药应能深入宿主细胞，抑制病毒复制的同时不损害宿主细胞的功能。现有抗病毒药选择性不高，毒性普遍较大，临床疗效也不是十分满意；而且病毒易变异，给病毒疫苗的研制及抗病毒药的研制带来很大的困难。由于病毒性感染对人类威胁性较大，尤其是人类免疫缺陷病毒（HIV）、冠状病毒及近期暴发流行的甲型 H_1N_1 流感病毒，都对人类的身体健康带来了极大的威胁，因此寻找安全有效的抗病毒药，特别是能杀灭潜伏期或急性期的病毒而又不损伤宿主细胞的药物，成为目前抗病毒药物研究的热点，这也是一项十分艰巨的任务。常用的抗病毒药主要有阿昔洛韦、伐昔洛韦、碘苷、利巴韦林、金刚烷胺、阿糖腺苷等。

阿昔洛韦和伐昔洛韦

【体内过程】 阿昔洛韦（aciclovir）和伐昔洛韦（valacyclovir）两者同属嘌呤核苷类化合物。伐昔洛韦是阿昔洛韦的前体物质，在体内转变为阿昔洛韦而发挥作用。阿昔洛韦口服吸收差，生物利用度低，体内分布广，在脑脊液、水疱液、生殖道分泌物和组织中均可达到有效浓度。部分经肝代谢，主要以原形自肾排出，$t_{1/2}$约 2.5 h。伐昔洛韦口服吸收迅速而完全，血液中有效药物成分维持时间长。

【药理作用】 两药作用机制相同，均通过抑制病毒 DNA 多聚酶，阻止病毒 DNA 复制。具有强大的抗疱疹病毒作用，其活性比碘苷强 10 倍，比阿糖腺苷强 160 倍。对单纯疱疹病毒及水痘-带状疱疹病毒选择性较高，对乙型肝炎病毒有一定抑制作用，对巨细胞病毒不敏感。

【临床应用】 阿昔洛韦为治疗单纯疱疹病毒感染的首选药。临床上也可与免疫调节剂（α-干扰素）联合应用治疗乙型病毒性肝炎。

【不良反应】 较少，可见胃肠道反应、皮疹等。滴眼及局部外用时有轻微疼痛感；静脉滴注可致静脉炎；有致畸作用，故妊娠期妇女禁用，肾功能不全者慎用。

碘　苷

碘苷（idoxuridine）为脱氧碘化尿嘧啶核苷，静脉注射后在体内很快被代谢为碘尿嘧啶和碘化物，不易通过血脑屏障，仅在脑膜炎时通透性增加。$t_{1/2}$为 30 min。

碘苷可同时作用于病毒和宿主细胞的 DNA，其作用机制是在体内取代胸腺嘧啶核苷酸掺入病毒 DNA 中，形成有缺陷的 DNA，同时抑制胸腺嘧啶核苷酸合成酶，使脱氧尿嘧啶核苷酸不能甲基化生成胸腺嘧啶核苷酸，影响 DNA 合成，从而抑制 DNA 病毒的生长繁殖。对 RNA 病毒无效。

主要用于单纯疱疹病毒引起的急性疱疹性角膜炎、结膜炎。全身用药毒性大，局部用药可因刺激引起疼痛、瘙痒等，因此在临床上仅限于局部短期应用，长期应用可导致角膜混浊。妊娠期妇女禁用。

利巴韦林

利巴韦林(ribavirin,病毒唑)为嘌呤三氮唑核苷类化合物,口服吸收良好,$t_{1/2}$约 20 h。本药在细胞内被磷酸化为三氮唑核苷单磷酸,竞争性抑制多种细胞酶,阻断鸟苷酸合成,抑制多种 DNA 和 RNA 病毒的复制。本药为广谱抗病毒药,对甲型流感病毒、乙型流感病毒、呼吸道合胞病毒、腺病毒、鼻病毒、流行性出血热病毒、带状疱疹病毒和肝炎病毒等多种 DNA 及 RNA 病毒都有抑制作用。

临床上对甲型流感、乙型流感、疱疹、麻疹、结膜炎、甲型肝炎、流行性出血热及小儿腺病毒肺炎等都有一定的防治作用。不良反应有头痛、皮疹、血清胆红素升高等,大剂量可致贫血、白细胞减少、心肌损害。有较强的致畸作用,故妊娠期妇女禁用。

金刚烷胺

金刚烷胺(amantadine)为人工合成的饱和三环癸烷的氨基衍生物。口服易吸收,体内分布广,$t_{1/2}$12~17 h,基本以原形经肾排泄。作用于病毒复制早期,影响病毒的吸附、穿入和脱壳过程,抑制甲型流感病毒。主要用于甲型流感的防治,对已发病者可改善症状。也可用于帕金森病的治疗。

齐多夫定

齐多夫定(zidovudine,AZT)是 1987 年经美国食品药品监督管理局(FDA)批准用于治疗艾滋病的第一个药物。在体外对逆转录病毒包括人类免疫缺陷病毒(HIV)具有高度活性。在受病毒感染的细胞内被细胞胸苷激酶磷酸化为三磷酸齐多夫定,后者能选择性抑制 HIV 逆转录酶,导致 HIV 的 DNA 链合成终止从而阻止 HIV 复制。在活化的细胞内抗 HIV 活性显著强于静止期细胞,对人体细胞 DNA 聚合酶作用很小,因而不抑制人体细胞的增殖。

临床上主要用于治疗艾滋病及重症艾滋病相关综合征,目前作为抗艾滋病药品中最基本组分,与其他抗艾滋病药合用以提高疗效。主要不良反应是骨髓抑制,可出现白细胞和血小板减少、贫血等。治疗初期可出现头痛、恶心、呕吐、肌痛等。少数可出现心肌病或严重神经系统反应。

拉米夫定

拉米夫定(lamivudine)为核苷类逆转录酶抑制剂。对体外及实验性感染动物体内的乙型肝炎病毒(HBV)有较强的抑制作用。拉米夫定能迅速抑制 HBV 复制,其抑制作用持续于整个治疗过程,同时使血清氨基转移酶降至正常。长期应用可显著改善肝坏死炎症性改变,并减轻或阻止肝纤维化的进展。对齐多夫定耐药的 HIV 也有效。主要用于乙型肝炎的治疗,也可与齐多夫定合用治疗艾滋病。常见不良反应是头痛、乏力、腹泻等。

干扰素

干扰素(interferon,IFN)是一类具有多种生物活性的糖蛋白。当机体细胞受到病毒感染或其他诱导剂刺激时可产生干扰素。临床中应用的干扰素是采用 DNA 重组技术生产提纯的,分为 α、β、γ 三种主要类型。目前临床最常用的是 α-干扰素。

干扰素具有广谱抗病毒、抑制细胞增殖、抗肿瘤及调节免疫的作用。口服无效,需注射给药。其抗病毒机制是通过作用于细胞表面的干扰素受体,诱导机体细胞产生抗病毒蛋白,该蛋白能阻断病毒蛋白的合成、组装和释放,从而抑制病毒的生长繁殖。

临床上可用于治疗慢性乙型肝炎、疱疹病毒性角膜炎、其他病毒性眼病及肾移植者的巨细胞病毒感染等。对成骨肉瘤、肾癌、黑色素瘤等有效。不良反应常见倦怠、头痛、肌痛、全身不适及胃肠道反应;偶见白细胞和血小板减少,停药后可恢复;大剂量可出现共济失调、精神失常等。对本药过敏者、肾功能不全、急性肝炎患者和妊娠期妇女禁用。

三、抗真菌药和抗病毒药的用药护理

1. 使用灰黄霉素时,为防止复发,治疗应持续到临床症状消失和实验室检查证实病原菌已完全根除。一般疗程为:头癣 8~10 周;体癣 2~4 周;足癣 4~8 周;指甲癣至少 4 个月;趾甲癣至少 6 个月,但趾甲癣的复发率仍高。

2. 两性霉素 B 禁用生理盐水稀释,以防止发生沉淀,现用现配,浓度≤1 mg/ml(儿童≤10 mg/100 ml)。缓慢静脉滴注,以免导致心律失常或心脏停搏。

3. 氟康唑可使甲苯磺丁脲、格列吡嗪血药浓度升高,引发低血糖。使茶碱血药浓度升高,导致茶碱毒性反应,需监测茶碱血药浓度。

4. 严重免疫功能缺陷者长期或多次应用治疗后可能引起单纯疱疹病毒和带状疱疹病毒耐药。如单纯疱疹患者应用阿昔洛韦后皮损不见改善者应测试单纯疱疹病毒对本品的敏感性。

5. 阿昔洛韦粉针剂应先用注射用水配制成 2%溶液,再用生理盐水或葡萄糖溶液加至 60 ml,恒速静脉滴注不少于 1 h,以免发生肾小管内结晶。不宜与氨基苷类药物合用,以免加重肾毒性。

6. 随访检查。由于生殖器疱疹患者大多易患子宫颈癌,因此患者至少应一年检查一次,以早期发现。

7. 齐多夫定对粒细胞计数 1 000/mm^3 或血红蛋白水平 9.5 g/dl 的患者使用时应极度谨慎。由于严重贫血最常发生于治疗 4~6 周时,故治疗过程中应经常做血细胞计数(至少每 2 周一次)。如发生粒细胞减少或贫血,此时需要调整剂量或停止治疗。

知识链接

奥司他韦

本药能够与流感病毒神经氨酸酶的活动位点竞争性结合,因而是一种强效的高选择性的流感病毒神经氨酸酶抑制剂。它主要通过干扰病毒从被感染的宿主细胞中释放,从而减少甲型或乙型流感病毒的传播,是目前治疗流感的最常用药物之一,也是公认的抗禽流感、甲型 H_1N_1 流感病毒最有效的药物之一。

学习小结

通过对常用抗病毒药物和抗真菌药物的学习,学生了解了病毒感染的危害性和抗病毒药物的发展历史,掌握了常用抗病毒药物的临床应用,同时对浅部真菌和深部真菌感染的选择性用药有了全面了解,尤其是以咪康唑为代表的一类广谱抗真菌药,临床应用广泛。

常用制剂和用法

灰黄霉素　片剂:0.1 g,成人一日 500~600 mg,儿童一日 10~15 mg/kg,分 2~4 次口服。疗程 10~14 日。

两性霉素 B　粉针剂:5 mg,5 000 U;25 mg,2.5 万 U;50 mg,5 万 U。静脉滴注:先用灭菌注射用水 10 ml 配制 50 mg,再用 5% 葡萄糖注射液稀释为 0.1 mg/ml。每天或隔天给药一次,从一日 0.1 mg/kg 开始,逐渐增至一日 1 mg/kg 为止。鞘内注射:首次 0.1~0.2 mg,渐增至一次 0.5~1.0 mg,浓度不超过 0.3 mg/ml,应与地塞米松合用。

制霉菌素　片剂:50 万 U,泡腾片:10 万 U。成人一日 4 次,一次 50 万~100 万 U;儿童一日按 5 万~10 万 U/kg,分 3~4 次,口服。一日 1~2 次,一次 10 万 U,2 周为一疗程,阴道给药。

克霉唑　片剂:0.5 g,软膏剂:复方 100 mg/10 g,栓剂:0.15 g。一日一次,一次0.5 g,10 天为一疗程,阴道给药。一日 2 次,局部外用。一日一次,一次 0.15 g,7 日一疗程,阴道给药。

咪康唑　胶囊剂:0.4 g,注射液:200 mg/20 ml,乳膏剂:200 mg/20 g。一日 1 次,一次 0.4 g,阴道给药。一日 3 次,一次 200~400 mg,最大剂量不超过一日 30 mg/kg 或 2 g。用生理盐水或 5% 葡萄糖液 200 ml 稀释,静脉滴注。一日 1~2 次,局部外用。

酮康唑　片剂:0.2 g,乳膏剂:300 mg/15 g。成人一日一次,一次 200 mg,必要时剂量可加大至一日 600 mg/次;儿童 15 kg 以下一日 3 次,一次 20 mg;15~30 kg 为一日一次,一次 100 mg,口服。一日 1~2 次,局部外用。

氟康唑　胶囊剂(或片剂):50 mg;100 mg;150 mg,注射剂:100 mg/50 ml;200 mg/100 ml。一日一次,一次 50 或 100 mg,必要时一次 150 mg 或 300 mg,口服。一日一次,一次 100~200 mg,静脉滴注。

氟胞嘧啶　片剂:250 mg;500 mg,一日 3~4 次,一次 1.0 g~1.5 g,口服。

金刚烷胺　片剂:0.1 g,成人一日 2 次,一次 0.1 g;1~9 岁儿童一日 3 次,一次 1.5~3 mg/kg,或一日 2 次,一次 2.2~4.4 mg/kg;9~12 岁儿童,一日 2 次,一次 100 mg,口服。

碘苷　滴眼液:8 mg/8 ml,每 1~2 h 一次,每次 1~2 滴,局部点眼。

阿昔洛韦　片剂:0.1 g;0.2 g,注射剂:0.25 g/10 ml,乳膏剂:0.3 g/10 g,滴眼剂:8 mg/8 ml。一日 6 次,一次 0.2 g,口服。一日 3 次,成人一次 5 mg/kg,静脉滴注。一日 6 次,局部外用。一日 6~10 次,2 h 一次,局部点眼。

利巴韦林　片剂:0.1 g,注射液:0.1 g/2 ml;0.25 g/5 ml,滴眼液:8 mg/8 ml。一日 3~4 次,一次 0.15 g,口服。一日 3 次,一次 5 mg/kg,肌内注射或静脉滴注。1 h 一次,一次 1~2 滴,局部点眼。

目标检测

扫一扫,测一测

(王　方)

第十四章

抗寄生虫病药

学习目标

1. 掌握氯喹、甲硝唑的药理作用、临床应用、不良反应及用药护理。
2. 熟悉伯氨喹、青蒿素、乙胺嘧啶、吡喹酮、阿苯达唑的药理作用及临床应用。
3. 了解抗疟药、抗阿米巴病药的分类及其他抗蠕虫病药的特点。

第一节 抗 疟 药

▶ 临床案例

患者,男,22岁。2010年3月25日通过某劳务公司到缅甸从事驾驶工作。2010年6月6日从缅甸返回,6月7~8日持续高热,寒战6 h,6月9~13日隔日发作,持续9 h左右,一般体温39℃,最高40.5℃。于13日下午到当地医院就诊,血涂片镜检出疟原虫(未分型),随即收入感染科住院治疗。

思考:

控制疟疾症状应首选何药?该药有哪些不良反应?如何做好用药护理?

一、常用抗疟药

(一)疟原虫生活史与常用抗疟药作用环节

疟疾是由疟原虫感染、按蚊传播而引起的一类传染病。在我国常见的疟原虫主要有三种:间日疟原虫、三日疟原虫和恶性疟原虫,前二者又称为良性疟,恶性疟病情严重,甚至可危及生命。

疟原虫的生活史可分为雌按蚊体内的有性生殖阶段和人体内的无性生殖阶段(图14-1-1)。

1. 有性生殖阶段(蚊体内) 雌性按蚊吸吮疟疾患者的血液后,人体中的雌雄配子体随血液进入蚊体内形成合子,并在蚊体内进一步发育成熟为大量子孢子,移行于蚊子的唾液腺,通过吸血再次注入人体,成为疟疾流行传播的根源。

2. 无性生殖阶段(人体肝细胞和红细胞内)

(1)原发性红细胞外期:受感染的按蚊叮咬人体,将唾液中的子孢子输入人体,子孢子随血液循环侵入肝细胞,在肝细胞内进行发育和无性裂体增殖,生成大量裂殖子,此时

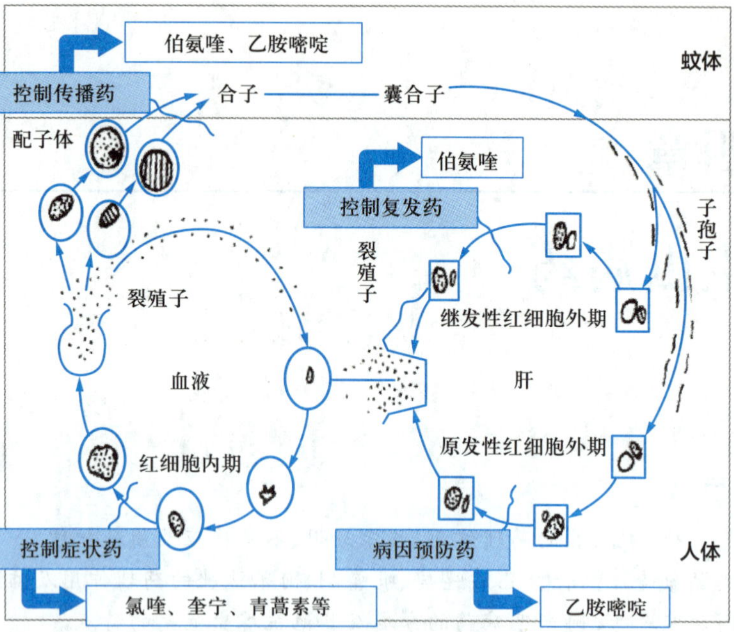

图 14-1-1　疟原虫的生活史和各类抗疟药作用部位

尚未侵入红细胞,无临床症状。

(2) 红细胞内期:肝细胞破裂释放出大量裂殖子,随血液循环侵入红细胞,发育成为滋养体,再形成并释放出大量裂殖子,并破坏红细胞。裂殖子的代谢物及红细胞破坏后所产生的变性蛋白刺激机体出现临床症状,表现为寒战、高热等。从红细胞释放的裂殖子又侵入新的红细胞进行裂体繁殖,导致症状反复出现。

各种疟原虫的裂体增殖周期不同:间日疟为 48 h,三日疟为 72 h,恶性疟不规则,通常为 36~48 h。

(3) 继发性红细胞外期:原发性红细胞外期的裂殖子除进入红细胞外,一部分侵入新的肝细胞进行裂体增殖,称为继发性(迟发性)红细胞外期。可长期在肝细胞内周而复始地进行增殖,并向血液释放裂殖子,是良性疟复发的根源。

(4) 配子体:侵入红细胞的疟原虫不断进行裂体繁殖的同时,还不断产生雌、雄配子体,形成疟疾的流行与传播。

(二) 常用抗疟药的分类

1. 主要控制症状的抗疟药　代表药为氯喹、奎宁和青蒿素等,对红细胞内期疟原虫有杀灭作用。可控制寒战、高热等症状。

2. 主要控制复发和传播的抗疟药　代表药为伯氨喹,能够杀灭红细胞外期裂殖体和疟原虫的配子体,预防疟疾复发,达到根治目的。

3. 主要用于病因性预防的抗疟药　代表药为乙胺嘧啶,对红细胞外期子孢子有较强的杀灭作用,起到病因性预防作用。

(三) 常用抗疟药

氯　喹

【体内过程】　氯喹(chloroquine)口服吸收快而完全,其在红细胞内的浓度为血浆浓度的 10~20 倍,受感染的红细胞中药物浓度比正常红细胞中药物浓度约高 25 倍。在肝、脾、肺等组织中的浓度为血浆浓度的 200~700 倍。药物从聚集部位缓慢入血经肝代谢,70%的原形药物及代谢产物经肾排泄,酸化尿液可促进其排泄。氯喹在体内消除缓慢,作用持久,$t_{1/2}$可达 50 h,后遗效应持续数周至数月。

【药理作用和临床应用】

1. 抗疟作用 能迅速杀灭红内期疟原虫裂殖体,其作用特点是快、强、久,毒性小,是有效控制症状发作的首选药。此药在体内代谢和排泄都很缓慢,且在内脏组织中分布量大,停药后可逐渐释放入血,故作用持久,因而有助于延迟良性疟的复发。其作用机制复杂,可能是① 插入疟原虫 DNA 链中,影响原虫分裂增殖;② 浓集于感染红细胞内,其碱性作用使疟原虫利用血红蛋白的能力下降,造成原虫氨基酸缺乏。

恶性疟对氯喹的耐药性,系原虫基因中单个碱基对发生变异所致。钙通道阻断剂可部分恢复氯喹的敏感性。

2. 抗肠外阿米巴作用 氯喹在肝内的浓度高于血药浓度数百倍,且能杀灭阿米巴大滋养体,故可用于阿米巴肝脓肿。

3. 抗免疫作用 大剂量对自身免疫性疾病如类风湿性关节炎、红斑狼疮等有一定的疗效。

【不良反应】

1. 氯喹用于疟疾预防时,不良反应罕见。

2. 稍大剂量用于治疗疟疾急性发作时,不良反应偶可发生,包括胃肠道反应、头晕、头痛、烦躁、耳鸣及皮肤瘙痒,停药后可自行消失。

3. 长期大量用药可发生严重不良反应,导致视网膜病变。

奎 宁

奎宁(quinine)是从金鸡纳树的树皮中提取的生物碱,是最早应用的抗疟药,被认为人类抗疟史上的一大突破。

【体内过程】 口服给药吸收快,1~2 h 血药浓度达高峰,$t_{1/2}$为 12 h。主要分布在肝、肺、脾、肾,大部分在肝内氧化分解失效,小部分以原型经肾排泄。

【药理作用和临床应用】 奎宁对红细胞内疟原虫有抑制和杀灭作用。奎宁与氯喹的作用相似但较弱,维持时间短,不良反应多,已不作首选药。但疟原虫对奎宁不易产生耐药性,可用于耐氯喹或耐多药恶性疟疾的治疗,成为治疗恶性疟的主要药物。

【不良反应】

1. 金鸡纳反应 用量过大(每日大于 1 g)或长期用药时可出现金鸡纳反应,表现为头痛、恶心、呕吐、耳鸣、视力减退及听力减退等症状,一般在停药后可恢复。由于来自金鸡纳树的其他生物碱也有此反应,故称金鸡纳反应。

2. 过敏反应 少数恶性疟患者可发生急性溶血,出现寒战、高热、血红蛋白尿、急性肾衰竭,甚至死亡。

3. 心脏抑制 奎宁静脉给药过快可抑制心肌收缩力、减慢传导、延长不应期,导致血压突然下降、休克甚至危及生命。

4. 对子宫有兴奋作用,孕妇禁用。

知识链接

奎宁的问世

金鸡纳树叶泡水治疗疟疾的方法是1615年由传教士胡安·洛佩斯首先由南美洲带到欧洲的。19世纪末，法国科学家佩尔蒂埃与卡芳杜成功地从金鸡纳树皮中提取出了奎宁，奎宁因此成为第一个治疗疟疾的化疗药。

在长达30多年的历史中，奎宁一直是治疗疟疾无可争议的首选药，直到1934年，其垄断地位才被氯喹打破，但是近年来，因为氯喹耐药性的蔓延，奎宁又重新受到重视。

青蒿素

青蒿素(artemisinin)是我国科学家屠呦呦等人于1972年从中药青蒿中提取的一种抗疟药，具有高效、速效、低毒的特点。该药代谢、排泄快，维持时间短，需反复给药。

青蒿素对各种疟原虫的红细胞内期滋养体均有强大的杀灭作用，对红细胞外期无效。青蒿素用于控制间日疟和恶性疟的症状疗效显著，因易透过血脑屏障，对脑型疟的抢救疗效较好。主要缺点为复发率高，与伯氨喹合用可降低复发率。不良反应少见，偶见四肢麻木和心动过速。动物实验有胚胎毒性，故妊娠期妇女禁用。近年发现青蒿素也可诱发耐药性，与乙胺嘧啶合用可延缓耐药性的产生。

知识链接

"青蒿素"中国人的骄傲

青蒿素是迄今为止我国唯一自主研发并对国际医药界产生重大影响的药物，是中国人的骄傲。它被WHO评价为"继奎宁之后具有里程碑意义的又一全新抗疟特效药"，并于1997年、2001年分别将其衍生物蒿甲醚和青蒿琥酯收录进入第9版和第11版的《国际药典》之中。

2015年10月5日，瑞典卡罗琳医学院在斯德哥尔摩宣布，诺贝尔生理学或医学奖授予中国中医科学院终身研究员屠呦呦，以表彰她"发现了青蒿素，在全球特别是发展中国家挽救了数百万人的生命"。这是中国本土科学家首次获得诺贝尔科学奖，是中国医学界迄今为止获得的最高奖项。

咯萘啶

咯萘啶(malaridine)为我国研制的抗疟药，可杀灭红细胞内期的裂殖体，用于对氯喹耐药的恶性疟及脑型疟的治疗。不良反应少而轻微，部分患者服用后有胃肠道反应，服药后尿液呈红色，不必停药。

伯氨喹

【药理作用和临床应用】 伯氨喹(primaquine)是控制复发和传播的首选药。对继发性红细胞外期的裂殖体有杀灭作用，并能杀灭疟原虫的配子体。与氯喹合用可达到根治间日疟的效果，并能防止恶性疟的传播。

因其对红细胞内期作用弱，不能用于控制疟疾症状。

【不良反应】 本药毒性较大，主要表现为以下2点

1. 治疗量可出现头晕、发绀、恶心、呕吐、腹痛等反应，停药后可消失。

2. 少数特异质患者可发生高铁血红蛋白症或急性溶血性贫血。

乙胺嘧啶

乙胺嘧啶（pyrimethamine）是疟疾病因性预防的首选药，该药作用持久，一周服用一次即可。

【药理作用和临床应用】 对各种疟原虫原发性红细胞外期的裂殖体均有杀灭作用，对红细胞内期未成熟的裂殖体有抑制作用。因其对已成熟的裂殖体无效，常需在用药后第二个无性增殖期才可发挥作用，故起效缓慢，不可用于疟疾急性症状的控制，常用于病因性预防。

乙胺嘧啶的作用机制是抑制疟原虫体内叶酸代谢所需的二氢叶酸还原酶的活性，使二氢叶酸不能还原成为四氢叶酸，进而使核酸的合成受阻，抑制疟原虫的繁殖。若与磺胺类合用，可使疟原虫的体内叶酸代谢受到双重阻断，产生协同作用并延缓耐药性的发生。

【不良反应】 治疗量不良反应较少，长期大剂量使用由于干扰人体叶酸利用，引起巨幼细胞贫血或白细胞减少症。因影响叶酸利用，妊娠期妇女禁用。严重肝肾功能损伤者慎用。

二、抗疟药的用药护理

1. 长期大量应用氯喹可导致视网膜病变，应定期进行眼科检查，发现异常应立即停药。

2. 氯喹大剂量快速静脉给药时，可致低血压，给药剂量过大可发生致死性心律失常。

3. 奎宁静脉给药过快可抑制心肌收缩力、减慢传导、延长不应期，导致血压突然下降，休克甚至危及生命，故严禁静脉注射。心脏病患者慎用。

4. 少数特异质患者应用伯氨喹可发生高铁血红蛋白症或急性溶血性贫血，服用前应仔细询问有关病史并检测葡萄糖-6-磷酸脱氢酶的活性。

5. 乙胺嘧啶长期大剂量使用可引起巨幼细胞贫血或白细胞减少症，一旦出现，应立即停药并服用甲酰四氢叶酸进行治疗。

6. 乙胺嘧啶略带甜味，应避免儿童误服。严重肝肾功能损伤者慎用。

第二节　抗阿米巴病药和抗滴虫病药

▶ 临床案例

患者，男，36岁，藏族，长期生活在西藏拉萨地区，平素喜食生的牛羊肉。2年前曾到中印边界的亲戚家小住，当地有喝生水的习惯。近2个月来，常发热、乏力、消瘦、黄疸进行性加重，右上腹有明显压痛。腹部B超见肝区中部有以2.9 cm×3.8 cm×2.6 cm的囊肿性灶，可见液平面，粪便检查见阿米巴包囊，诊断为肝脓肿。经2个疗程的抗阿米巴治疗，病情日见好转，症状逐渐消退，肝脓肿消失，黄疸消退。

思考：

1. 阿米巴原虫感染的治疗首选药物是什么？该药有哪些不良反应？使用应注意

哪些问题?

2. 该类患者用药如何护理?

一、抗阿米巴病药

(一) 阿米巴原虫的生活史

阿米巴病是由溶组织阿米巴原虫破坏不同的组织引起的疾病。阿米巴原虫的生活史有三个阶段:包囊、小滋养体和大滋养体(图 14-2-1)。

1. 阿米巴原虫的包囊被人吞食后,可在肠内发育成为小滋养体,在适宜的条件下侵入结肠黏膜下层形成大滋养体。大、小滋养体均为致病因子,可导致肠内阿米巴病,表现为肠组织破坏、引起阿米巴痢疾。

2. 侵入黏膜下层或肌层的大滋养体进入血管后,可随血流到达肝、肺等器官,可导致肠外阿米巴病,表现为阿米巴肝脓肿和阿米巴肺脓肿等。

3. 当机体抵抗力较强时,肠壁组织内的大滋养体随坏死组织落入肠腔内转变为小滋养体,而后形成包囊。包囊作为传播因子,可随粪便排出体外,此时虽无临床症状,但可成为复发和传播的根源。

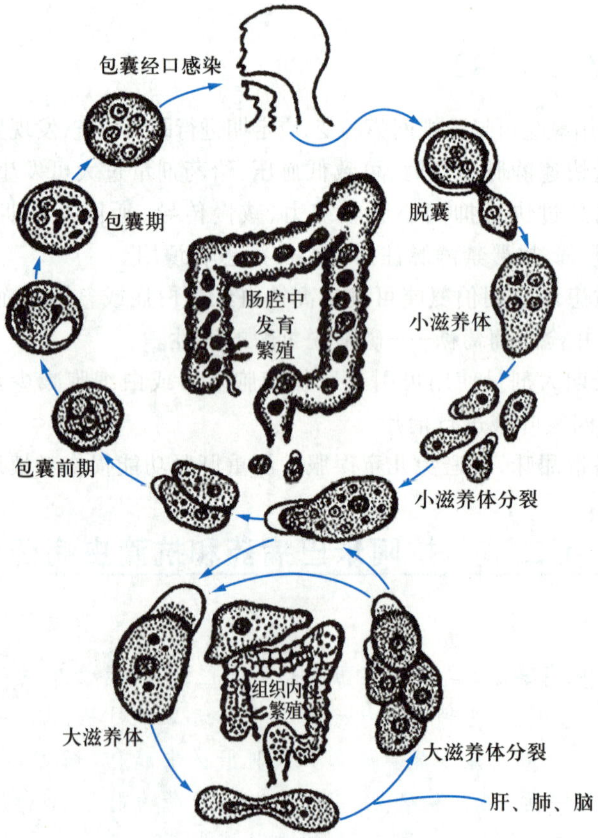

图 14-2-1 阿米巴原虫的生活史

(二) 常用抗阿米巴病药

根据药物的作用部位,可将抗阿米巴原虫药分为肠内肠外抗阿米巴药(甲硝唑、替硝唑、依米丁等)、肠内抗阿米巴药(喹碘方、二氯尼特及部分抗生素)和肠外抗阿米巴药(氯喹)。

甲 硝 唑

【药理作用和临床应用】

1. 抗阿米巴作用 甲硝唑(metronidazole,灭滴灵)可直接杀灭阿米巴大滋养体,高效低毒为首选药。对急性阿米巴痢疾和肠外阿米巴病效果最好。但对肠腔内阿米巴小滋养体和包囊则无明显作用。所以单用甲硝唑治疗阿米巴痢疾时,复发率颇高,须再用肠腔抗阿米巴药继续治疗。甲硝唑也不适用于排包囊者。

2. 抗滴虫作用 对阴道滴虫亦有直接杀灭作用。口服后可出现于阴道分泌物、精液和尿中,故对女性和男性泌尿生殖道滴虫感染都有良好疗效。常采用 2 g 一剂疗法,治愈率可达 90%。

3. 抗贾第鞭毛虫作用 甲硝唑是目前治疗贾第鞭毛虫病最有效的药物。

4. 抗厌氧菌作用 对厌氧性革兰阳性和阴性杆菌和球菌均有较强的抗菌作用。对口腔、盆腔、腹腔内厌氧菌感染及气性坏疽等均有良好的防治作用。长期应用不诱发二重感染。

【不良反应】

1. 最常见不良反应为恶心和口腔金属味,偶见呕吐、腹泻、腹痛、头痛、眩晕、肢体麻木等,应向患者说明。

2. 少数患者可出现白细胞暂时性减少。重复疗程前应做白细胞计数。极少数患者可出现脑病、共济失调和惊厥。如发生四肢麻木和感觉异常应立即停药,因为严重的感觉障碍恢复慢且不完全。

3. 因干扰乙醛代谢,服药期间应禁止饮酒。动物试验证明有致畸作用,妊娠早期妇女禁用。

4. 对已婚妇女阴道滴虫病的治疗,应强调夫妻同时用药,以避免交叉感染,提高疗效。

替 硝 唑

替硝唑(tinidazole)与甲硝唑同属咪唑类衍生物。血浆半衰期为 12~24 h,维持时间较长。治疗肠内外阿米巴病,疗效与甲硝唑相似但毒性较小。对阴道滴虫病、贾第鞭毛虫病、兰伯鞭毛虫病也有疗效。

依米丁,去氢依米丁

依米丁(emetine,吐根碱)、去氢依米丁(dehydroemetine)是茜草科植物吐根所含的生物碱,其衍生物去氢依米丁抗阿米巴作用稍强且毒性略低。

【药理作用和临床应用】 两药对组织中的阿米巴滋养体均有强大的直接杀灭作用,治疗急性阿米巴痢疾与阿米巴肝脓肿,可迅速控制症状。对肠腔内小滋养体和包囊无效,不适用于慢性阿米巴痢疾及无症状的阿米巴包囊携带者的治疗。

因其毒性大,仅用于甲硝唑治疗无效或禁用者。

【不良反应】

1. 心脏毒性 应严密观察心肌损害所致的心肌收缩力减弱、传导阻滞、心前区疼痛、心动过速、血压下降、呼吸困难等严重症状，一旦发现应立即停药。严重心肾疾病患者、年老体弱者、婴幼儿、妊娠期妇女禁用。

2. 神经肌肉接头阻断 表现为肌无力、肌颤、肌痛或肌肉僵直，应适当减少剂量，该反应可作为观察用药量的指征。因该药毒性较大，现已少用，仅于病情严重且在住院期间严密观察下考虑应用。

3. 胃肠道反应 易引起恶心、呕吐、腹泻等症状，严重者应停药。

4. 局部刺激 肌内注射可引起疼痛，应采取深部肌内注射。

喹 碘 方

喹碘方(chiniofon，药特灵)属于卤化喹啉类。该药口服吸收少，肠腔内浓度高，可抑制肠内阿米巴小滋养体，大剂量能够杀灭肠腔内滋养体，肃清肠腔内包囊，达到根治病变并消除传播的作用。

主要用于轻症、慢性阿米巴痢疾或无症状带包囊者的治疗。此类药物毒性较低，但可致腹泻。剂量过大或儿童服用时毒性较大，应警惕。肝肾功能不全、甲状腺功能亢进及碘过敏者禁用。

本类药物中常见的还有双碘喹啉(diiodohydroxyquinoline)和氯碘羟喹(clioquinol)。

二 氯 尼 特

二氯尼特(diloxanide)口服吸收迅速，1 h 血药浓度达峰值，可分布于全身。

该药为目前最有效的杀包囊药，用甲硝唑控制症状后，再用本品可肃清肠腔内包囊，有效防止复发。本药单用对无症状的包囊携带者效果良好，但对急性阿米巴痢疾疗效较差，对肠外阿米巴病无效。

不良反应轻，偶有恶心、呕吐和皮疹等。大剂量可致流产，但无致畸作用。

部分抗生素

阿米巴原虫与肠道内的许多细菌存在依存关系，一些抗生素可通过抑制肠道菌群间接发挥抗阿米巴作用，如氨基糖苷类的巴龙霉素，四环素类的土霉素等药物。

抗生素对急性阿米巴痢疾疗效好，对慢性效果差。

氯 喹

氯喹(chloroquine)为抗疟药，对阿米巴原虫也有杀灭作用。口服吸收较完全，肠内浓度低，肝内浓度高于血浆浓度数百倍。该药对肠内阿米巴病无效，仅用于甲硝唑无效或禁忌的阿米巴肝炎或肝脓肿。治疗时与治疗肠内阿米巴病的药物合用可达到根治效果。

二、抗滴虫病药

抗滴虫药指用于治疗阴道毛滴虫所引起的阴道炎、尿道炎和前列腺炎的药物。

阴道毛滴虫可通过性接触直接传播，也可通过使用公共浴厕等间接传播，治疗时应强调夫妇同治，并注意个人卫生。

甲 硝 唑

甲硝唑是治疗滴虫感染的首选药。详见抗阿米巴病药。

乙 酰 砷 胺

乙酰砷胺(acetarsone)对阴道滴虫有明显的杀灭作用，常用其复方制剂滴维净。当遇到对甲硝唑耐药滴虫导致的感染时，可考虑改用乙酰胂胺局部给药。此药有轻度局部刺激作用，可使阴道分泌物增多。

第三节 抗肠蠕虫病药

肠道蠕虫病是由致病的钩虫、蛔虫、蛲虫、鞭虫、姜片虫、绦虫等引起的寄生虫病。驱肠虫药是用于驱除或杀灭肠道蠕虫的药物。抗肠蠕虫药可分为驱肠线虫药和驱绦虫药两类。各种肠虫对药物的敏感性不同，应根据病情合理选用药物。

一、驱肠线虫药

阿苯达唑

阿苯达唑（albendazole，丙硫咪唑，肠虫清）为广谱、高效、低毒的驱肠虫药，对蛔虫、钩虫、蛲虫、鞭虫、旋毛虫、吸虫及绦虫所致的感染均有效，其作用机制是抑制虫体对糖的摄取利用，减少 ATP 合成，进而使虫体生长繁殖受阻。

该药为治疗肠线虫病的首选药。主要用于蛔虫、钩虫、蛲虫、鞭虫感染的治疗。

不良反应较少，少数患者可出现消化道反应和头晕、失眠等反应，数小时后可自行缓解。在治疗猪囊尾蚴病和棘球蚴病时，由于释放异体蛋白，可致头痛、发热、癫痫、视力障碍、颅内压升高甚至脑疝等反应，应予注意。

甲苯达唑

甲苯达唑（mebendazole）为高效广谱驱肠虫药，对多种线虫的成虫和幼虫均有杀灭作用，如蛔虫、钩虫、蛲虫、鞭虫、绦虫等。其作用机制与阿苯达唑相似，可用于蛔虫、钩虫、鞭虫感染，尤其是混合感染的治疗。

该药不良反应较少，可致腹泻、腹痛、头痛、眩晕等反应。偶见剥脱性皮炎、脱发、粒细胞减少等过敏反应。有致畸作用，孕妇及 2 岁以下儿童禁用。

哌 嗪

哌嗪（piperazine，驱蛔灵）对蛔虫和蛲虫具有较强的驱除作用，能够改变虫肌细胞膜对离子的通透性，阻碍神经-肌肉接头的传递，使虫体肌肉超极化，导致虫体麻痹，随肠蠕动而排出体外。主要用于蛔虫病的治疗，对蛲虫病需用药 7~10 天。

左旋咪唑

左旋咪唑（levamisole）为广谱驱虫药，驱蛔虫作用最强，也可用于丝虫、钩虫、蛲虫感染的治疗。此外，该药还可提高细胞内 cGMP 水平，增强免疫力，用于肿瘤的辅助治疗。

不良反应轻微、短暂，可见胃肠症状及皮疹，偶见肝功能异常。

噻 嘧 啶

噻嘧啶（pyrantel，抗虫灵）广谱驱线虫药，对蛔虫、钩虫、蛲虫和毛圆线虫感染均有较好疗效，但对鞭虫感染无效。可致虫体神经肌肉除极化，引起痉挛和麻痹。不良反应少，偶有胃肠不适，其次为头昏、发热。

恩波吡维胺

恩波吡维胺（pywinium embonatc，扑蛲灵）本药口服难吸收，肠道内浓度高。对蛲虫有强大驱虫作用，对其他肠道寄生虫作用差或几乎没有作用。可能是因干扰蛲虫的呼吸酶系统，抑制其需氧代谢，同时阻碍蛲虫对葡萄糖的吸收，影响虫体生长及繁殖。不良反应常见恶心、呕吐、腹痛、腹泻、眩晕等症状。本药系红色染料，可染红粪便及衣服。

二、驱绦虫药

氯硝柳胺

氯硝柳胺（niclosamide，灭绦灵）口服几乎不吸收，在肠道内保持很高浓度，对多种绦虫成虫有杀灭作用。可杀死绦虫的头节和近尾段，使虫体脱离肠壁随粪便排出。

该药只能杀灭成虫，对虫卵无效。猪肉绦虫的死亡节片被消化后，虫卵可倒流入胃和十二指肠，引起囊虫病，因此应在服药后 2 h 口服硫酸镁导泻，以促进死亡节片从肠道迅速排出。

此外，该药还可杀灭田间钉螺、血吸虫尾蚴、毛蚴，在下水前涂抹皮肤以防急性血吸虫感染和田间皮炎。不良反应少见。

学习小结

抗寄生虫药分三部分，一部分为抗疟药，有氯喹、奎宁和青蒿素等。二部分为抗阿米巴和抗滴虫药，目前临床应用比较多得是甲硝唑，其除抗阿米巴和滴虫外，还有抗厌氧菌、抗幽门螺杆菌等作用。三部分是抗肠蠕虫药，以阿苯哒唑为常用驱蛔虫、绦虫、蛲虫等肠道寄生虫。

常用制剂和用法

磷酸氯喹　片剂：0.075 g、0.25 g。治疗疟疾：首剂 1 g，8 h 后再服 0.5 g，第二、三日各服 0.5 g。预防疟疾：一次 0.5 g，一周一次。治疗阿米巴肝脓肿：第一、二日一次 0.5 g，一日 2~3 次，以后一日 0.5 g，连服 2~3 周。

硫酸奎宁　片剂：0.3 g。一次 0.3~0.6 g，一日 3 次，连服 5~7 日。

二盐酸奎宁　注射剂：0.2 g/ml、0.5 g/ml、0.25 g/10 ml。一次 0.25~0.5 g，用葡萄糖注射液稀释后，缓慢静脉滴注。

青蒿素　片剂：0.1 g。首剂 1 g，6~8 h 后再服 0.5 g，第二、三日各服 0.5 g，疗程总量 2.5 g。油混悬剂：50 mg/2 ml、100 mg/2 ml、200 mg/2 ml、300 mg/2 ml。治疗间日疟及恶性疟第一次 200 mg，6~8 h 后再给 100 mg，第二、三日各 100 mg，总量为 500~800 mg，疗程 2~3 日，深部肌内注射。

磷酸伯氨喹　片剂：13.2 mg。4 日疗法：一日 52.8 mg，连服 4 日。8 日疗法：一日 39.6 mg，连服 8 日。14 日疗法：一日 26.4 mg，连服 14 日。

乙胺嘧啶　片剂：6.25 mg。病因性预防：一次 25 mg，一周一次或一次 50 mg，两周一次。

甲硝唑　片剂：0.2 g。阿米巴病：一次 0.4~0.8 g，一日 3 次，5~7 日为一疗程。滴虫病：一次 0.2 g，一日 3 次，7 日为一疗程。厌氧菌感染：一次 0.2~0.4 g，一日 3 次。注射剂：50 mg/10 ml、100 mg/20 ml、500 mg/100 ml、1.25 g/250 ml、500 mg/250 ml。厌氧菌感染：一次 500 mg，静滴，于 20~30 min 滴完，8 h 一次，7 日为一疗程。小儿一次7.5 mg/kg。

喹碘方　片剂：0.25 g。一次 0.25~0.5 g，一日 3 次，连服 10 日为一疗程，重复治疗需间隔 10 日。

吡喹酮　片剂:0.2 g。治疗血吸虫病:口服,一次 10 mg/kg,一日 3 次,慢性血吸虫病连服 2 日,急性血吸虫病连服 4 日。治疗绦虫病:一次 10~20 mg/kg,顿服。囊虫病:疗程总量 90~120 mg/kg,2~4 日为一疗程。

阿苯达唑　片剂:0.1 g、0.2 g。蛔虫、鞭虫、钩虫感染:0.4 g,顿服。蛲虫感染:0.1 g,顿服。治疗囊虫病:一日 15~20 mg/kg,分 2 次服用,10 日为一疗程,停药 15~20 日后,可进行第二疗程,一般为 2~3 个疗程。

左旋咪唑　片剂:25 mg、50 mg。钩虫感染:一日 100~200 mg,饭后 1 h 顿服,连服 2~3 日。蛔虫感染:一日 100~200 mg,饭后 1 h 顿服。丝虫感染:一日 200~300 mg,分 2~3 次饭后服用,连服 2~3 日。

枸橼酸哌嗪　片剂:0.25 g、0.5 g。蛔虫感染:一日 3~3.5 g,顿服,连服 2 日。小儿一次 0.1~0.16 g/kg,一日量不超过 39,连服 2 日。蛲虫感染:一次 1~1.2 g,一日 2 次,小儿一次 60 mg/kg,分两次服用,连服 7 日。

甲苯达唑　片剂:0.1 g。蛔虫、钩虫、鞭虫感染:一次 0.1 g,一日 2 次,连服 3~4 日。绦虫病:一次 0.3 g,一日 3 次,连服 3 日。小儿剂量同成人剂量。

氯硝柳胺　片剂:0.5 g。猪肉、牛肉绦虫病:一次 1 g,晨起顿服,1 h 后再服一次,1~2 h后服用硫酸镁导泻。另外,服用时宜嚼碎后吞下。

目标检测

扫一扫,测一测

(赵　娜)

第十五章

抗恶性肿瘤药物

学习目标

1. 掌握抗恶性肿瘤药物的不良反应及用药护理。
2. 熟悉常用抗恶性肿瘤药的分类、代表药物及临床应用。
3. 学会观察药物不良反应，能够熟练进行用药护理。

▶ 临床案例

男性，52 岁，上腹部不适 2 个月，进食后明显，伴饱胀感，食欲逐渐下降，无明显恶心、呕吐及呕血，近半个月来自觉乏力，体重较前 2 个月降低 3 kg，近日大便黑色，来院就诊。经检查，确诊为胃癌。医生采用拉 HDFL 疗法，即每周一次 24 h 的大剂量 5-FU（氟尿嘧啶）和 LV（亚叶酸钙）静脉持续给药。用药后出现白细胞、血小板、红细胞均减少的现象。

思考：

1. 这是氟尿嘧啶哪种不良反应，应采取哪些护理措施。
2. 应用氟尿嘧啶时还应注意哪些问题？

恶性肿瘤是严重危害人类健康的常见病、多发病。对于恶性肿瘤目前主要采取手术、放射治疗（放疗）、化学药物治疗（化疗）、基因治疗、中药等方法来进行综合治疗。其中化疗是目前临床治疗的重要方法。

第一节　概　　述

一、根据细胞增殖周期分类

（一）细胞增殖周期

细胞从一次分裂结束，到下一次分裂完成，称为细胞增殖周期。肿瘤细胞按其增殖能力可分为增殖期细胞、静止期细胞和无增殖能力细胞三类。

1. 增殖期细胞　此类细胞是指正处于不断按指数分裂增殖的细胞，是肿瘤组织不断扩大的根源，而此类细胞对抗恶性肿瘤药敏感性较高。增殖期细胞群在肿瘤全部细胞群的比例称生长比率(GF)。增长迅速的肿瘤,GF较大,对抗恶性肿瘤药敏感,增长较慢的肿瘤,GF较小,对抗恶性肿瘤药较不敏感。增殖期细胞的分裂过程分为四期:G_1期(DNA合成前期)、S期(DNA合成期)、G_2期(DNA合成后期)、M期(有丝分裂期)。

2. 静止期细胞(G_0期) 处于此期的细胞不进行分裂,对抗恶性肿瘤药物不敏感。但是,一旦增殖周期中对药物敏感的细胞被杀灭后,静止期细胞即可进入增殖周期中。此期细胞是肿瘤复发的根源所在。

3. 无增殖能力细胞 此类细胞不能进行分裂增殖,通过老化而死亡,与药物治疗关系不大。

(二)按细胞增殖周期分类

1. 周期非特异性药物 主要杀灭增殖各期细胞,以及G_0期细胞,此类药物有:抗肿瘤抗生素如丝裂霉素、博来霉素等;烷化剂如环磷酰胺、噻替哌、白消安等以及激素类药。

2. 周期特异性药物 仅选择性杀灭某一期增殖细胞,如氨甲蝶呤、巯嘌呤、氟尿嘧啶、羟基脲等抗代谢药对S期细胞作用显著;长春碱、长春新碱、秋水仙碱主要作用于M期。

二、根据作用机制分类

1. 影响核酸合成的药物 药物分别在不同环节阻断核酸的合成和利用,属于抗代谢药。如抗叶酸药氨甲蝶呤;抗嘌呤药6-巯基嘌呤;抗嘧啶药5-氟尿嘧啶;DNA多聚酶抑制剂阿糖胞苷;核苷酸还原酶抑制药羟基脲等。

2. 直接破坏DNA并阻止其复制的药物 常用的有烷化剂如环磷酰胺、噻替哌、白消安以及抗癌抗生素如丝裂霉素、博来霉素等。

3. 嵌入DNA干扰核酸合成的药物 如抗癌抗生素:放线菌素D、阿霉素、柔红霉素等。

4. 影响蛋白质合成的药物 如长春碱、长春新碱、左旋门冬酰胺酶等。

5. 影响激素功能的药物 如肾上腺皮质激素、雄激素、雌激素等。

第二节　常用抗恶性肿瘤药

一、影响核酸生物合成的药物

又称抗代谢药,本类药物化学结构与核酸合成代谢所必需的物质如叶酸、嘌呤、嘧啶相似,因此可与这些物质产生特异性拮抗作用,起到干扰核酸代谢而阻止肿瘤细胞分裂增殖的作用。一般作用于S期,属周期特异性药物。

氨甲蝶呤

氨甲蝶呤(Methotrexate)又名氨甲蝶呤。

【药理作用和临床应用】 为抗叶酸药,进入体内后抑制二氢叶酸还原酶,使叶酸不能转化成四氢叶酸,干扰DNA的合成,也干扰RNA和蛋白质的生物合成。主要用于治疗儿童急性白血病,也用于治疗绒毛膜上皮癌、骨肉瘤、乳腺癌、肺癌、卵巢癌等。对儿童急性白血病疗效显著,与糖皮质激素、长春新碱和巯嘌呤合用,缓解率达90%,成人疗效差。小剂量应用可治疗一些非癌性疾病，如银屑病、类风湿性关节炎等。此外，还可用于同种骨髓移植和器官移植。

【不良反应】 氨甲蝶呤有效治疗量和中毒量接近，不良反应较多，除严重的骨髓抑制、消化道、口腔溃疡外，大量应用可致肝肾损害，妊娠早期用药可致畸胎，孕妇禁用。用药期间应严格监测血象及肝肾功能。同时还要注意以下几点。

1. 口腔溃疡是本药毒性的首发体征，进而出现腹泻、血便等反应，应注意观察，轻者无须停药，重者应减量或改用其他药物。

2. 大剂量应用时需配合亚叶酸钙，减轻其毒性反应。

3. 本药的代谢产物可溶性差，在酸性环境中易形成黄色沉淀物，堵塞肾小管，导致肾衰竭。因此，应在用药的前一日及给药后第一、二日补充电解质、水分及碳酸氢钠（即水化、碱化），使每天尿量不少于 3 000 ml，保持 pH 6.5 以上，加速药物的排出。同时避免摄入酸性食物。

4. 本品须避光保存。

氟尿嘧啶

氟尿嘧啶（Fluorouracrl）又名 5-氟尿嘧啶（5-FU）。

【药理作用和临床应用】 为抗嘧啶药，体外无抗肿瘤作用，在体内代谢后产物对肿瘤细胞有杀伤作用。对食管癌、胃癌、结肠癌等消化道肿瘤和乳腺癌疗效好，对肝癌、卵巢癌、绒毛膜上皮癌等也有效。该药一般不单独使用，常与其他抗癌药合用，提高疗效，与亚叶酸钙合用可产生显著的协同效应。局部应用还可治疗皮肤过度角化症、表皮基底细胞癌和外阴白斑。

【不良反应】 常见的有胃肠道反应、骨髓抑制、脱发等。长期全身给药可见“手足综合征”，表现为手掌和足底部红斑和脱屑。偶见共济失调等神经毒性。刺激性大，注射部位可出现静脉炎。同时注意以下几点。

1. 本品应置于 10～35℃储存，溶液要避光保存。

2. 全身给药时，对营养状况差、严重骨髓抑制、严重感染、1 个月内做过外科手术、妊娠妇女及肝功能障碍患者慎用。

3. 为减轻对消化道的刺激，避免出现消化道出血，用本品期间不宜饮酒或同用阿司匹林类药物。皮肤应避免暴露在强阳光下，否则会使药物导致的局部炎性反应加重。

巯嘌呤

巯嘌呤（Mercaptopurine）又名 6-巯嘌呤。

【药理作用和临床应用】 为抗嘌呤药，干扰体内嘌呤代谢，阻碍 DNA 的合成，主要用于治疗急性白血病，对儿童急性淋巴细胞性白血病疗效较好，常用于缓解期的维持治疗。大剂量可治疗绒毛膜上皮癌和恶性葡萄胎。

【不良反应】 本品的主要不良反应是骨髓抑制和胃肠道反应。少数患者可出现黄疸，妊娠妇女可致畸胎。儿童的不良反应一般比成人少。本药的毒性反应出现缓慢，白细胞计数一旦急剧下降，应立即停药。黄嘌呤氧化酶抑制药别嘌呤醇，可降低本药的代谢，增强本药的作用，合用时应将本药的剂量减到常用量的 1/4～1/3，并注意观察毒性反应。

阿糖胞苷

阿糖胞苷(Cytarabine)为DNA多聚酶抑制剂,能显著抑制DNA的生物合成,也可干扰DNA的复制和RNA的功能。有抗肿瘤、免疫抑制作用。对于成人急性粒细胞白血病特别有效,也可用于消化道肿瘤以及眼部带状疱疹、疱疹性角膜炎。

主要不良反应是骨髓抑制和胃肠道反应。口服容易破坏,常采用静脉给药。四氢尿苷可延长本药的血浆半衰期,提高血中的浓度,起增效作用。本药可使细胞部分同步化,继续应用柔红霉素、阿霉素、环磷酰胺及亚硝脲类药物可以增效。本品不与5-FU并用。

羟基脲

羟基脲(hydroxycarbamide)为核苷酸还原酶抑制药,阻止胞苷酸还原为脱氧核苷酸,从而抑制DNA合成,杀伤S期细胞。主要用于慢性粒细胞白血病,对白消安无效者或发生急性变者,可选用本药。也可用于黑色素瘤以及细胞的同步化。主要不良反应是骨髓抑制,其他不良反应较少发生。

二、直接影响DNA结构和功能的药物

(一)烷化剂

烷化剂化学性质活泼,它们结构中含有活泼烷基,这些活性基团可与细胞的氨基、羟基、巯基、硫酸基等起烷化作用,导致DNA结构或功能的改变,甚至细胞死亡。属周期非特异性药物。

烷化剂的缺点是对肿瘤细胞选择性不高,在抑制肿瘤细胞生长的同时,对生长较快的正常组织也易伤害。因此,烷化剂毒性较大,有致突变和致癌作用。除一般近期毒性反应外,长期应用可引起第二种恶性肿瘤如急性白血病的发生,另一种长期毒性反应是不育。

环磷酰胺

【药理作用和临床应用】 环磷酰胺(cyclophosphamide,CTX)是目前广泛应用的烷化剂,在体外无活性,进入体内转化成有活性的磷酰胺氮芥,可与DNA起烷化作用。从而抑制各期肿瘤细胞的生长繁殖。抗癌谱较广,对恶性淋巴瘤疗效显著,对淋巴细胞白血病、肺癌、乳腺癌、卵巢癌以及多发性骨髓瘤也有效。此外,还可作为免疫抑制剂用于自身免疫性疾病,如肾病综合征、系统性红斑狼疮、类风湿性关节炎和器官移植排斥反应等。

【不良反应】 骨髓抑制较严重,脱发发生率高,胃肠反应较轻,膀胱刺激性较强,可引起化学性膀胱炎,久用可抑制性腺,引起闭经和精子减少。大剂量应用可引起肺毒性(如肺纤维化)、心脏毒性(如急性出血性心肌炎)等。药酶诱导剂,如巴比妥类、皮质激素类、别嘌呤醇、氯霉素等对本药的代谢、活性和毒性均可产生影响,并用时应注意。环磷酰胺的水溶液仅能稳定2~3 h,需现用现配。

化学性膀胱炎是环磷酰胺特有的毒性反应,发生率9%~25%。最初有膀胱刺激症状,排尿困难,继而出现血尿、蛋白尿,因此又叫出血性膀胱炎。与用药剂量有关,儿童易发生。用药期间应注意观察小便困难和出血情况,鼓励患者多饮水,大剂量应用时应水化、利尿或给予尿路保护剂,必要时应减量或换用他药。

白 消 安

白消安(Busulfan)又名马利兰对骨髓有选择性地抑制作用,可明显抑制粒细胞的生成,而对淋巴系统的抑制作用较弱,故对慢性粒细胞白血病疗效显著,缓解率高。可以减轻白细胞增高、肝脾肿大等临床症状,主要用于治疗慢性粒细胞白血病。

主要毒性反应是骨髓抑制,重者可引起再生障碍性贫血。久用可导致肺纤维化、闭经、睾丸萎缩。慢性粒细胞白血病有急性变时应停用。急性白血病和再生障碍性贫血或其他出血性疾病患者禁用。肾上腺皮质功能不全患者慎用。

噻 替 哌

噻替哌(Thiotepa)脂溶性好,局部刺激性小,既可静脉注射也可肌内注射,还可膀胱内、腔内、动脉内给药。抗癌谱广,对各期肿瘤细胞均有杀灭作用。主要用于腔内给药治疗癌性渗出物,局部灌注治疗浅表膀胱癌。对卵巢癌、乳腺癌、肺癌和血液系统肿瘤等也有效。

不良反应主要是骨髓抑制、消化道反应,但一般较轻微。本品性质不稳定,易发生聚合作用,使其溶解度降低而失效,稀释后若发现混浊,即不得使用。溶液需新鲜配制,并避光、干燥、低温(12℃以下)保存。在酸中不稳定,故不能口服。膀胱癌患者进行膀胱灌注时,为增加药液与用药部位的接触面积和作用时间,应每 15 min 改变一次体位,排便后灌注并保留 2 h。

顺 铂

顺铂(Cisplatin、DDP)为含铂的有机化合物,作用类似烷化剂,破坏 DNA 的功能,抑制细胞的有丝分裂,抗癌谱广,主要用于生殖和泌尿系统的恶性肿瘤,如:睾丸癌、卵巢癌、宫颈癌、膀胱癌等,也可用于肺癌和头颈部癌。为联合化疗的常用药,与多种药物合用具有协同效应。

不良反应主要是胃肠道反应,急性呕吐通常在静脉注射后 1~2 h 内发生,严重者可用昂丹司琼或格拉司琼止吐,必要时应停药。剂量过大可致听力减退,特别是高频听力丧失,儿童和听力不佳者应慎用。顺铂可损伤肾小管,引起较严重的肾毒性,用药期间应多饮水,静脉补液不少于 1 500 ml/d,或用甘露醇强迫利尿,治疗后 12 h 内要记录患者摄水量和排尿量。保持每天尿量在 2 000~3 000 ml。

(二) 破坏 DNA 的抗生素

博 来 霉 素

博来霉素(Bleomycin)又称争光霉素。本品抑制 DNA 的合成,干扰细胞的分裂增殖。临床主要用于各种鳞状上皮癌的治疗。

不良反应较轻,几无骨髓抑制作用,除消化道反应外还可产生以下不良反应。

1. 约 1/3 的患者出现发热反应,可用保泰松、抗组胺药减轻症状;部分淋巴瘤患者用药后出现暴发性高热,如果抢救不及时可以致死;少数患者可出现过敏反应甚至出现过敏性休克。用药前要做皮试。

2. 肺毒性是本药的最严重的不良反应,从肺部啰音、咳嗽、渗出,发展到纤维化。用药期间注意胸部 X 线检查,一旦发现肺炎样病变,立即停药,给予泼尼松或地塞米松抗炎治疗。对年老体弱、有肺部疾患的尤应加以监护。

3. 皮肤反应有红斑、角化过度和溃疡,以皮肤受压区域先受影响,连续应用可发生指甲改变和脱发。

丝 裂 霉 素

丝裂霉素(Mitomycinc)属直接破坏 DNA 的抗生素,抗癌谱广,作用较强而迅速。对多种实体瘤有效,特别是消化道癌,为目前常用的药物之一,也用于治疗慢性粒细胞白血病、恶性淋巴瘤等。

主要不良反应是骨髓抑制和消化道反应,偶见心脏的毒性,停药后 2~4 周突发心力衰竭,猝死,有心脏疾病患者应特别注意。本品在酸性溶液中疗效降低,不宜用葡萄糖溶液稀释静脉滴注。与维生素 C、维生素 B_6 等配伍静脉应用时,也使疗效显著降低。本品溶解后需在 4~6 h 内应用。局部刺激性大,忌漏血管外。

三、干扰转录过程和阻止 RNA 合成的药物

放线菌素 D

放线菌素 D(Dactinomycin)能阻碍 RNA 多聚酶的功能,阻止 mRNA 和蛋白质的合成,进而抑制肿瘤细胞的生长。抗癌谱较窄,对霍奇金病、绒毛上皮癌和肾母细胞瘤有较好疗效,对恶性葡萄胎、横纹肌肉瘤、神经母细胞瘤等有效。可引起骨髓抑制、恶心、呕吐、口腔炎等。局部刺激较强,勿漏出血管外。

阿 霉 素

【药理作用和临床应用】 阿霉素(Doxorubicin、ADM)可嵌入 DNA 螺旋结构,影响 DNA 复制和 RNA 合成,属周期非特异性药物,对 S 期和 M 期作用最强,对免疫功能也有抑制作用。抗癌谱广,疗效高。对急性白血病、淋巴瘤、乳腺癌及多种实体瘤有效。

【不良反应】 常见的不良反应有脱发、骨髓抑制、胃肠反应等。还要注意的是以下情况。

1. 心脏毒性是其特殊的反应,轻者出现室上性心动过速、室性早搏,严重的出现心肌炎和心力衰竭。用药期间应做心电图监护,注意给药剂量和给药速度,<40 滴/min。

2. 本药在溶解状态下其稳定性随 pH 增大而降低,应避免和其他药物混合使用。忌漏出血管外。

3. 有骨髓抑制的、妊娠妇女、有心脏疾病及对本药过敏的患者禁用。

4. 开始用药 1~2 日尿液会呈红色,应告诉患者不必恐慌。

柔 红 霉 素

柔红霉素(Daunorubicin,DNR)又称正定霉素,与阿霉素作用相似,临床主要用于治疗急性淋巴细胞白血病和急性粒细胞白血病。

不良反应主要是骨髓抑制、心脏毒性和消化道反应。最严重的是心脏毒性,表现为可恢复的与剂量无关的心电图异常,亦可表现为与剂量密切相关的进行性、潜伏性心肌病变,严重者可导致死亡。儿童、老人、有心脏病史的及肝肾功能不良者慎用。与肝素、磷酸地塞米松溶液有配伍禁忌。

四、影响蛋白质合成的药物

长 春 碱 类

长春碱(Vinblastine,VLB)和长春新碱(Vincristine,VCR)是从中药长春花中提取的

两种抗癌生物碱，作用于 M 期，抑制细胞的有丝分裂，妨碍纺锤丝的形成。常与其他化疗药物联合应用。长春碱主要对恶性淋巴瘤疗效显著，也可用于急性白血病、绒毛膜上皮癌等。长春新碱主要对急性淋巴细胞白血病疗效好，起效快，可单用，也可与其他抗癌药合用。

长春碱可引起骨髓抑制，长春新碱骨髓抑制不明显，而对外周神经的损害较重，可引起四肢麻木、感觉异常、跟腱反射消失、眼睑下垂、声带麻痹等。其毒性大小与剂量有关。因此，应严格控制剂量，总量不宜超过 25 mg，必要时给予维生素 B_6 防治。因两药刺激性大，注射时切勿漏到血管外。

高三尖杉脂碱

高三尖杉脂碱（Homoharringtonine）能明显而迅速地抑制蛋白质合成的起始阶段，并使核糖体分解，蛋白质合成及有丝分裂停止，主要用于急性粒细胞白血病及单核细胞白血病的治疗。

主要不良反应有胃肠反应、骨髓抑制和心脏毒性。动物实验证明一次大剂量给药，可致冠状动脉收缩而死亡，故临床上应做静脉缓慢滴注给药，不做静脉注射和肌内注射。心脏病患者慎用。

门冬酰胺酶

门冬酰胺酶（Asparaginase）又称左旋门冬酰胺酶。某些肿瘤可从血液中摄取门冬酰胺，来合成蛋白质，本药可以分解血液中的门冬酰胺，减少肿瘤细胞增殖的原料供应，干扰蛋白质的合成，抑制肿瘤细胞的生长。主要用于急性淋巴细胞白血病，单用缓解期短，易产生耐药，多与其他药物合用。

不良反应偶见过敏性休克，用药前应做皮试，也可出现胃肠道反应、出血和神经症状。

五、影响激素平衡的药物

肾上腺皮质激素

糖皮质激素可使血液淋巴细胞迅速减少，对急性淋巴细胞白血病和恶性淋巴瘤有较好的短期疗效，对其他恶性肿瘤无效。但与其他抗癌药少量短期合用，可减少血液系统并发症以及癌肿引起的发热等毒血症表现。需要注意的是可能因抑制机体免疫功能而促进肿瘤的扩展。

雄 激 素

雄激素可抑制垂体分泌促卵泡激素，减少雌激素的生成，还可对抗催乳素对肿瘤的促进作用，主要用于晚期乳腺癌。

雌 激 素

临床常用的雌激素是己烯雌酚，其不仅直接对抗雄激素，尚可反馈性抑制下丘脑、垂体释放促间质细胞激素，从而减少雄激素的分泌。临床主要用于前列腺癌和绝经 5 年以上乳腺癌的治疗。绝经前的乳腺癌患者禁用雌激素类药物。

他 莫 昔 芬

他莫昔芬（Tamoxifen，TAM）为人工合成的抗雌激素药，能与雌激素竞争雌激素受体，可阻断雌激素对乳腺癌的促进作用，抑制乳癌生成。适用于晚期、复发、不能手术的乳腺癌,特别是绝经期的高龄患者,也用于宫体癌,乳腺小叶增生等。不良反应轻。

第三节 抗恶性肿瘤药常见不良反应和用药护理

一、抗肿瘤药物的常见不良反应

抗恶性肿瘤药选择性低,在抑制和杀灭肿瘤细胞的同时,对正常组织细胞,特别是增殖旺盛的组织细胞也同样引起损害,产生不同程度的不良反应,主要表现在以下方面。

1. 骨髓抑制 是抗恶性肿瘤药最严重的不良反应,常表现为白细胞、血小板、红细胞减少及全血细胞下降,甚至产生再生障碍性贫血。白细胞及血小板的改变对药物过量的反应最为迅速,常作为用药剂量的指标。

2. 胃肠道反应 胃肠道黏膜上皮细胞增殖旺盛,对化疗药物极为敏感,不同程度地出现食欲减退、厌食、恶心、顽固性呕吐、腹痛、腹泻,严重的发生肠黏膜坏死、出血甚至穿孔。

3. 肝损害 可引起肝大、黄疸、肝区疼痛、肝功能减退,严重的会引起肝硬化、凝血机制障碍等。

4. 肾损害 化疗药对肾毒性反应的表现为急性或慢性血尿素氮升高、管型尿、蛋白尿、血尿甚至肾功能不全。

5. 口腔黏膜损害及脱发 口腔黏膜损害引起的充血、水肿、炎症、糜烂、坏死,是化疗中最常见的并发症,严重的会导致全身感染。影响患者的心理状态和进食。大多数药物都损伤毛囊上皮细胞,常在用药后1~2周出现脱发,1~2个月后脱发最明显,影响患者形象和心理状态。

6. 其他 大剂量应用时,可抑制机体免疫功能,使机体抵抗力下降,易诱发感染。某些药物还可引起皮肤损伤,肺纤维化,心脏毒性及听力损害。亦可引起畸胎,致癌等。

二、用药护理

抗肿瘤药物虽然可以最大限度杀伤肿瘤细胞,但其不良反应不容忽视,科学有效的护理方法,可以减轻化疗中出现的各种不良反应,使化疗过程顺利完成。

1. 做好用药前指导 患者的配合是化疗安全顺利的主要因素之一,医护人员应以自己所掌握的医学知识,为患者讲解病情、治疗方案、治疗效果及可能发生的不良反应,消除对化疗的担心和恐惧感,对治疗充满信心,对治疗过程中可能出现的不良反应,积极采取应对措施,用积极的态度配合治疗,保证化疗顺利进行。

2. 加强病室管理 为患者提供安静、舒适、通风良好的休息和进餐环境,避免不良刺激。注意卫生和消毒隔离,防治感染,做损伤性操作时应严格无菌。

3. 保护好血管 大多数化疗药对血管有刺激性,不慎误入血管外可引起无菌性炎症,如不及时处理,可导致严重的炎症反应、局部溃疡甚至难愈性的组织坏死。同一处血管反复给药可引起静脉炎,导致血管变硬、血流不畅甚至闭塞。因此,操作时,要爱护患者的每一条血管,做到有计划地使用,一般由远端向近端、由背侧向内侧,左右臂交替穿刺,因下肢静脉易形成血栓,除上肢静脉综合征外,不易采用下肢静脉给药,要避免反复穿刺同一部位，一般选择较细的头皮针（6号半~7号），药物稀释宜淡，静脉给药宜缓，如有药液外漏，立即局部注射生理盐水，稀释药物，取解毒剂在漏液周围菱形注射，24 h内局部冷敷以防扩散，24 h后局部热敷增加吸收，也可配合硫酸镁湿敷，外用醋酸可的松软膏以防局部溃烂。疼痛严重的可用利多卡因、普鲁卡因局部封闭。

4. 不良反应的用药监护

（1）用药期间应定期检查血象，白细胞计数一般不低于2.5×10^9/L。在化疗期间应预防感染和出血，严格执行无菌操作，注意环境卫生，尽量避免接触患有感染疾病的他人，外出时要戴口罩，疾病流行季节避免外出。防止意外损伤，做好各种抢救准备，及时处理各种继发感染和出血症状。

（2）用药过程中要注意观察呕吐物的性质以及大便情况。用药前，要选择高热量、高蛋白饮食。给药期间要选择少油腻、易消化、刺激性小、纤维素含量高的饮食，以半流质为主，避免进食高糖、高脂、产气过多和辛辣的食物。选择合适的进餐时间，也可采取少量多餐或随意餐的形式。反应严重的可输液，调节电解质平衡。合理使用镇吐剂可减轻胃肠道反应。

（3）用药期间应观察患者有无黄疸、肝大、肝区疼痛等临床表现。用药前和用药过程中，要监测肝功能。

（4）化疗期间，应嘱患者大量饮水，保持每天尿量2 000~3 000 ml以上，对入量已够但尿量少者，需给予利尿剂促进药物排出。需要碱化尿液促进排出的药物，应在每次尿后测pH，低于要求的及时报告医生。要定期检查肾功能。

（5）因此化疗期间，要保持口腔清洁，给予无刺激性软食，采用消毒液漱口。因口腔疼痛而进食困难者，给予局麻药含漱、喷雾、外敷，止痛后再进食。也可选用碘甘油、溃疡贴膜等药物，促进溃疡愈合。用药过程中应重视心理护理，说明化疗结束后头发可再生，化疗时头颅置冰帽或扎一严紧的充气止血带可减轻脱发。注意头部防晒，避免用刺激性洗发液。

（6）应预防和控制感染，注意观察有无咳嗽、呼吸困难、心悸等临床症状，定期监测肺功能及心电图。做好避孕措施等。

知识链接

防止化疗药漏到血管外护理须知

1. 用药前建立可靠的静脉通道，确保针头在血管内，针头固定妥善，方可注入药物。

2. 为防止化疗药局部浓度过高、血管内滞留时间过长、拔针时药液漏到皮下，应用化疗药前，可先输入少量的5%葡萄糖注射液或生理盐水，应用化疗药后再输入少量的5%葡萄糖或生理盐水冲刷血管，从而减轻对血管的刺激。

3. 嘱患者少活动、少翻身，以免针头滑脱。

4. 拔针后用手指实施有效的局部压迫3~5 min。

学习小结

抗恶性肿瘤药种类多，可分为周期特异性和非特异性抗癌药，不良反应以骨髓抑制、黏膜损害等为多见，多数恶性肿瘤治疗采取联合化疗和综合治疗手段来缓解病情，用药护理应重点掌握给药方法和不良反应监控，通过学习可以对患者进行恶性肿瘤治疗的用药宣教。

常用制剂和用法

氨甲蝶呤　片剂：2.5 mg。注射剂：5 mg。急性白血病：口服一日一次，每次每千克体重 0.1 mg，总量为 100～150 mg。有中枢神经系统侵犯者，鞘内注射一次 5～10 mg，一周 1～2 次。恶性葡萄胎或绒毛膜上皮癌，口服一日一次，一次 10～30 mg，一疗程 80～100 mg。头颈部或盆腔恶性肿瘤，动脉连续静脉滴注，一日 5～10 mg，缓慢滴注 24 h。

氟尿嘧啶　注射剂：10 ml：0.25 g。静脉注射：一日或隔日一次，一次 0.25～0.5 g，一疗程总量 5～7 g。静脉滴注：一日或隔日一次，一次 0.5～0.75 g，一疗程 5 天。必要时可间歇 1～2 个月开始第二疗程。

巯嘌呤　片剂：① 25 mg；② 50 mg；③ 100 mg。白血病：一日 1.5～2.5 mg/kg，分 2～3 次服。病情缓解后用原量 1/3～1/2 维持。恶性葡萄胎或绒毛膜上皮癌一日 300 mg，一疗程 10 日。

羟基脲　片剂：500 mg。胶囊剂：400 mg。一日 2～3 次，一次 0.5 g，一疗程 4～6 周。

盐酸阿糖胞苷　注射剂：① 50 mg；② 100 mg。片剂：100 mg。静脉注射或滴注一日一次，每千克体重一次 1～2 mg，一疗程 10～14 日，间隔 2 周，或连用 3～5 日，休息一周后重复给药。口服剂量同上。鞘内注射一周 2～3 次，一次 25 mg，共 3 次，6 周后重复治疗。

盐酸氮芥　注射剂：① 1 ml：5 mg；② 2 ml：10 mg。静脉注射或动脉插管灌注，一日或隔日一次，每千克体重一次 0.1 mg，一次剂量不得超过 8 mg，一疗程 4～6 次，必要时间隔 4 周后进行下一疗程。

环磷酰胺　片剂：50 mg。注射剂：① 100 mg；② 200 mg。口服一日 2～3 次，一次 100～200 mg，总量 10～15 g。静脉注射一周一次，每千克体重一次 10～15 mg，一疗程 6～8 周，总剂量 8 g，间隔 2～4 周，病情好转后改口服。

塞替派　注射剂：1 ml：10 mg。肌内或静脉注射：一日一次，一次 10 mg，5 天后每 2 日一次，一疗程 200 mg。肿瘤内注射：一次 5～10 mg，加 1%～2%普鲁卡因适量。腔内注射：一周 1～2 次，一次 10～30 mg，一疗程 3～4 周。

白消安　片剂：① 0.5 mg；② 2 mg。一日 2～8 mg，每日一次或分 3 次空腹服用，维持量一日一次，一次 0.5～2 mg。

丝裂霉素　片剂：1 mg。注射剂：① 2 mg；② 4 mg；③ 8 mg。静脉注射一日一次，一次 2 mg；或一周 1～2 次，一次 6～8 mg，一疗程 40～60 mg。口服一日 2～6 mg，一疗程总量 100～150 mg。

顺铂　注射剂：① 10 mg；② 20 mg；③ 30 mg。静脉滴注，一日 15 mg，一疗程 5 日，间隔 2～4 周后重复给药。

阿霉素　注射剂：① 10 mg；② 20 mg；③ 50 mg。用生理盐水或葡萄糖液溶解，静脉注射或滴注，一周一次，每千克体重一次 0.6 ml。一疗程 2 周，停药 2 周可再用。

硫酸长春新碱　注射剂：1 mg。加生理盐水 10～20 ml 稀释后缓慢注射，一周一次，一次 1～2 mg。

高三尖杉酯碱　注射剂：① 1 ml：1 mg；② 2 ml：2 mg。静脉滴注：一日一次，一次 1～4 mg，加 10%葡萄糖液 250～500 ml 稀释后静滴，一疗程 4～6 天，隔 1～2 周重复用药。

紫杉醇　注射剂：50 mg。静脉滴注，一次 135 mg/m^2 体表面积，溶于等渗盐水或葡萄糖液中持续静脉滴注 3～24 h，3～4 周一次。

门冬酰胺酶　注射剂：① 1 000 U；② 2 000 U。静脉注射：一日或隔日一次，每千克体重一次 20～200 U，用生理盐水 20～40 ml 稀释。可逐渐增至一日每千克体重 1 000 U，一疗程 10～15 次。

目标检测

扫一扫，测一测

（赵　娜）

第十六章

消毒防腐药

学习目标

1. 了解各类消毒防腐药物的特点。
2. 学会配制常用消毒液。
3. 能够根据临床需要正确使用消毒防腐药，并能指导患者合理使用。

▶ 临床案例

患者，女，36 岁。产后会阴伤口长有肉芽组织，中药坐浴效果不佳，遂行肉芽摘除手术，术后口服阿莫西林，并用 0.02% 高锰酸钾溶液坐浴，水温 41～43℃，持续 20 min，结束后用无菌纱布蘸干外阴部。高锰酸钾冲洗一周，伤口愈合，但出现外阴红肿。

思考：

1. 引起外阴红肿的原因是什么？
2. 应用高锰酸钾溶液应注意什么？

第一节　概　　述

消毒药是指能杀灭环境中病原微生物的药物；防腐药是指能抑制病原微生物生长繁殖的药物。二者之间没有严格的界限，低浓度消毒药有防腐作用，高浓度防腐药有消毒作用，故统称为消毒防腐药。这类药物对病原微生物和机体组织细胞无明显选择性，且毒性大，故不做全身用药，主要用于体表（皮肤、黏膜、伤口等）、器械、排泄物和周围环境的消毒。在预防疾病传染、消毒隔离、卫生防疫及创伤急救方面发挥重要作用。

一、分类

1. 根据应用范围分类　用于环境、用具、器械的消毒防腐药和用于皮肤黏膜的消毒防腐药。

2. 根据化学性质分类　酚类、醇类、醛类、酸类、氧化剂、卤素类及表面活性剂类。

二、作用机制

消毒防腐药杀菌或抑菌的作用机制主要有以下几种方式。

1. 使微生物蛋白质 如酚类、醛类、醇类、重金属盐类等。

2. 抑制微生物重要酶的活性 如重金属盐类、氧化剂类、卤素类等。

3. 改变微生物细胞膜的通透性，使细胞内物质外渗而死亡 如表面活性剂。

4. 氧化作用 如氧化剂。

第二节 常用消毒防腐药

一、酚类

酚类病原体蛋白质变性、凝固，也可以增加病原体细胞膜通透性，使胞内物质外渗。对细菌和真菌有作用，对芽孢和病毒无作用（表16-2-1）。

表16-2-1 常用酚类消毒防腐药特点

药物	作用与临床应用	不良反应及其防治
苯酚（phenol，石炭酸）	0.5%～1%水溶液或2%软膏用于皮肤止痒；1%～2%酚甘油溶液用于中耳炎，有消毒止痛作用；3%～5%溶液用于手术器械和房屋的消毒；5%溶液在24 h内可杀灭结核分枝杆菌。苯酚软膏可治疗神经性皮炎、慢性湿疹	高浓度对皮肤、黏膜有腐蚀作用，避免应用于损伤的皮肤和伤口，有异臭，有引湿性。禁与生物碱盐、铁盐、铝凝胶、火棉胶等配伍
甲酚皂溶液（saponated cresol solution，来苏儿，lysol）	为含50%甲酚的肥皂溶液，抗菌作用较苯酚强3倍，腐蚀性及毒性均较小。2%溶液用于皮肤、橡胶手套消毒；3%～5%水溶液用于消毒器械及用具；还可用于环境及排泄物消毒	因有臭味，不能用作食具和厨房的消毒。浓度大于2%对皮肤、黏膜有刺激作用

二、醇类

醇类为使用较早，到目前仍广泛应用的一类消毒药物。最有代表性的是乙醇（alcohol，酒精）。

乙　醇

【药理作用】 在20%～75%（V/V）浓度范围内，抗菌作用强度与浓度成正比。75%乙醇能渗入细菌细胞内，使细菌蛋白质变性、凝固，杀菌作用最强；若高于此浓度，可使细菌细胞膜表面迅速形成一层凝固蛋白的保护膜，不利于乙醇向菌体内部渗透，降低消毒作用；若浓度太低，虽易渗入菌体内，但达不到杀菌作用。对常见致病菌有效，对芽孢无效，对病毒效果差，对真菌作用不稳定。

【临床应用】 75%乙醇主要用于皮肤消毒（注射部位、手术野、手的卫生消毒）、体温计及器械消毒（浸泡30 min以上）；20%～30%稀释液用于皮肤涂擦，使高热患者体温降低；50%乙醇擦涂可促进局部血液循环，用于防止压疮；无水乙醇注于神经干，可缓解三叉神经痛、坐骨神经痛。

【不良反应及其防治】 乙醇对组织有强的刺激性，不能用于伤口内及黏膜的消毒；

勿用于大面积涂擦，因其可引起血管扩张，导致热量散失，老年人可导致体温低下。

三、醛类

醛类是一种烷化剂。具有挥发性，在常温常压下很易挥发。主要有：甲醛（formaldehyde，蚁醛）、聚甲醛（polyformaldehyde）、戊二醛（glutaraldehyde）。

甲　醛

【药理作用】 本类药物能使蛋白质沉淀、变性，能杀灭细菌、真菌、芽孢及病毒，杀菌力强于酚类。40%甲醛溶液又称福尔马林（formalin），能杀灭各类微生物，属于广谱杀菌剂。

【临床应用】 10%福尔马林溶液（即4%甲醛溶液）用于固定标本、保存尸体及疫苗；2%福尔马林溶液浸泡1～2 h可进行器械消毒；用于房屋消毒时，每立方米取甲醛1～2 ml加等量水，加热蒸发。牙科用甲醛配成干髓剂，充填髓洞，使牙髓失活。

【不良反应及其防治】 挥发性较强，其气体对黏膜和呼吸道有强烈刺激性，可引起流泪，咳嗽等。对皮肤黏膜的刺激性大，可产生接触性皮炎。误服可腐蚀消化道，剂量大时可致死。低温久置可发生沉淀混浊。

四、氧化剂

常见氧化剂消毒防腐特点见表16-2-2。

表16-2-2　常用氧化剂类消毒防腐药特点

药物	作用和临床应用	不良反应及其防治
高锰酸钾（potassium permanganate）	强氧化剂，能氧化菌体内活性基团，有较强的杀菌作用。还原后形成的氧化锰与蛋白质形成复合物，低浓度有收敛，高浓度有刺激和腐蚀作用。① 0.1%～0.5%溶液用于膀胱及创面洗涤；② 0.01%～0.02%溶液用于某些药物、毒物中毒时洗胃；③ 0.02%溶液用于阴道冲洗或坐浴和口腔科冲洗感染的拔牙窝、脓腔等；④ 0.01%用于足癣浸泡；⑤ 0.1%用于蔬菜、水果消毒（浸泡5 min）	① 浓溶液有刺激性会损伤皮肤；② 配制时需用凉开水，因热开水能使高锰酸钾失效，应现配现用，久放变为褐紫色时，说明失去消毒作用；③ 密闭保存、防潮，不宜与甘油、酒精、糖、碘等放在一起，以防爆炸
过氧化氢溶液（hydrogen peroxide solution，双氧水）	遇有机物释放新生态氧，杀菌力弱，作用时间短，遇有机物放出氧分子产生气泡，可机械的松动脓块、血痂、坏死组织及与组织粘连的敷料。① 3%溶液用于清除创伤、松动痂皮尤其是厌氧菌感染的伤口；② 1%溶液用于化脓性中耳炎和口腔炎、扁桃体炎和坏死性牙龈炎等局部冲洗	① 遇光、热易分解变质；② 高浓度对皮肤、黏膜有刺激性灼伤，形成疼痛性“白痂”；③ 连续漱口可出现舌头肥厚，停药可恢复

续表

药物	作用和临床应用	不良反应及其防治
过氧乙酸(peracetic acide)	兼具酸类和强氧化剂作用,可破坏微生物屏障结构,甚至溶解微生物。对细菌、芽孢、真菌、病毒都有高效杀灭作用。① 0.1%~0.2%溶液用于洗手消毒,浸泡 1 min 即可;② 0.3%~0.5%溶液用于器械消毒,浸泡 15 min;③ 0.04%溶液熏蒸或喷雾,用于食具、空气、墙壁、地面、家具等消毒	① 较高浓度对黏膜及皮肤有刺激性,甚至引起灼伤;② 有腐蚀性,原液严禁与金属接触;③ 稀释液易分解,需临用前配置

五、表面活性剂

可降低表面张力,使油脂乳化,从而清除油污,起清洁作用。阳离子活性剂易于吸附在细菌表面,改变细菌胞浆膜通透性,使菌体成分外渗而杀菌(表 16-2-3)。

表 16-2-3　常用表面活性剂类消毒防腐药特点

药物	作用和临床应用	不良反应及其防治
苯扎溴铵(benzalkonium bromide, 新洁尔灭)	杀菌和去污作用快而强、毒性低、渗透力强、无刺激性。0.05%~0.1%用于外科手术前洗手(浸泡 5 min);0.01%~0.05%用于黏膜和创面消毒;0.1%用于食具及器械消毒(浸泡 30 min)	① 不宜用于膀胱镜、眼科器械消毒以及痰、粪便、呕吐物、污水等消毒;② 忌与肥皂、洗衣粉等合用;③ 金属器械需加 0.5%亚硝酸钠以防锈
氯己定(chlorhexidine, 洗必泰)	抗菌谱广、作用快而强、毒性小、无刺激性。① 0.02%溶液用于术前洗手消毒(浸泡 3 min);② 0.05%溶液冲洗伤口及牙根炎、牙周炎;③ 0.1%溶液用于器械消毒(加 0.5%亚硝酸钠以防锈);④ 0.5%醇溶液用于手术前皮肤消毒;⑤ 1%氯己定软膏用于烧伤、创伤表面消毒	① 不可与碘酊、高锰酸钾、红汞配伍以免沉淀;② 不可与肥皂、合成洗涤剂同用;③ 高温时易分解;④ 作为含漱剂长期使用可使齿、舌黄染,偶致口腔黏膜剥脱,此时宜停药

六、卤素类

本类药物通过氧化和卤化作用而呈现强大的杀菌作用(表 16-2-4)。

表 16-2-4　常用卤素类消毒防腐药特点

药物	作用和临床应用	不良反应及其防治
碘酊(iodine tincture, 碘酒)	为含 2%碘及 1.5%碘化钾的乙醇溶液。① 2%碘酊用于皮肤和感染处消毒;② 3%~5%碘酊用于手术野皮肤消毒;③ 500 ml 水加 2%碘酊 2~3 滴,可做饮水消毒;④ 2%碘甘油用于牙龈感染和咽炎时涂擦	① 对黏膜及皮肤有刺激性,不易用于破损皮肤,会阴皮肤,眼和口腔黏膜的消毒;② 用于皮肤消毒时,稍干后需用 75%乙醇脱碘;③ 碘过敏者慎用

续表

药物	作用和临床应用	不良反应及其防治
碘伏(iodophor,聚维碘酮 povidone iodine)	为棕色液体,是由碘与表面活性剂形成的络合碘。杀菌力强、作用持久、无刺激性、无致敏性及毒性低,为广谱杀菌剂,能杀死细菌、病毒、真菌、原虫等,但对芽孢、结核分枝杆菌、真菌孢子作用弱且需长时间。酸性环境中更稳定,作用更强。常用于:① 原液(有效碘含量 0.5%)涂抹用于注射、手术部位的皮肤消毒;② 0.1%溶液冲洗或涂擦用于黏膜创伤或感染;③ 0.05%溶液浸泡 30~60 min用于医疗器械、餐具和食具的消毒	① 应避光密闭保存;② 对碘过敏者慎用;③ 烧伤面积大于20%者不宜用;④ 皮肤消毒时无须脱碘,其残留物仍有消毒作用
含氯石灰(chlorinated lime,漂白粉)	为次氯酸钙、氯化钙和氢氧化钙的混合物,含有效氯 25%~35%,在水中易溶解生成次氯酸,释放活性氯和初生氧而杀菌,具有快而强的杀菌作用,但不持久,酸性环境中有利于释放氯。① 0.5%溶液用于非金属用具和无色衣物的消毒;② 1∶5 的干粉用于粪便消毒,每 1 000 ml 水中加入含氯石灰 16~32 mg,用于饮水消毒;③ 漂白粉硼酸溶液用于化脓性创面、脓疡冲洗及湿敷	① 受潮易分解失效,应密闭、干燥保存;② 有漂白作用,对皮肤有刺激作用,对金属有腐蚀作用

七、酸类

酸类解离后的氢离子与菌体蛋白中的氨基结合,形成蛋白质盐类化合物,使菌体蛋白质变性或沉淀而发挥杀菌作用。有些也可以通过改变周围 pH 来影响细菌的生长繁殖(表 16-2-5)。

表 16-2-5　常用酸类消毒防腐药特点

药物	作用和临床应用	不良反应及其防治
苯甲酸(benzoic acide,安息香酸)	有挥发性,pH 越低,抗菌作用越强。常用于:① 加入食品或药品中作防腐剂(0.05%~0.1%);② 以 6%~12%浓度与水杨酸配成复方制剂用于治疗浅部真菌感染	① 口服可发生哮喘、荨麻疹和血管性水肿等变态反应;② 外涂可发生水杨酸盐类样反应
硼酸(boric acide)	刺激性小,对细菌、真菌有较弱的抑制作用。主要用于皮肤、黏膜、伤口和角膜的冲洗和消毒	① 不宜用于乳头擦洗,以免婴儿中毒;② 大面积创伤用药可产生吸收作用,严重者致循环衰竭

八、其他类

其他类消毒药物见表 16-2-6。

表 16-2-6　其他类消毒防腐药特点

药物	作用和临床应用	不良反应及其防治
环氧乙烷(ethylene oxide)	是一种广谱、高效的气体杀菌消毒剂。对消毒物品的穿透力强,可达到物品深部,可以杀灭大多数病原微生物,包括细菌繁殖体、芽孢、病毒和真菌。环氧乙烷经水解转化成乙二醇也具有一定杀菌作用。常用于器械、仪器、被服、装备、敷料、塑料及橡胶制品、书籍、包装材料的消毒及工业产品(烟草、皮革等)的灭菌,物品置于消毒袋或灭菌室,用量300~700 g/m^3,在38~54℃以下消毒6~24 h	① 易爆易燃,在空气中浓度超过3%可引起燃烧爆炸,贮存及应用均须严密防火,消毒后放通风处1 h后方可使用;② 本品对眼、呼吸道有刺激性;③ 吸收可引起中枢抑制、呼吸困难、肺水肿等;④ 皮肤过度接触产生灼烧感;⑤ 在常温中容易挥发,应密闭于阴凉处保存
甲紫(methylrosanilinium chloride,龙胆紫)	对革兰阳性菌、念珠菌、皮肤真菌有杀灭作用;对铜绿假单胞菌有效。本品有收敛作用,无刺激性及毒性,1%~2%溶液用于皮肤、黏膜、创伤感染、烫伤及真菌感染,也可用于小面积烧伤	不宜在黏膜或开放的创面上使用。脓血、坏死组织等可降低其效力

知识链接

手术区常用消毒药物

1. 碘酊　杀菌力强,但刺激性大,故在不同部位使用浓度不同:消毒颌面颈部为2%,口腔内为1%,头皮部为3%。使用后应予脱碘,碘过敏者禁用。

2. 洗必泰液　为广谱消毒剂,刺激性小,故使用广泛。皮肤消毒浓度为0.5%,以0.5%洗必泰醇溶液(70%乙醇)消毒效果更佳。口腔内及创口消毒浓度为0.1%。

3. 碘伏　含有效碘0.5%的碘伏水溶液用于皮肤和手的消毒,同样也可用引口腔黏膜的术前消毒,其作用优于碘酊。具有消毒彻底、刺激性小、着色浅的优点。

4. 75%乙醇　最常应用,其消毒力较弱,故常与碘酊先后使用,起脱碘作用。

学习小结

消毒防腐药是一类抑制或杀灭病原体的化学物质,本类药物一般毒性大,选择性不高,故通常不可体内使用,而只用于体表、环境、器械及排泄物的处理消毒,以防止感染的发生或用于体表的感染治疗,使用时应注意浓度,用法及其他影响因素。

目标检测

扫一扫，测一测

（赵丽霞）

第十七章

解　毒　药

学习目标

1. 掌握有机磷酸酯类中毒表现和常用解毒药的药理作用、临床应用及不良反应。

2. 熟悉金属与类金属中毒、氰化物中毒、灭鼠药中毒常用解毒药的药理作用及临床应用。

3. 学会观察有机磷中毒解毒药的疗效及不良反应，能够正确进行用药护理及指导患者合理、安全用药。

▶ 临床案例

患者，男，45岁，农民，既往健康。3 h前在田间喷洒农药时昏倒在地，家属将患者急送入院。查体示：呼吸24次/min，脉搏110次/min，血压90/60 mmHg，昏迷，角膜反射消失，双瞳孔针尖大小，呼气有蒜味，多汗，流涎，双肺可闻及湿啰音，肌肉间断颤动。

思考：

1. 分析产生原因，并说明下一步应如何处理？

2. 急诊护士应如何参与抢救？

解毒药是指能直接对抗毒物或解除毒物所致毒性反应的一类药物。急性中毒的处理原则是清除毒物、使用特效解毒药和对症治疗。特效解毒药是一类具有高度专一性的药物，在中毒的抢救过程中占重要地位。

第一节　有机磷酸酯类中毒及解毒药

有机磷酸酯类按其用途可分为三类：① 医用类：如丙氟磷、乙硫磷，主要用于治疗青光眼；② 杀虫剂类：如对硫磷（1605）、内吸磷（1059）、甲拌磷（3911）、马拉硫磷（4049）、乐果、敌敌畏和敌百虫等；③ 战争毒气类：如沙林、梭曼等。

一、有机磷酸酯类中毒机制

有机磷酸酯类可通过皮肤、呼吸道和消化道进入体内，与体内的胆碱酯酶以共价键结合，形成难以水解的磷酰化胆碱酯酶，使胆碱酯酶失去水解乙酰胆碱的作用，导致乙酰胆碱在体内蓄积过多而引起一系列中毒症状。

二、有机磷酸酯类中毒表现

有机磷酸酯类中毒症状主要有：① M 样症状：恶心、呕吐、腹痛、腹泻、大小便失禁，瞳孔缩小、视力模糊、流涎、口吐白沫、大汗淋漓、呼吸困难、心动过缓、血压下降等；② N 样症状：肌肉震颤、抽搐、肌麻痹、心动过速、血压升高等；③ 中枢神经系统症状：先兴奋后抑制，表现为躁动不安、谵妄，严重时出现昏迷、呼吸抑制、循环衰竭等。轻度中毒以 M 样症状为主，全血胆碱酯酶活力在 50%~70%；中度中毒可同时出现 M 样和 N 样症状，全血胆碱酯酶活力在 30%~50%；重度中毒除 M 样和 N 样症状加重外，还会有明显的中枢症状。全血胆碱酯酶活力小于 30%。

知识链接

胆碱酯酶的老化

有机磷酸酯类与胆碱酯酶结合后，如不及时使用胆碱酯酶复活药，则磷酰化胆碱酯酶会生成更加稳定的单烷氧基磷酰化胆碱酯酶，此时即使再用胆碱酯酶复活药亦不能恢复胆碱酯酶的活性，这种现象称为“酶的老化”。

三、常用解毒药

（一）M 受体阻断药

阿 托 品

阿托品（atropine）为治疗急性有机磷酸酯类中毒的特异性解毒药，能迅速解除 M 样症状，一部分 N_1 受体症状和部分中枢症状。但阿托品不能阻断 N_2 受体，故对肌束颤动无效，也不能使胆碱酯酶复活，因此对于中度和重度中毒患者，必须与胆碱酯酶复活药合用。阿托品应用的原则为及早、足量、反复给药直至阿托品化，然后改用维持量。阿托品化的体征为：瞳孔较前扩大、颜面潮红、皮肤干燥、心率加快、肺部湿性啰音显著减轻或消失、四肢转暖、由昏迷转为清醒或有轻度躁动不安等。

（二）胆碱酯酶复活药

氯 解 磷 定

氯解磷定（pralidoxime chloride，氯磷定）溶解度大，溶液稳定，给药方便，既可静脉给药，也可肌内注射。

【药理作用和临床应用】 氯解磷定进入机体后，可与磷酰化胆碱酯酶中的磷酰基结合，形成无毒的磷酰化氯解磷定并使胆碱酯酶游离，恢复活性；又可直接与体内游离的有机磷酸酯类结合，形成磷酰化氯解磷定，由肾排出，从而阻止毒物继续抑制胆碱酯酶。

临床用于解救中度和重度的有机磷中毒，能迅速解除 N_2 样症状，消除肌束颤动，但对 M 样症状效果差，应与阿托品同时应用。对中毒已久且胆碱酯酶活性已经丧失者疗效不佳，应尽早给药，首剂足量，重复应用，疗程可延长至各种中毒症状消失、病情稳定 48 h 后停药。氯解磷定使酶复活的效果因有机磷酸酯类而异，对内吸磷、对硫磷中毒的疗效好，对敌敌畏、敌百虫疗效较差，对乐果无效。

【不良反应】 肌内注射时局部有轻微疼痛；静脉注射过快可出现头痛、乏力、眩晕、视力模糊、恶心及心动过速等；过量可抑制胆碱酯酶，导致神经-肌肉传导阻滞，甚至导致呼吸抑制。忌与碱性药物混合使用，因其在碱性溶液中易水解成有毒的氰化物。

碘解磷定

碘解磷定（pralidoxime iodide，解磷定）作用和临床应用与氯解磷定相似，但作用弱，不良反应多，只做静脉给药，不能肌内注射，目前已少用。

第二节　金属与类金属中毒及解毒药

一、金属和类金属中毒机制

金属和类金属如铜、铅、锑、汞、铬、银、砷、锑、铋、磷等离子，能与体内的酶、辅酶结合，导致酶的活性降低，引起人体中毒。

本类解毒药与金属离子络合形成可溶、无毒或低毒的化合物经尿排出而达到解毒目的。

二、常用解毒药

二巯丙醇

二巯丙醇（dimercaprol）属于竞争性解毒药，其分子结构中含有两个活性巯基，与金属亲和力大，能与金属或类金属结合形成不易解离的无毒络合物由尿排出，使酶恢复活性而达到解毒目的。主要用于急性砷、汞中毒，慢性无机或有机砷中毒，铬、铋、铜等重金属中毒的解救，对砷中毒疗效较好。由于形成的络合物可有一部分逐渐解离出二巯丙醇并很快被氧化，游离的金属仍能引起再次中毒，故应足量反复使用。

不良反应较多，有收缩小动脉作用，可使血压升高，心率加快。还可致恶心、呕吐、头痛、腹痛、木僵、昏迷等，过量可致昏迷甚至死亡。有肝、肾损害，肝肾功能不全者慎用。

二巯丁二钠

二巯丁二钠（sodium dimercaptosuccinate，二巯琥钠）其作用与二巯丙醇相似，但对锑剂的解毒效力比二巯丙醇强 10 倍，且毒性小。主要用于锑、汞、铅、砷、铜等中毒，预防镉、钴、镍中毒，并对肝豆状核变性病有明显的排铜和改善症状的作用。

其水溶液性质不稳定，应用时配制，如溶液变色或浑浊则不能使用。本药毒性低，可引起口臭、头痛、恶心、乏力、四肢酸痛等。偶见肾毒性。肝肾功能不全者慎用。

青霉胺

青霉胺（penicillamine）为青霉素的水解产物，是含有巯基的氨基酸，与铜、汞、铅有较强的络合作用。主要用于铜、汞、铅中毒的解救，亦用于类风湿性关节炎、硬皮病、原发性胆汁性肝硬化及肝豆状核变性病等。

毒性小，可口服，使用方便。不良反应有头痛、咽痛、恶心、乏力、腹痛、腹泻、皮疹、药热等。本药与青霉素有交叉过敏反应，用前必须做青霉素皮肤过敏试验，对青霉素过敏者禁用。对长期使用青霉胺的患者，应补充维生素 B_6，以免引起视神经炎。

依地酸钙钠

依地酸钙钠(calcium disodium edetate,依地钙)能与多种金属离子形成稳定的可溶性络合物,尤其是对无机铅中毒解救效果好。主要用于治疗急性、慢性铅中毒及镉、钴、铵、铜、锰、镍中毒,对镭、铀、钚、钍等放射性元素对机体的损害亦有一定的防治效果。

部分患者有短暂的头晕、恶心、关节酸痛、腹痛、乏力等,静脉滴注过快会引起低钙性抽搐,大剂量能损害肾。用药期间应检查尿常规,如出现蛋白尿、血尿或无尿时,应及时停药。禁用于严重肾病、无尿者。慎用于肾功能不全、有痛风史的患者。

去 铁 胺

去铁胺(deferoxamine)是特效的铁络合剂,可与组织中的铁络合成无毒物后从尿中排出。主要用于治疗急性铁中毒以及慢性铁负荷或铝负荷过量所致的有关疾病的治疗和诊断。该药注射要缓慢,过快可引起面部潮红、低血压等,注射局部可出现疼痛。用药期间尿液可呈红色,是由于铁的复合物由肾排泄所致。

第三节 氰化物中毒及解毒药

一、氰化物中毒及解毒机制

氰化物是作用迅速的剧毒物质。常见的氰化物有氢氰酸、氰化钾和氰化钠,桃仁、苦杏仁、枇杷核仁、梅核仁、樱桃核仁、木薯、高粱秆中也含有氰苷,水解后产生氢氰酸,人畜误食也可致中毒;此外,硝普钠过量也可引起氰化物中毒。其中毒机制是氰化物进入体内释放出氰离子(CN^-),与机体内细胞色素氧化酶结合形成氰化细胞色素氧化酶,使该酶失去传递电子的能力,使呼吸链中断,引起细胞内窒息出现中毒症状,严重者迅速死亡。

氰化物中毒的解救必须联合应用高铁血红蛋白形成剂和供硫剂。首先给予高铁血红蛋白形成剂,迅速将体内部分血红蛋白氧化形成高铁血红蛋白,后者可与游离的氰离子结合或夺取已与细胞色素氧化酶结合的氰离子,形成氰化高铁血红蛋白,使细胞色素氧化酶复活;然后给予供硫剂硫代硫酸钠,与体内游离的或已结合的氰离子相结合,形成稳定性强、无毒的硫氰酸盐,经尿排出,达到彻底解毒的目的。

二、常用解毒药

(一)高铁血红蛋白形成剂

亚 硝 酸 钠

亚硝酸钠(sodium nitrite)在体内能使亚铁血红蛋白氧化为高铁血红蛋白,后者与CN^-结合力强,故可有效地解救氰化物中毒,疗效较亚甲蓝好,对硫化氢、硫化钠等中毒也有效。不良反应有恶心、呕吐、头昏、头痛、发绀、低血压、休克、抽搐等。妊娠妇女禁用。

亚 甲 蓝

亚甲蓝(methylthioninium chloride,美蓝)为氧化还原剂,对血红蛋白有双重作用,随其在体内浓度不同而异。低浓度时,具有还原作用,可用于伯氨喹、亚硝酸盐、苯胺及硝酸甘油引起的高铁血红蛋白血症。高浓度时,能直接将血红蛋白氧化成高铁血红蛋白,可用于氰化物中毒，但其作用不如亚硝酸钠强。

静脉滴注剂量过大时，可引起恶心、腹痛、出汗、眩晕、头痛等。禁用皮下和肌内注射，以免引起组织坏死。

（二）供硫剂

硫代硫酸钠

硫代硫酸钠（sodium thiosulfate）结构中具有活泼的硫原子，在转硫酶的作用下，能与体内游离的或已与高铁血红蛋白结合的氰离子相结合，形成稳定性强、毒性低的硫氰酸盐，随尿排出。主要用于氰化物中毒，也可用于砷、汞、铋、碘等的中毒。此外，硫代硫酸钠还是钡盐中毒的特效解毒药。

因与亚硝酸钠发生氧化还原反应，故不能混合注射。可引起头晕、乏力、恶心、呕吐等不良反应。静脉注射过快可引起血压下降。

第四节　灭鼠药中毒及解毒药

灭鼠药的种类很多，常见的灭鼠药分为抗凝血类、灭毒胺类、有机氟及含磷毒鼠药。发生中毒后，首先要确认中毒鼠药的种类，然后应用解毒药物并给予对症治疗。

一、抗凝血类灭鼠药中毒及解毒药

此类灭鼠药常用的有敌鼠钠、杀鼠灵、鼠得克、大隆等，主要通过抑制凝血酶原和凝血因子的合成，同时破坏毛细血管壁并使其通透性增强，导致中毒鼠血管破裂大量出血而死亡。人类中毒机制同鼠类，主要表现为消化道、皮下出血以及便血、尿血，严重者发生休克而死亡。常用解毒药为维生素 K_1。

维 生 素 K_1

维生素 K_1（vitamine K_1）为抗凝血类灭鼠药的特效解毒药。主要通过促进凝血酶原和凝血因子的合成，拮抗灭鼠药的抗凝血作用。可肌内注射，严重病例可静脉给药，总量 80~120 mg/d，至凝血酶原时间恢复正常或出血现象消失后停药。用药时注意需同时应用糖皮质激素，必要时输新鲜血液或凝血酶原复合物。

二、磷毒鼠药中毒解毒药

磷毒鼠药包括磷化锌和毒鼠磷。

（一）磷化锌中毒及解救

磷化锌作用于神经系统，轻度中毒时有头痛、头晕、乏力、恶心、呕吐、腹痛、腹泻消化系统症状及胸闷、咳嗽、心动过缓等。中度中毒时，除有上述症状外，尚有意识障碍、抽搐、呼吸困难、传导阻滞等。重度中毒时，还有昏迷、惊厥、肺水肿、呼吸衰竭、明显的心肌损害及肝损害等。

磷化锌口服中毒者应立即催吐、洗胃。洗胃用 0.5%硫酸铜溶液，每次口服 200~500 ml，使磷转变为无毒的磷化铜沉淀，直至洗出液无磷臭味为止。再用 0.3%过氧化氢溶液或 0.05%高锰酸钾溶液持续洗胃，直至洗出液澄清为止。然后口服 15~30 g 硫酸钠导泻。禁用油类泻药。禁食鸡蛋、牛奶、动植物油类。若出现呼吸困难、休克、急性肾衰竭及肺水肿时，应及时对症治疗。

（二）毒鼠磷中毒及解救

毒鼠磷中毒机制主要是抑制胆碱酯酶活性，使突触处乙酰胆碱过量堆积，胆碱能神经节后纤维支配的效应器出现一系列改变，如平滑肌兴奋、腺体分泌增加、瞳孔缩小、骨骼肌兴奋等。

毒鼠磷是有机磷化合物，解救基本上与有机磷酸酯类农药中毒相同，主要应用阿托品及胆碱酯酶复活药如氯解磷定等解救。

第五节　蛇毒中毒及解毒药

蛇毒是毒蛇分泌的有毒物质，主要有神经毒、心脏毒、血液毒等。人被毒蛇咬伤后，蛇毒可侵入人体引起一系列中毒症状，主要表现为肌肉瘫痪、呼吸麻痹、室性期前收缩、房室传导阻滞、心力衰竭、出血甚至失血性休克等。若抢救不及时，可因呼吸麻痹或休克而死亡。因此，被毒蛇咬伤必须及时治疗，除进行一般处理外，还要用抗蛇毒药进行治疗。常用药物及临床应用见表 17-5-1。

表 17-5-1　常用抗蛇毒药及临床应用

药物	临床应用
精制抗五步蛇毒血清	主要用于五步蛇咬伤
精制抗眼镜蛇毒血清	主要用于眼镜蛇咬伤
精制抗蝮蛇毒血清	主要用于蝮蛇咬伤
精制抗银环蛇毒血清	主要用于银环蛇咬伤
多价抗蛇毒血清	用于蛇种不明的毒蛇咬伤
南通蛇药	用于各种毒蛇、毒虫咬伤
群生蛇药	用于蝮蛇、五步蛇、眼镜蛇等咬伤
群用蛇药	主要用于治疗眼镜蛇咬伤效果较好，对银环蛇、蝮蛇、五步蛇、竹叶青蛇等咬伤亦有效
上海蛇药	用于治疗蝮蛇、竹叶青蛇、眼镜蛇、银环蛇、尖吻蛇等咬伤

第六节　解毒药用药护理

1. 患者中毒后应及时了解病史和中毒情况，密切观察患者机体状况。指导患者用药，教给患者及家属有关药物作用与不良反应的知识，学会自我观察用药后有无不良反应。

2. 使用有机磷酸酯类解毒药时，监测患者血压、呼吸、脉搏、瞳孔及皮肤汗腺等情况的变化；经常监测血胆碱酯酶的活性（维持在 50%以上）。

3. 使用解毒药物疗效评价。有机磷中毒症状是否改善，达到“阿托品化”后要注意防止阿托品过量中毒，观察是否有不良反应发生。

4. 敌百虫口服中毒不能用碱性溶液洗胃，否则会变成毒性更强的敌敌畏，对硫磷口服中毒禁用高锰酸钾洗胃，可变为毒物对氧磷。

5. 碘解磷定禁与碱性药物混合使用，因其在碱性溶液中易水解成有毒的氰化物，故服用氨茶碱、吗啡、利血平、琥珀胆碱等药物的患者禁用碘解磷定。

6. 青霉胺与青霉素有交叉过敏反应，用前必须做青霉素皮肤过敏试验，对青霉素过敏者禁用。

学习小结

阿托品和胆碱酯酶复活药氯解磷定是临床治疗有机磷酸酯类中毒的主要药物，是本章节的学习重点，通过学习，了解有机磷酸酯类中毒机制和中毒表现，在此基础上，同学们应重点归纳、分析有机磷酸酯类中毒常用的解毒药阿托品和氯解磷定的作用、用途及不良反应，强化其用药护理。另外，同学们也要熟悉金属与类金属中毒、氰化物中毒、灭鼠药中毒常用解毒药的作用及临床应用。

常用制剂和用法

阿托品　注射剂：0.5 mg/ml、1 mg/ml、5 mg/ml。轻度中毒：每 1~2 h 用 1~2 mg，阿托品化后每 4~6 h 用 0.5 mg，皮下注射。中度中毒：每 15~30 min 用 2~4 mg，阿托品化后每 4~6 h 用 0.5~1 mg，肌内注射或静脉注射。重度中毒：每 10~30 min 用 5~10 mg，阿托品化后每 2~4 h 用 0.5~1 mg，静脉注射。

氯解磷定　注射剂：0.25 g/2 ml、0.5 g/2 ml。① 轻度中毒：首次 0.5~0.75 g 肌内注射，必要时 2 h 后重复注射一次；② 中度中毒：首次 0.75~1.5 g，肌内注射或静脉注射，必要时 2 h 后重复肌内注射 0.5 g；③ 重度中毒：首次 1.5~2.5 g，用生理盐水 10~20 ml 稀释后缓慢静脉注射，30~60 min 后病情未见好转，可再注射 0.75~1.0 g，以后改为静脉滴注，每小时 0.5 g。

碘解磷定　注射剂：0.4 g。① 治疗轻度中毒：每次 0.4~0.8 g，以生理盐水稀释后静脉滴注或缓慢静脉注射；② 治疗中度中毒：首剂量一次 0.8~1.6 g，以后每小时重复 0.4~0.8 g，共 2~3 次；③ 治疗重度中毒：首剂量 1.6~2.4 g，30 min 后如无效可再给 0.8~1.6 g，以后 0.4 g/h 静脉滴注或缓慢静脉注射。

二巯丁二钠　注射剂：0.5 g、1.0 g。一次 1.0 g，用注射用水溶解后，立即静脉注射。视病情需要可重复注射。

二巯丙醇　注射剂：0.1 g/ml、0.2 g/2 ml。肌内注射：2~3 mg/kg，最初二天：4 h 注射一次，第三天：6 h 注射一次，一个疗程为 10 日。

二巯丁二钠　注射剂 0.5 g/支、1 g/支。肌内注射：0.5 g，每日 2 次；急性中毒：首剂 2 g 用 5% 葡萄糖溶液 20 ml 溶解后，静脉缓慢注射，以后每小时 1 g，共 4~5 次；慢性中毒：每日 1 g，共 5~7 日。

青霉胺　片剂：0.1 g。一日 1~1.5 g，分 3~4 次服。治疗肝豆状核变性须长期服药，症状改善后减半量或间歇用药。儿童用量一日为 20~25 mg/kg。

依地酸钙钠　片剂：0.5 g。口服：一次 1~2 g，一日 2~4 次。针剂：1 g/5 ml。深部肌内注射：0.5 g 加 1%普鲁卡因 2 ml 中，每日一次；静脉滴注：本药 1 g 加入 5%葡萄糖液 250~500 ml，静脉滴注 4~8 h，每天一次，连续用药 3 日，停用 4 日为一疗程，一般 3~5 个疗程。小儿按 15~25 mg/(kg · d)，每天一次，肌内注射为宜。

亚硝酸钠　注射剂：0.3 g/10 ml。静脉注射：6 ~ 12 mg/kg，注射速度宜慢(2 ml/min)，当收缩压降到 75 mmHg 时，应停药。

亚甲蓝　注射剂：20 mg/2 ml、50 mg/5 ml、100 mg/10 ml。① 高铁血红蛋白症：每千克体重一次 1~2 mg，稀释后于 10~15 min 内缓慢静脉注射。② 氰化物中毒：每千克体重一次 5~10 mg，缓慢静脉注射，随后立即静注硫代硫酸钠。③ 亚硝酸盐中毒：每千克体重 1~2 mg。

硫代硫酸钠　注射剂：0.5 g/20 ml、1 g/20 ml。氰化物中毒：一次 10~30 g，稀释后缓慢静脉注射。口服中毒者同时用 5%溶液 100 ml 洗胃。小儿 250~500 mg/kg。

维生素 K_1　注射剂：10 mg/ml。治疗抗凝血杀鼠剂中毒，10~20 mg 肌内注射或静脉注射，一日 2~3 次，直至凝血酶原时间完全恢复正常。

目标检测

扫一扫，测一测

（赵丽霞）

第十八章

免疫功能调节药

学习目标

1. 掌握环孢素、糖皮质激素的免疫抑制作用及机制、主要临床应用和用药注意事项。

2. 熟悉卡介苗、左旋咪唑等免疫增强药的临床应用和用药注意事项。

3. 了解免疫抑制药、免疫增强药的种类和临床应用。

4. 学会观察药物的疗效与不良反应，能够熟练进行用药护理，并能正确指导患者合理、安全用药。

▶ 临床案例

患者，女，52岁，几个月来感觉疲倦乏力、低热、全身不适，体重下降。最近2周出现典型关节症状，表现为关节、晨僵、疼痛、压痛和肿胀，劳动能力下降。经相关检查提示为类风湿性关节炎。

思考：

1. 该患者可采用哪些药物进行治疗？为什么？

2. 在应用上述药物时，有哪些注意事项？

免疫系统是由参与免疫反应的各种细胞、组织和器官，如胸腺、骨髓、淋巴结、脾、扁桃体及分布在全身组织中的淋巴细胞和浆细胞等构成。正常的免疫具有免疫防护、免疫稳定和免疫监视三大功能，主要功能是能够识别、破坏和清除异物，以维持机体内环境的稳定。若此功能异常，可导致自身免疫性疾病、免疫缺陷病、变态反应、肿瘤等发生，严重的导致死亡。调节免疫功能的药物，可以通过影响免疫应答反应和免疫病理反应而调节机体免疫功能来治疗免疫性疾病。主要包括免疫抑制药和免疫增强药。

第一节　免疫抑制药

免疫抑制药是一类非特异性地抑制机体免疫功能的药物，主要用于器官移植排斥反应、自身免疫病等。但由于对正常和异常的免疫反应均呈抑制作用，故长期应用后，除了各药的特有毒性外，尚易出现降低机体抵抗力而引起感染、肿瘤发生率增加及影响生殖系统功能等不良反应。临床常用的免疫抑制药可分为六大类。

1. 糖皮质激素类 如泼尼松、甲泼尼龙等。

2. 神经钙蛋白抑制剂(钙调磷酸酶抑制剂) 如环孢素、他克莫司等。

3. 抗增殖与抗代谢药 如环磷酰胺、来氟米特、巯唑嘌呤、氨甲蝶呤等。

4. 增殖信号抑制剂 如西罗莫司。

5. 抗体类 如抗淋巴细胞球蛋白、莫罗单抗。

6. 其他 如雷公藤总苷。

一、糖皮质激素类

糖皮质激素对免疫反应的许多环节均有影响。主要是抑制巨噬细胞对抗原的吞噬和处理;也阻碍淋巴细胞 DNA 合成和有丝分裂,诱导淋巴细胞死亡,使外周淋巴细胞数明显减少,并损伤浆细胞,从而抑制细胞免疫和体液免疫反应。临床上主要用于自身免疫病和器官移植的排异反应。常用泼尼松、泼尼松龙、地塞米松等。

二、神经钙蛋白抑制剂(钙调磷酸酶抑制剂)

环孢素(环孢菌素 A)

环孢素

环孢素(ciclosporin)是真菌产生的一种脂溶性环状十一肽化合物。

【体内过程】 口服吸收不完全,生物利用度仅 20%~50%,2~4 h 血药浓度达高峰。大部分经肝代谢、胆汁排泄,0.1%以原形经肾排泄。$t_{1/2}$ 为 14~17 h。

【药理作用】 可选择性抑制细胞免疫,可抑制抗原刺激所引起的 T 细胞信号转导过程,减弱白细胞介素-1(IL-1)和抗凋亡蛋白的表达;增加转化生长因子-β(TGF-β)的表达,TGF-β 对白细胞介素-1(IL-2)诱导 T 细胞增殖有很强的抑制作用。环孢素仅抑制 T 细胞介导的细胞免疫而不显著影响机体的非特异性免疫。

【临床应用】

1. 器官移植 环孢素是多种器官移植后抗排斥反应的首选药,可降低器官移植后急性排斥反应及感染发生率。主要用于防止肾、肝、心、肺、角膜和骨髓等组织器官移植手术的排斥反应,可单独应用,也可与小剂量糖皮质激素合用。

2. 自身免疫性疾病 用于治疗类风湿关节炎、系统性红斑狼疮、肾病综合征等,也是再生障碍性贫血的一线治疗药物。

【不良反应及其防治】 主要有肝肾毒性、神经系统毒性,应注意监测肝、肾功能。还可增加感染性疾病、肿瘤发生的可能性,注意定期进行体格检查。

知识链接

排斥反应及分类

排斥反应 是宿主对外来“非己”组织的特异性移植免疫反应的总称。同种或异种器官移植术后必然会发生排斥反应,导致移植物功能的丧失、毁损和脱落。临床上,一般将排斥反应分为三类。

1. 超急性排斥反应　可以在移植术 24 h 以内，甚至在手术中吻合血管完毕、血流恢复后的几分钟、几小时内发生。

2. 急性排斥反应　发生在移植器官功能恢复后，往往在移植术后几日、或 1~2 周后首次发作，然后在术后半年以内至一年内多次重复间隔出现。

3. 慢性排斥反应　发生在移植术后几个月以后，但也有早在几周内发生者。

他克莫司

他克莫司(tacrolimus，FK506)是一种强效免疫抑制剂，作用机制与环孢素相似，但抑制细胞活性的能力比环孢素强 10~100 倍。口服吸收迅速，但生物利用度仅在 25%左右。主要用于器官移植排斥反应。用于肝、肾及骨髓移植比环孢素有优越性。不良反应主要有神经毒性、肾毒性、生殖毒性和升高血糖等。

三、抗增殖与抗代谢药

马替麦考酚酯

马替麦考酚酯(mycophenolate mofetil，MMF)又称霉酚酸酯，是一种具免疫抑制作用的抗生素。口服吸收良好，生物利用度高，安全性好。通过抑制 T 细胞和 B 细胞的增殖和抗体形成和抑制单核细胞的增殖而发挥较强的免疫抑制作用。主要用于肾移植和其他器官的移植，也用于自身免疫病的治疗。不良反应为胃肠道症状、贫血和白细胞减少，减量或停药后可恢复；动物实验有致畸作用。

来氟米特

来氟米特(leflunomide)是一种新型的抗炎及免疫调节药。主要通过影响 DNA 和 RNA 的合成，抑制 T 细胞和 B 细胞的增殖，减少抗体产生而发挥免疫抑制作用。用于器官移植排异反应、类风湿关节炎及其他自身免疫病。不良反应主要有腹泻、可逆性肝损害等。

烷化剂

烷化剂能选择性抑制 B 淋巴细胞，大剂量也能抑制 T 淋巴细胞，还可抑制免疫母细胞，从而阻断体液免疫和细胞免疫反应。临床上主要用于防止器官移植的排异反应及糖皮质激素缓解症状不满意的自身免疫病。主要有环磷酰胺、白消安、噻替哌等，其中环磷酰胺作用明显，副作用较小，且可口服，故常用。

抗代谢药类

抗代谢药类主要抑制 DNA、RNA 和蛋白质合成，从而发挥对 T、B 母细胞的抑制作用，故能抑制细胞免疫和体液免疫反应，但不抑制巨噬细胞的吞噬功能。用于肾移植的排异反应和自身免疫病如类风湿关节炎、系统性红斑狼疮等。常用硫唑嘌呤、6-巯嘌呤，其中硫唑嘌呤的毒性较小，较常用。

四、增殖信号抑制剂

西罗莫司

西罗莫司(siolimus，雷帕霉素 rapamycin)与循环血中的亲免蛋白 FK-结合蛋白 12 结合，形成复合物，阻止哺乳动物 mTOP 信号通路的作用。mTOP 是细胞生长、增殖、血管生成、代谢过程中复杂的胞内信号通路的关键成分，受到阻断后抑制 T 细胞和 B 细胞的活化。临床上用于器官移植的抗排斥反应尤其是肾移植的患者。西罗莫司肾毒性低，且无神经毒性，主要不良反应有骨髓抑制、肝毒性、腹泻（严重者可出现溃疡）、肺炎等。

五、抗体类

抗淋巴细胞球蛋白

抗淋巴细胞球蛋白（antilymphocyte globulin，ALG）是直接抗淋巴细胞的抗体，现已能用单克隆抗体技术生产，特异性高，安全性好。可选择性地与淋巴细胞结合，在补体的共同作用下，使淋巴细胞裂解，对 T 细胞、B 细胞均有破坏作用，但对 T 细胞作用较强，对细胞免疫有较强的抑制作用。主要用于器官移植的排斥反应，也用于白血病、多发性硬化症、重症肌无力及溃疡性结肠炎、类风湿性关节炎等疾病的治疗。常见不良反应有过敏反应，还可引起寒战、发热、血小板减少、关节疼痛和血栓性静脉炎等。

六、其他

雷公藤总苷

雷公藤总苷（tripterygium wilfordii multiglucoside）是传统中药雷公藤的提取物，有较强的免疫抑制和抗炎作用。其免疫抑制作用多样且独特，能够诱导活化的淋巴细胞凋亡，抑制淋巴细胞的增殖，抑制 IL-2 和 NF-κB 的生成。可单独或与其他免疫抑制剂联合应用于肾小球肾炎、类风湿性关节炎、紫癜性及狼疮性肾炎、红斑狼疮、亚急性及慢性重症肝炎、慢性活动性肝炎；亦可用于过敏性皮肤脉管炎、皮炎和湿疹，以及银屑病性关节炎、麻风反应、复发性口疮、强直性脊柱炎等。不良反应较多，停药后多可恢复，20%出现胃肠道反应，6%出现白细胞减少，偶可见血小板减少，也可致月经紊乱及精子活力降低等。

第二节　免疫增强药

免疫增强药是能激活一种或多种免疫活性细胞，增强机体免疫功能的药物。本类药物选择性不高，多数免疫增强药具有双向作用，故又称为生物反应调节剂（BRM）。临床主要用于治疗免疫缺陷疾病、慢性感染性疾病，也常作为肿瘤的辅助治疗药物。常用的药物依其来源分为四类：1. 微生物来源药物：卡介苗；2. 人或动物免疫系统产物：胸腺素、转移因子、干扰素、白介素等；3. 化学合成药物：左旋咪唑、聚肌胞苷酸等；4. 中药及其他：香菇多糖、灵芝多糖，人参、黄芪等中药有效成分。

卡　介　苗

卡介苗（bacillus calmette-guerin，BCG）又称结核菌苗，是牛结核分枝杆菌的减毒活菌苗。该药为非特异性免疫增强剂，一方面提高 T 细胞依赖的体液免疫功能及 T 细胞介导的细胞免疫应答而加强细胞免疫和体液免疫功能；另一方面能提高巨噬细胞的吞噬功能，增强溶菌酶活力，增强非特异性免疫功能。常用于治疗恶性黑色素瘤、白血病及肺癌，也用于治疗乳腺癌、消化道肿瘤，可延长患者生存期。注射局部可见红斑、硬结和溃疡，也可出现寒战、高热等。严重免疫功能低下者可出现播散性 BCG 感染；剂量过大，可

卡介苗

降低免疫功能甚至促进肿瘤生长。

干扰素

干扰素(interferon,IFN)具有抗病毒、抑制细胞增殖、调节免疫及抗肿瘤作用。可调节抗体的生成,能增加或激活单核-巨噬细胞的功能,增加特异性细胞毒作用和自然杀伤(NK)细胞的杀伤作用。小剂量时对细胞免疫和体液免疫都有增强作用,大剂量则产生抑制作用。干扰素还可直接抑制肿瘤细胞增殖或通过机体的免疫防御机制影响肿瘤细胞的增长。临床主要用于多种病毒感染性疾病、血源性恶性肿瘤及免疫缺陷病等的治疗。常见的不良反应有发热和白细胞减少等,偶见过敏反应。

白细胞介素-2

白细胞介素-2(interleukin-2,IL-2,T细胞生长因子)是由活化T细胞产生。其主要功能是促进T细胞增殖,活化NK细胞,诱导产生细胞毒性淋巴细胞,诱导淋巴因子活化杀伤(LAK)细胞,对B淋巴细胞也有促增殖、分化作用。主要用于恶性肿瘤的辅助治疗,如恶性黑色素瘤、肾细胞癌、结肠癌、霍奇金淋巴瘤等,也用于先天或后天免疫缺陷病,如艾滋病等。不良反应有发热、寒战、厌食以及神经和血液系统症状。

转移因子

转移因子(transfer factor,TF)是从正常人的淋巴细胞或淋巴组织、脾、扁桃体等提得的一种多核苷酸和小分子肽类物质。它可将供体细胞免疫信息转移给受体的淋巴细胞,使之转化、增殖、分化为致敏淋巴细胞,从而获得供体样的免疫力。由此获得的免疫力较持久,可持续6个月。临床用于先天性和获得性细胞免疫缺陷的补充治疗,难以控制的病毒、真菌感染,恶性肿瘤的辅助治疗。

胸腺素

胸腺素(thymosin,胸腺多肽)是从胸腺提得的小分子多肽,可促进T细胞分化成熟,即诱导前T细胞(淋巴干细胞)转变为T细胞,并进一步分化成熟为具有特殊功能的各亚型群T细胞。能增强细胞免疫功能和调节机体免疫功能。临床用于胸腺依赖性免疫缺陷疾病、某些自身免疫病、晚期肿瘤和病毒感染。不良反应较轻,少数出现过敏反应。

左旋咪唑

左旋咪唑(levamisole,LMS)可使受抑制的巨噬细胞和T细胞的功能恢复正常,不影响正常人抗体的产生,但能促进免疫功能低下者的抗体生成。临床主要用于免疫功能低下者恢复功能或免疫功能低下伴发的慢性感染性疾病,也用于自身免疫病,如类风湿关节炎、系统性红斑狼疮等,与抗肿瘤药合用,用作肿瘤的辅助治疗。不良反应较少,主要有胃肠道反应、神经系统反应,少数患者有白细胞及血小板减少,停药后可恢复。

第三节 免疫调节药的用药护理

一、免疫抑制药的用药护理

1. 长期应用免疫抑制药可降低机体免疫力,易诱发加重感染,要做好预防措施。长期应用也可增加肿瘤的发病率,宜采用多种药物小剂量合用,以增强疗效,减少不良反应。免疫抑制药有致畸作用,妊娠妇女禁用。

2. 为防止器官移植后排斥反应，患者将终身服用 1~3 种免疫抑制药。护理人员要指导患者正确用药，不得擅自增减剂量或停服药物。

3. 使用免疫抑制药时，不应使用减毒疫苗。过敏、患恶性肿瘤、未控制的高血压、活动性感染、心肺严重病变、肾功能不全、免疫缺陷、血常规检查指标低下、妊娠期及哺乳期妇女禁用。

4. 环孢素在治疗自身免疫性疾病时，日最大量达到 5 mg/kg，且已持续用药 3 个月时，如疗效仍不明显，应停药。环孢素肝肾毒性呈剂量依赖性，为避免肝肾毒性，应及时调整药物剂量，监测血药浓度，必要时用利尿药或脱水药预防。避免与有肝肾毒性的药物合用。

5. 他克莫司需空腹服用或至少在餐前 1 h 或餐后 2~3 h 服用。他克莫司可导致血钾升高，应避免摄入大量钾或服用保钾利尿剂如螺内酯等。

二、免疫增强药的用药护理

1. 免疫增强药需连续使用 2~3 个月才见效，用药期间应定期测定血常规。

2. 部分免疫增强药如胸腺素、抗淋巴细胞球蛋白等易产生过敏反应，用药前必须询问过敏史，做皮肤过敏试验，并备好抢救设备及抢救药品。

3. 卡介苗皮内注射时避免注射到皮下，否则会引起严重深部脓肿，皮下划痕菌苗严禁做注射用。活菌苗用时禁日光暴晒，使用专用注射器，制剂应在 2~10℃ 暗处保存。活动性结核病禁用，结核菌素反应强阳性的患者慎用。

学习小结

随着人们对疾病发生认识的深入，机体免疫系统功能紊乱引起疾病越来越受到人们的重视。因此，我们应该了解免疫功能调节药。常用的免疫抑制药有糖皮质激素类、神经钙蛋白抑制剂、抗增殖与抗代谢药、增殖信号抑制剂、抗体类和雷公藤总苷六大类；免疫增强药主要有卡介苗、左旋咪唑、胸腺素、转移因子、干扰素、白细胞介素、香菇多糖、灵芝多糖等。

常用制剂和用法

环孢素　口服液：5 g/50 ml。注射剂：50 mg/ml、250 mg/ml。器官移植前 12 h 起一日服 8~10 mg/kg，维持至术后 1~2 周，根据血药浓度减至一日 2~6 mg/kg 的维持量。可用 0.9%氯化钠或 5%葡萄糖注射液 1∶(20~100) 稀释，一日 2~5 ml/kg，稀释后于 2~6 h 缓慢静滴或持续 24 h 连续静滴，病情稳定后改口服。

他克莫司　胶囊剂：0.5 mg、1 g。注射剂：5 mg/ml。通常开始采用一日 0.05~0.1 mg/kg(肾移植)，或 0.01~0.05 mg/kg(肝移植)持续静脉滴注。能进行口服时，改为口服胶囊，开始剂量为每日 0.15~0.3 mg/kg，分 2 次服；再逐渐减至维持量，一日 0.1 mg/kg，分 2 次服。

马替麦考酚酯　胶囊剂：250 mg。片剂：500 mg。注射剂：500 mg。用于器官移植：空腹口服，成人每日 1.5~2.0 g，小儿 30 mg/kg，分 2 次，首剂应在器官移植之后 72 h 内服用；静脉注射，主要用于口服不能耐受者，每次注射时间多于 2 h。自身免疫病：成人每日 1.5~2.0 g，维持量 0.25~0.5 g，一日 2 次，空腹服用。

来氟米特　片剂：10 mg；20 mg；100 mg。口服，成人常用量：自身免疫病：一次20 mg，一日一次，病情控制后，一日 10~20 mg 维持。器官移植：负荷剂量一日 200 mg，维持量一日 40~60 mg。

西罗莫司　口服液：60 mg/60 ml；片剂：1 mg。口服。成人一次负荷剂量 6 mg，随后的维持量为每日 2 mg。肝功能不全者维持量应减少 1/3。服用口服液时需稀释。

雷公藤总苷　片剂：30 mg；50 mg；100 mg。口服，一日剂量 0.3~0.5 mg/kg，分 3~4 次服。病情控制后可减量或间歇疗法。1 个月为一疗程。

抗淋巴细胞球蛋白　兔抗淋巴细胞球蛋白一次 0.5~1 mg/kg，马抗淋巴细胞球蛋白一次 4~20 mg/kg，肌内注射，一日一次或隔日一次，14 日为一疗程。

冻干卡介苗　注射剂：75 mg/2 ml。临用前用注射用水稀释成 0.5~0.75 mg（苗体）/ml，一次 0.1 ml，皮内注射；稀释成 22.5~75 mg（苗体）/ml，一次 0.05 ml，划痕。

左旋咪唑　片剂：25 mg、50 mg。抗肿瘤辅助用药：一次 150 mg，一周一次，连用 3~6 个月。自身免疫性疾病：一日 150 mg，一周 2~3 天。

白细胞介素-2　注射剂：10 万 U、20 万 U、40 万 U、100 万 U。一次 50 万~200 万 U，一日一次，静脉注射，一周 5 次，连续用药 2~4 周。体腔给药，一周 2 次，一次 50 万~200 万 U。

干扰素　注射剂：100 万 U、300 万 U。一次 100 万~300 万 U，一日一次，肌内注射，5~10 日为一疗程，疗程间隔 2~3 日或每周肌内注射 1~2 次。

转移因子　注射剂：2 ml。一次 2 ml，一周 2 次，皮下注射，1 个月后改为一周一次。

胸腺素　注射剂：2 mg、5 mg、10 mg。乙型肝炎：一次 5~10 mg，一日一次，肌内注射。急性重型肝炎：一次 20~30 mg，一日一次，静脉滴注，2~3 个月为一疗程。各种重型感染：一次 5~10 mg，一日一次，肌内注射。病毒感染：一次 5~10 mg，一日一次，肌内注射，2~3 个月为一疗程。辅助放疗、化疗：一次 20~40 mg，一日一次，肌内注射，3~6 个月为一疗程。

目标检测

扫一扫，测一测

（赵丽霞）

第十九章

实训部分

实训一　实验动物的捉拿和给药方法

一、常用实验动物的捉拿

药理学实验主要以动物为实验对象，所以熟练掌握实验动物的捉持技术是非常重要的。

（一）蛙和蟾蜍捉持法

左手握持蛙或蟾蜍，示指和中指夹住左前肢，拇指压住右前肢；右手将双下肢拉直，左手无名指及小指将其压住而固定（图 19-1-1）。此法用于淋巴囊注射。毁脑和脊髓则用左手示指和中指夹持蛙或蟾蜍的头部，拇指和无名指小指握持双下肢，右手持刺针进行操作。

（二）小白鼠捉持法

1. 双手捉持法　右手提起鼠尾，放在鼠笼盖或其他粗糙面上，向后方轻拉，小鼠则前肢固定于糙面上。此时迅速用左手拇指和示指捏住小鼠颈背部皮肤，并以小指与手掌尺侧夹持其尾根部，并固定于手中（图 19-1-2）。

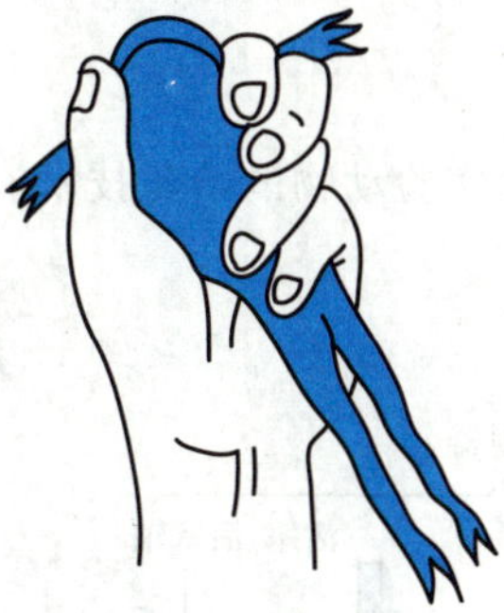

图 19-1-1　蛙或蟾蜍捉持法

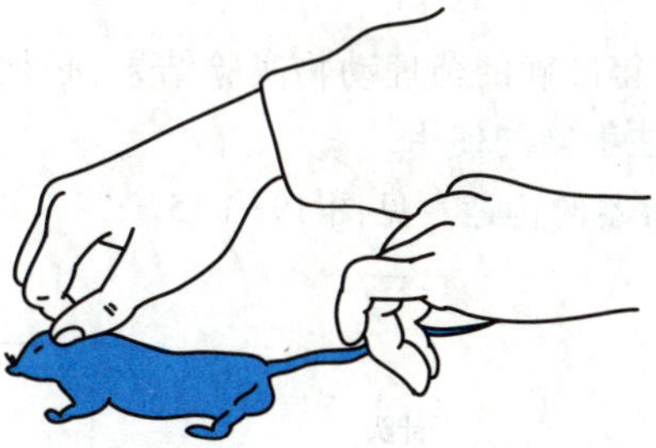

图 19-1-2　小白鼠双手捉持法

2. 单手捉持法　将小白鼠置于糙面上，先用左手示指与拇指抓住鼠尾，手掌尺侧及小指夹住尾根部，然后用左手拇指与示指捏住颈部皮肤（图 19-1-3）。

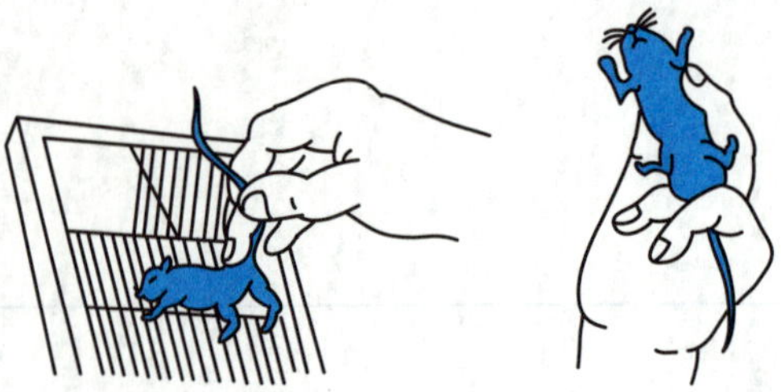

图 19-1-3　小白鼠单手捉持法

（三）大白鼠捉持法

大白鼠生性凶猛，易激怒咬人，捉持时先用右手抓住鼠毛，再用戴防护手套的左手拇指和示指握住头部，其余手指与手掌握住背部和腹部。不要用力过大，切勿捏其颈部，以免大白鼠窒息死亡。

（四）豚鼠捉持法

豚鼠生性温顺，可用左手直接从背侧握持前部躯干即可，体重大的需用右手托住臀部。

（五）家兔捉持法

一只手抓住颈背部皮肤，将家兔轻轻提起，另一只手托住臀部，使家兔呈蹲坐姿势，（图 19-1-4）。但切不可直接提兔耳捉持，或用力拖拽兔耳，以免损伤耳缘静脉。

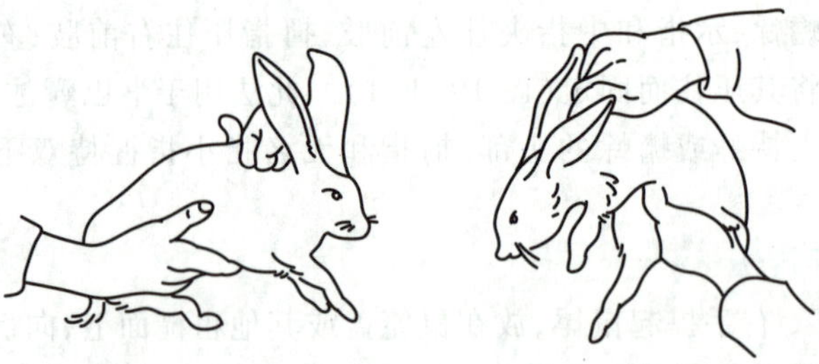

图 19-1-4　家兔捉持法

二、常用实验动物的给药技术及训练

若要获得准确的药理动物实验结果，必须熟练掌握实验动物的给药技术。

（一）注射器的使用

1. 注射器的构造　见图 19-1-5。

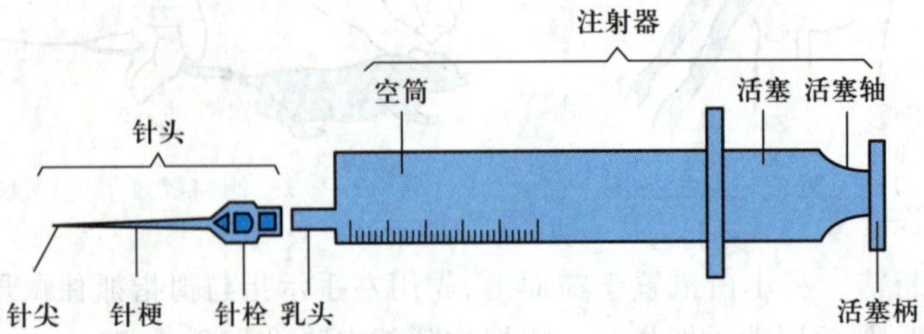

图 19-1-5　注射器的构造

2. 注射器的用法 根据实验需要常选择使用 1 ml、5 ml 的注射器，安装针头时注意保持针尖斜面与针筒上的刻度及数字方向在同一水平面上。多抽取的药液不得注回，排气时，注射器针头朝上，回拉抽动活塞，待气泡消失后推动活塞将空气从针头排出直至针尖有药液滴出。注射器持拿方法有持针法和执笔法，以持针法最为常用，针头斜面朝上，以右手示指固定针状针栓部位，其余四指自然握住针筒。

（二）给药技术

1. 蛙和蟾蜍给药技术 蛙和蟾蜍皮下有多个淋巴囊（图 19-1-6），易吸收药物，常将药物注射于胸腹或股淋巴囊。为避免药液从穿刺孔逸出，不能直接刺入。在做胸部淋巴囊注射时，应从口腔底部穿下颌肌层直达胸部皮下；在做股囊注射时，应从小腿皮肤刺入，经膝关节达大腿部皮下。注射药量一般不超 1 ml。

2. 小白鼠和大白鼠给药技术

（1）灌胃法：左手捉持鼠，腹部向上，右手持灌胃器，经口角插入口腔，与食管成一直线，再将灌胃管沿上腭壁缓慢插入食管 2~3 cm，稍有抵抗感时前端已通过食管的膈肌部位，如动物安静呼吸无异常即可缓慢注入药液（图 19-1-7）。如遇阻力应抽出重新插入，药液误注气管可引起动物立即死亡。一次灌注量小白鼠每 10 g 体重为 0.1~0.3 ml 体重，大白鼠每 100 g 体重为 1~2 ml 体重。

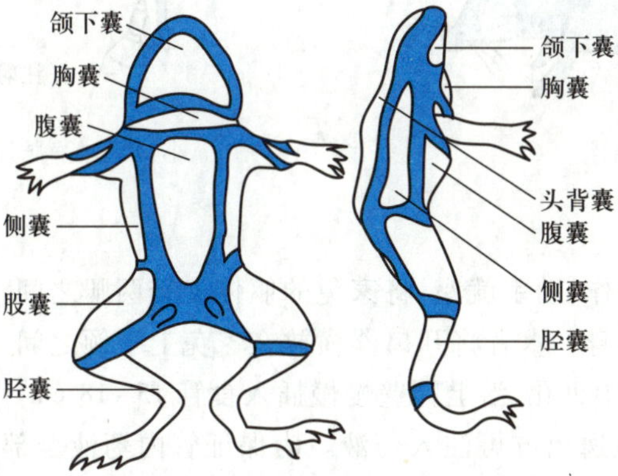

图 19-1-6 蛙和蟾蜍淋巴囊分布

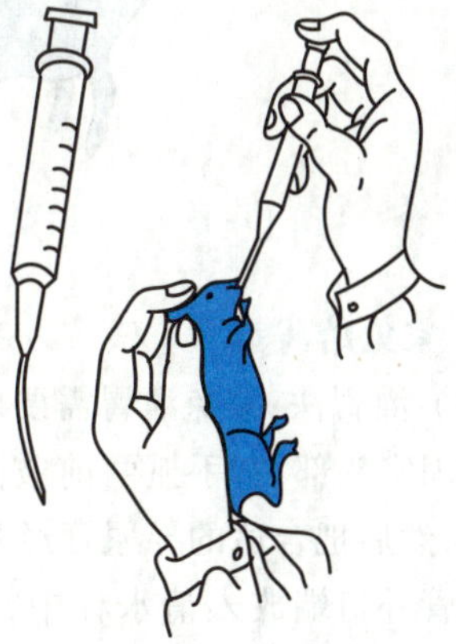

图 19-1-7 小白鼠灌胃法

（2）腹腔注射法：左手持鼠呈头低腹部向上位，右手持注射器针头朝向头端，从一侧下腹部与腹壁呈 45°角穿刺入腹腔，为避免刺入血管、膀胱等内脏，应回抽无血无液体才可注射（图 19-1-8）。一次给药量小白鼠每 10 克体重为 0.1~0.2 ml 体重，大白鼠每 100 克体重为 1~2 ml 体重。

（3）皮下注射法：助手把鼠头与尾牵向两端并固定。术者左手提起背部皮肤，右手持注射器刺入皮下，当针头能左右摆动时，可立即注药。拔针时左手捏住针刺部位，防止药液外逸（图 19-1-9）。一次给药量小白鼠每 10 g 体重为 0.1~0.2 ml，大白鼠每 100 g 体重不超过 1 ml。

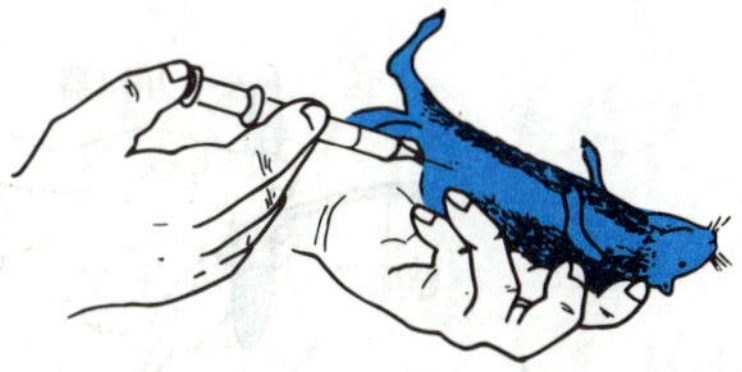

图 19-1-8 小白鼠腹腔注射法

（4）静脉注射法：采用尾静脉。注射前先将鼠置于固定器内，露出尾巴，用 45°左右的温水浸泡或用酒精棉球擦拭，使血管充盈。左手无名指与小指夹持尾尖，中指托起尾巴。右手持注射器选择粗大的尾静脉注射，针头应沿血管走行方向前进一段，回抽见血才可注射，如推注药液阻力大，局部皮肤发白，则应退出针头重新注射。尾静脉注射一般从远端（尾尖端）开始，多次注射或注射失败重新注射时逐渐向近端选择注射部位（图 19-1-10）。

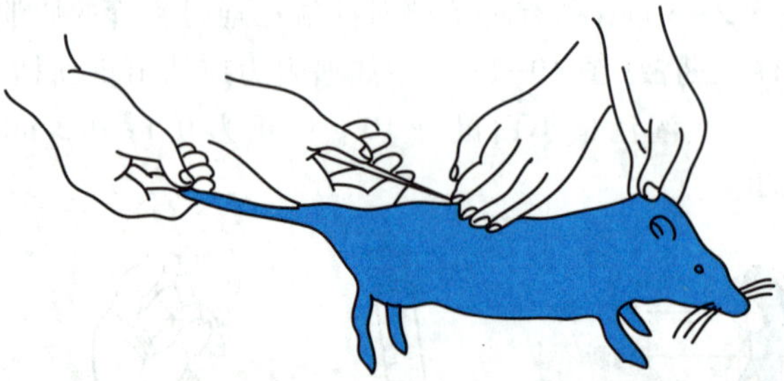

图 19-1-9　小白鼠皮下注射法

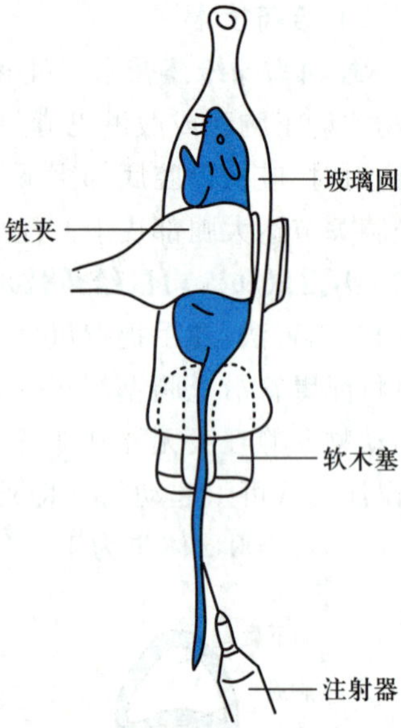

图 19-1-10　小白鼠尾静脉注射法

3. 家兔给药技术

（1）灌胃法：家兔灌胃需要两人合作，助手就座，将家兔的躯体夹于两腿之间，左手紧握双耳固定头部，右手抓两前肢固定前身。术者将开口器横放在家兔上下颌之间，固定于舌之上，然后把合适的导尿管经开口器中央孔，沿上腭壁慢慢插入食管 15~18 cm。此时可将导尿管外口端放入清水杯中，无气泡逸出方可注入药液。为保证管内药液全部进入胃内，应再注入清水 10 ml，随后捏闭导尿管外口，拔出导尿管，取出开口器（图 19-1-11）。

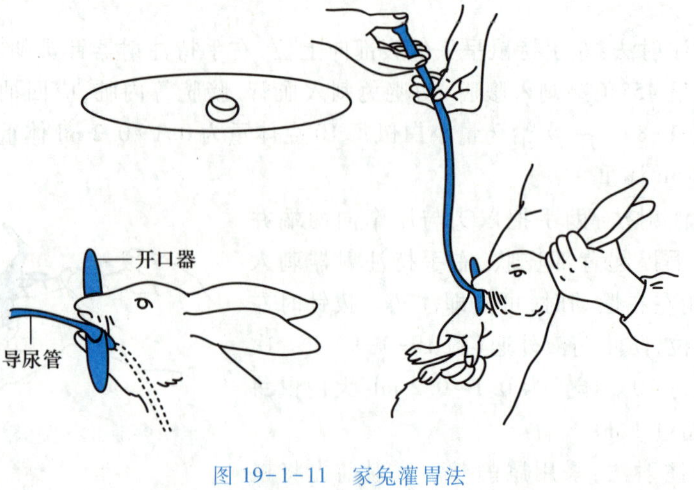

图 19-1-11　家兔灌胃法

（2）静脉注射法：采用兔耳背部外侧缘耳缘静脉。先将家兔置于兔固定器固定，沿兔耳缘静脉去毛令血管充分暴露，用酒精擦拭消毒并促使血管扩张。左手示指与中指夹住兔耳缘静脉根部，使注射部位血管进一步充盈，拇指与无名指捏在耳尖部将兔耳拉直。右手持注射器，针尖斜面朝上，由近耳尖部开始，以15°角进针，刺入静脉后沿血管走行方向进针约1 cm，用拇指和无名指将针头与兔耳固定在一起，回抽活塞见血方可注射药液，回抽无血严禁注射。推注药液可见静脉立即变白且无阻力，若推注有阻力或见针尖周围组织变白，表明注射失败，应将针头拔出，向近耳根部前移重新注射（图19-1-12）。注射完毕后以干棉球用力按压针眼数分钟止血。

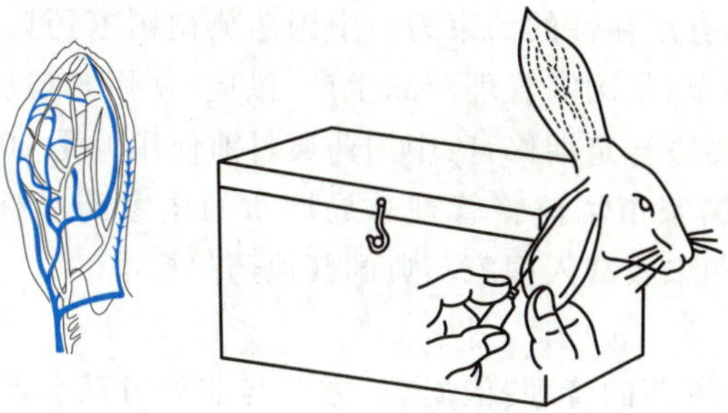

图19-1-12　家兔耳缘静脉注射法

实训二　药物及处方的一般知识

一、药物基本知识

（一）药品和药物

1. 药品　药品是指用于预防、治疗、诊断人的疾病，有目的地调节人的生理功能并规定有适应证或者功能主治、用法和用量的物质，是保护人民健康的特殊商品。包括中药材、中药饮片、中成药、化学原料药及其制剂、抗生素、生化药品、放射性药品、血清、疫苗、血液制品和诊断药品等。

2. 药物　药物和药品都是能够防病治病的物质，但不能完全等同，药品一定是药物，而药物不一定是药品。药物的含义要比药品宽泛，主要表现在：① 使用对象扩展，不仅指人体使用；② 处于药品的研制阶段；③ 在适应证或者功能主治、用法和用量等内容方面规定的不十分准确；④ 不一定具备药品必须是已经上市或正在申请上市的商品的特征。民间使用的草药，也是药物，但不属于药品的范畴。

3. 传统药、现代药和新药

（1）传统药：是指各国历史上流传下来的药物，又称民族药，包括动物、植物和矿物药。我国的传统药即中药，其最本质的特点之一是在中医理论指导下用药。

（2）现代药：是指20世纪以来发展起来的化学药品、抗生素、生化药品、放射性药品、血清疫苗、血液制品等。其特点是用现代医学的理论和方法筛选确定其药效，并按照现代医学理论用于防治疾病，如阿司匹林、青霉素、干扰素等。

（3）新药：是指未曾在中国境内上市销售的药品。

（二）药品的质量标准和药品管理

1. 质量标准 药品质量标准是国家对药品的质量、规格和检验方法等所作出的技术规定，是药品在生产、经营、使用、检验和监督管理等环节共同遵循的法定依据，其内容规定了药品质量指标、检验方法以及生产工艺等技术要求。统一的药品质量标准的制定是药品使用安全有效的保证。

我国的药品质量标准有《中华人民共和国药典》（以下简称《中国药典》）和国家市场监督管理总局颁布的《国家药品标准》（以下简称局颁标准）两类。

（1）中国药典：药典是由国家制定的有关药品规格、标准的法定书籍。由国家组织编纂，政府颁布施行，具有法律性的约束力。中国药典由国家药典委员会制定，国务院食品药品监督管理部门颁布，是国家管理药品生产、供应、使用与检验的法律依据。为保持实用性和先进性，药典要进行定期修订，中国药典目前使用的是2015年版。

（2）局颁标准：即国家市场监督管理总局颁布的国家药品标准。包括药品卫生标准、中国生物制品规程和未收载入国家药典的其他药品标准。

2. 药品管理

（1）处方药与非处方药的管理：依据《处方药与非处方药分类管理办法（试行）》，药物分为处方药和非处方药两大类。

1）处方药：处方药是指必须凭执业医师或执业助理医师处方才能调配、购买和使用的药物。由于对处方药的零售和使用上的限制，可将其分为三类：① 患者不能自行用药，需由医师使用或在医院由医师监控使用且社会药店不得零售的处方药，包括一类精神药品、麻醉药品和放射药品等；② 患者不可自行用药，必须由医师、医疗技术人员使用，社会药店可以零售的处方药，包括某些注射剂等；③ 患者可按处方或医嘱自行用药，社会药店可以零售的处方药，包括口服抗菌药等。

2）非处方药：非处方药是指不需要凭执业医师或执业助理医师处方即可自行判断、购买和使用的药物。因药物的安全性不同，将此类药物分成两类：① 甲类非处方药，是指只能在具有《药品经营许可证》、配备执业药师或药师以上药剂人员的社会药店、医疗机构药房零售的非处方药；② 乙类非处方药，是指除社会药店和医疗机构药房外，可以在经过批准的普通零售商业企业零售的非处方药。非处方药依据“应用安全、疗效确切、质量稳定、使用方便”的原则遴选。

（2）国家基本药物：是指国家根据国情和科学标准从临床各类药品中遴选出的安全、必需、有效、价廉、方便的药品。实施国家基本药物制度，能保障基本药物的生产和供应，有效地指导临床合理用药，杜绝药品滥用和浪费，降低民众用药负担，为我国实行医疗保险制度和药品分类管理奠定了基础。目前，我国最近一期《国家基本药物目录》是2018年国家卫生健康委公布的。

（3）特殊药品：《中华人民共和国药品管理法》明确规定要严格管理的特殊药品包括麻醉药品、精神药品、毒性药品和放射药品。

1）麻醉药品：是指长时间连续应用后，易产生生理依赖性的药物，包括阿片类、可卡因类、大麻类、合成麻醉药品类等。

2）精神药品：是指作用于中枢神经系统，导致兴奋或抑制，连续使用后可产生精神依赖性的药物。分成两类，第一类包括布桂嗪、咖啡因、司可巴比妥、苯丙胺、复方樟脑酊等;第二类包括巴比妥类(不含司可巴比妥)、苯二氮䓬类、可待因等。

3)毒性药品:是指作用强烈、毒性极大、极量与致死量很接近,超过极量即会危及生命的药物。包括洋地黄毒苷、阿托品、水杨酸、毒扁豆碱等。

4)放射药品:是指在药物的分子内或制剂中含有放射性核素的药品。本类药物可释放出射线用于医学诊断或治疗疾病,其生产、检验、使用应严格按《中华人民共和国药品管理法》等有关规定办理。

(三)药物的制剂和剂型

1. 药物制剂概述

(1)制剂是指凡根据药典、药品监督管理部门批准的标准或其他适当处方,为满足临床治疗或预防的需要,将原料药物按应用形式(剂型)制成的具有一定规格的药剂,一般主要在制药企业或医院制剂室生产。

制剂应保证药物含量准确、均匀稳定,便于应用和贮存,还应具有较高的生物利用度。

(2)药品批号、有效期、失效期:

1)批号:是指药厂按照各批药品生产的日期而编排的号码。多采用6位数字表示,前两位是年份、中间两位是月份、后两位是日期,如某药生产日期是2019年5月30日,则该药批号为190530。

2)有效期:是指在一定贮藏条件下药品能够保持质量的期限。如某药品标明有效期为2020年8月,则表明该药可以使用到2020年8月31日。如某药品标明有效期为两年,批号为190530,则依其批号推算出该药品可使用至2021年5月29日。

3)失效期:是指在规定贮藏条件下药品质量开始下降,达不到质量标准的时间。如某药标明失效期为2021年4月,则表示该药只能用到2021年3月31日,4月1日起开始失效。

2. 剂型的概念及常用药物剂型

(1)剂型的概念:是指药物经加工制成适合于治疗或预防应用的形式。一般是指药物制剂的类别,亦即制剂的外部形态,如片剂、胶囊剂、注射剂、软膏剂等。

剂型可以改变药物的作用性质、作用速度,良好的剂型可使药物发挥良好的疗效,改变剂型可以影响药物的疗效、降低药物的不良反应。

(2)常用药物剂型:

药物剂型一般按三种方法分类:① 按形态,包括液体剂型(溶液剂、输液剂等)、固体剂型(生剂、散剂等)、半固体剂型(软膏剂、糊剂等)、气体剂型(气雾剂、吸入剂等);② 按给药途径,包括经胃肠道给药剂型(片剂、口服液、肛门栓等)、非经胃肠道给药剂型(注射、皮肤、吸入、黏膜给药等);③ 按分散系统,包括溶液型(生理盐水等)、胶体溶液型(明胶溶液、氯化钠苯溶液等)、乳浊型(乳白鱼肝油溶液等)、混悬型(炉甘石洗剂等)、气体分散型(云南白药喷雾剂等)、固体分散型(阿司匹林片、感冒胶囊、六味地黄丸等)。

1)溶液剂:系指非挥发性药物制成的澄明溶液(浓氨溶液例外),供内服或外用。如过氧化氢溶液。

2)糖浆剂:系指含有药物或芳香物质的浓蔗糖水溶液,供口服应用。如橙皮糖浆。

3)甘油剂:系指药物的甘油溶液,专供外用。如硼酸甘油溶液。

4）酯剂：系指挥发性药物的浓乙醇溶液。如氯仿酯。

5）溶胶剂：系指固体药物以胶粒状态分散于分散介质中形成的非均匀分散的液体药剂，又称为疏水胶体溶液。如胶体蛋白银。

6）混悬剂：系指难溶性固体药物以微粒状态分散于分散介质中形成的非均匀分散的液体药剂。如合剂、搽剂、洗剂、注射剂、滴眼剂、软膏剂、栓剂、气雾剂等都有以混悬剂的形式存在。如复方硫洗剂。

7）乳剂：系指互不相溶的两相液体混合，其中一相液体以液滴状态分散于另一相液体中形成的非均匀分散的液体药剂。如鱼肝油乳。

8）洗剂：系指专供涂、敷于皮肤的外用液体药剂。如苯甲酸苄酯洗剂。

9）搽剂：系指专供揉搽皮肤表面用的液体药剂。如樟脑搽剂。

10）含漱剂：系指清洁口腔用的液体药剂。如甲硝唑漱口液。

11）灌肠剂：系指以灌肠器从肛门将药液灌注于直肠的一类液体药剂。如5%软肥皂溶液、0.1%醋酸、5%葡萄糖溶液。

12）注射剂：系指药物与适宜的溶剂或分散介质制成的专供注入体内的溶液、乳状液或混悬液，及供临用前配制或稀释成溶液或混悬液的粉末或浓溶液的无菌制剂。由于注射剂直接注入人体内部，所以其质量控制指标比其他剂型更加严格。如盐酸普鲁卡因注射液。

13）输液剂：系指由静脉滴注输入人体血液中的大剂量（一次给药100 ml以上）注射液，如10%葡萄糖注射液。将患者所需一切营养完全由非胃肠途径输入体内的疗法称为胃肠外的全营养液（高价营养液），如复方氨基酸注射液。血浆代用液在机体内有代替血浆的作用，但不能代替全血，如右旋糖酐注射液。

14）眼内注射溶液：系指由药物与适宜辅料制成的无菌澄明溶液，供眼周围组织（包括球结膜下、筋膜下及球后）或眼内注射（包括前房注射、前房冲洗、玻璃体内注射、玻璃体内灌注等）的无菌眼用液体制剂。如生理盐水。

15）散剂：系指药物或与适宜的辅料经粉碎、均匀混合制成的干燥粉末状制剂。可供内服和外用。如硫酸阿托品百倍散。

16）颗粒剂：系指药物或药材提取物与适宜的辅料或药材细粉制成的具有一定粒度的干燥颗粒状制剂。供口服用。如板蓝根颗粒。

17）胶囊剂：系指将药物或加有辅料充填于空心胶囊或密封于软质囊材中制成的固体制剂。如速效感冒胶囊。

18）滴丸剂：系指固体或液体药物与适宜的基质加热熔融后溶解、乳化或混悬在基质中，再滴入互不混溶、互不作用的冷凝液中，由于表面张力的作用使液滴收缩成球状而制成的制剂。主要供口服，亦可供外用和眼、耳、鼻、直肠、阴道等局部使用。如灰黄霉素滴丸。

19）片剂：系指药物与适宜的辅料均匀混合后压制而成的圆片状或异形片状的固体制剂，主要供内服应用。临床使用的片剂有以下几类：素片、包衣片、肠溶衣片、泡腾片、分散片、咀嚼片、缓释片、控释片、多层片、舌下片、口腔贴片、口含片、溶液片、阴道片、植入片、注射用片。

20）栓剂：系指药物与适宜基质制成供腔道给药的固体制剂。如保妇康栓。

21）软膏剂：系指药物与适宜基质均匀混合制成的半固体外用制剂。如醋酸氟轻松乳膏。

22）膜剂：系指药物与适宜的成膜材料经加工制成的膜状制剂。如外用避孕药膜。

23）气雾剂：系指含药溶液、乳状液或混悬液与适宜的抛射剂共同封装于具有特制阀门系统的耐压密封容器中制成的制剂。如复方丹参气雾剂。

24）粉雾剂：系指微粉化药物或载体以胶囊、泡囊或多剂量贮库形式，采用特制的干粉吸入或给药装置，由患者主动将雾化药物吸入至肺部或喷至腔道黏膜的制剂。如丙酸倍氯米松粉雾剂。

25）酊剂：系指药材用规定浓度的乙醇提取或溶解而制成的澄清液体制剂，也可用流浸膏剂稀释制成。如十滴水。

26）流浸膏剂：系指药材用适宜的溶剂提取，蒸去部分溶剂，调整至规定浓度而成的制剂。供口服或外用。如当归流浸膏。

27）浸膏剂：系指药材用适宜的溶剂提取，蒸去全部溶剂，调整至规定浓度而成的制剂。如颠茄浸膏。

28）煎膏剂：系指药材用水煎煮，取煎煮液浓缩，加炼蜜或糖（或转化糖）制成的半流体制剂，又称膏滋。如益母草膏。

29）缓释制剂：系指在规定释放介质中，按要求缓慢地非恒速释放药物，其与相应的普通制剂比较，给药频率比普通制剂减少一半或给药次数频率与普通制剂有所减少，且能显著增加患者的顺应性的制剂。如硝苯地平缓释片。

30）控释制剂：系指在规定释放介质中，按要求缓慢地恒速或接近恒速释放药物，其与相应的普通制剂比较，给药频率比普通制剂减少一半或给药次数频率与普通制剂有所减少，血药浓度比缓释制剂更加平稳，且能显著增加患者的顺应性的制剂。如硝苯地平控释片。

二、处方基本知识

（一）处方的概念、意义及种类

处方是执业医师为某一特定患者医疗、预防或其他需要而开写的药方，是医疗与配药和用药之间的重要书面文件，也是医师与药师和护理人员之间的一种信息传递方式。处方也是医疗和生产部门用于药剂调制的一项重要书面文件。

处方是重要的医疗文件之一，它直接关系到医疗效果和患者的健康和生命，在开写处方时必须具有高度的责任感，力求准确，避免差错。药剂人员接到处方后，应根据处方及时、准确地调配和发放药物。护士接到处方后，应认真阅读处方，根据处方要求，对患者进行处置。药剂人员和护士应对处方认真审核，尤其是药名、剂量和给药方法。如发现问题，应及时与医师联系，确保患者用药安全有效。处方还具有法律意义，一旦出现药物差错事故时处方可作为法律凭证。

处方按性质可分为：医师处方、制剂处方、协定处方和单方、验方、秘方等。

（二）医师处方概念、结构、类型及示例

1. 医师处方的概念 《处方管理办法》中确定，处方是指由注册的执业医师和执业助理医师在诊疗活动中为患者开具的、由取得药学专业技术职务任职资格的药学专业技

术人员审核、调配、核对,并作为患者用药凭证的医疗文书。医师处方还包括医疗机构病区用药嘱单。

医师处方具有法律上、技术上和经济上的意义。由于开写处方或调配处方的差错而引起的医疗事故,医师或药剂人员要负法律责任。处方中写明了药品名称、规格、数量、用法用量等,为安全有效用药起到技术保证作用。处方也是药品消耗及经济收入结账的原始依据和凭证。

2. 处方结构 根据《处方管理办法》规定,处方格式由以下四部分组成。

(1) 处方前记:包括医疗、预防、保健机构名称,处方编号,患者姓名、性别、年龄、门诊或住院病历号、科别或病室和床位号、临床诊断、开具日期等,并可添列专科要求的项目。

(2) 处方头:处方以"R"或"Rp"(拉丁文 Recipe"请取"的缩写)起头,意为取下列药品。

(3) 处方正方:是处方的主要部分,分列药品名称、规格、数量、用法用量等。

(4) 处方后记:医师签名和(或)加盖专用签章,药品金额以及审核、调配、核对、发药的药学专业技术人员签名。

目前医师处方主要有手写处方和电子处方两种。医师利用计算机开具、传递普通处方时,应当同时打印出纸质处方,其格式与手写处方一致。打印的纸质处方签名或者加盖签章后有效。核发药品时,应当核对打印的纸质处方,无误后发给患者药品,并将打印的纸质处方与电子处方同时收存备查。

3. 处方类型

(1) 完整处方:医师根据病情需要,自己设计的处方。包括主药、佐药、赋形药、矫味药等,还需写明配制方法和剂型要求。例如:

Rp

磷酸可待因	0.15
氯化铵	6.0
糖浆	30.0
蒸馏水加至	100.0

混合制成合剂

用法用量:一次 10.0,一日服 3 次。

(2) 简化处方:是临床上常用的一种处方,适用于开写已制成制剂的药物。一个药物的名称、剂型、规格、取量一行写完,用法另写一行。例如:

Rp

盐酸四环素胶囊 0.25×18

用法用量:一次 0.25,每 6 小时服一次。

(3) 法定处方:以简化处方的形式开写国家最新颁布的药典上的制剂。如果该制剂只有一种规格,可省略规格,若有两种以上规格者,仍应注明规格。例如:

Rp

胃舒平片 27 片

用法用量:一次服 3 片,一日 3 次。

(4) 协议处方:在本医院内常用的合剂或其他剂型的处方,不属于法定制剂或成药,在医院负责人主持下由医师与药房人员商议制定,在处方中不再写配制方法和含量,只以简化处方形式书写。这种处方仅适用于本医院范围内。例如:

Rp

胃蛋白酶合剂　　　　100.0

用法用量:一次服 10.0,一日 3 次。

4. 处方示例

＊＊＊＊＊＊医院	普通

门诊处方笺

姓名＿＿＿＿性别＿＿＿＿年龄＿＿＿＿岁　科别＿＿＿＿门诊号＿＿＿＿

临床诊断＿＿＿＿＿＿＿＿年＿＿＿＿月＿＿＿＿日

Rp

1. 阿莫西林胶囊　0.25 g×24 粒

用法用量:一次 0.5 g,一日服 4 次。

2. 去痛片　0.5 g×9 粒

用法用量:一次 0.5 g,一日服 3 次。

/

医师签章＿＿＿＿药师＿＿＿＿核对＿＿＿＿

调配＿＿＿＿发药＿＿＿＿收费盖章＿＿＿＿药品金额＿＿＿＿

处方中常用拉丁缩写有:① Rp. 取或授予,Sig. /S 标明用法;② 剂型:Tab. 片剂,Inj. 注射剂,Solut. 溶液,Emp. 贴膏剂,Cap 服用,Ug. /Ung. 软膏,Ser. /Syr. 糖浆,Aq. 水,Mist. 合剂,t. /tr. 酊剂,Lot 洗剂;③ 药品剂量单位:g. /gm. (或不写)克,Ml. 或 c. c 毫升,Mg. 毫克;④ 服药次数或时间:q. d. 每日,b. i. d. 每天 2 次,q. 4. h. 每 4 h 一次,t. i. d. 每天 3 次,q. 8. h. 每 8 h 一次,q. i. d. 一天 4 次,a. c. 饭前服用,p. c. 饭后服用,h. s. s. 睡觉服用,p. r. n. 必要时服,st 或 stat. 立即使用,aa. 各;⑤ 给药途径:Ad. /add 加至,Ad us. ext 外用,c. t. 皮试,i. h. 皮下注射,i. v. 静脉注射,i. m. 肌内注射,p. o. 口服。所有的缩写后必须紧接一个英文句号,但实际上这常被忽略。

(三) 医疗机构处方调剂

1. 医院处方制度

(1) 处方的印制:处方由各医疗机构各省卫生行政管理部门规定的格式统一印刷。对印刷纸的颜色规定为:麻醉药品和第一类精神药品处方为淡红色、急诊处方为淡黄色、儿科处方为淡绿色、普通处方为白色,并在处方右上角以文字注明。

（2）处方权的获得：

1）经注册的执业医师在执业地点取得相应的处方权。注册的执业助理医师在医疗机构开具的处方，应当经所在执业地点执业医师签名或加盖专用签章后方有效；经注册的执业助理医师在乡、民族乡、镇、村的医疗机构独立从事一般的执业活动，可以在注册的执业地点取得相应的处方权。

2）医师应当在注册的医疗机构签名留样或者专用签章备案后，方可开具处方。

3）执业医师经考核合格后取得麻醉药品和第一类精神药品的处方权。

（3）处方书写的规定：

1）处方必须在专用的处方上用钢笔或圆珠笔书写。要求字迹清晰、内容完整、剂量准确、不得任意涂改。如有涂改，医师必须在涂改处签字或盖章，并注明修改日期，以示负责。

2）年龄必须写实足年龄，婴幼儿写日、月龄。必要时，婴幼儿要注明体重。西药、中成药、中药饮片要分别开具处方。

3）处方中每一种药物名称各占一行，规格及数量写在药名后面，用药方法另起一行写在药名下面。若开写两种以上药物制剂时，应按主药和辅药的顺序来书写。

4）药品名称应当使用规范的中文名称书写，没有中文名称的可以使用规范的英文名称书写；医疗机构或者医师不得自行编制药品缩写名称或者使用代号；书写药品名称、剂量、规格、用法、用量要准确规范，药品用法可用规范的中文、英文、拉丁文或者缩写体书写。

5）药物剂量一律用阿拉伯数字表示；制剂浓度常用百分浓度表示，写在药物制剂名称后面。药量中小数点必须清楚、准确。小数点前无整数，必须加零，如 0.5，整数后如无小数，应加小数点和零，如 3.0，以示准确。

6）开具西药、中成药处方，每一种药品应当另起一行，每张处方不得超过 5 种药品。一张处方同时用两种以上药物时应考虑有无配伍禁忌。

7）急诊处方应在处方笺左上角写“急”或“cito”字样，以便优先发药。

8）处方中任何差错和疏漏都必须经医师修改，如缺药建议代用品，必须通过医师重新开方或修改后签字方可调配。

9）处方中计量单位及用法常用拉丁文缩写词表示。

10）开具处方后的空白处应画一斜线，以示处方完毕。

（4）处方的药品剂量单位和限量规定：

1）药物剂量应采取国际衡量公制单位，固体或半固体药物重量以克（g）、毫克（mg）、微克（ug）、纳克（ng）为单位，液体容量以升（L）、毫升（ml）为单位，国际单位（IU）、单位（U）计算。片剂、丸剂、胶囊剂、冲剂分别以片、丸、粒、袋为单位；溶液剂以支、瓶为单位；软膏及霜剂以支、盒为单位；注射剂以支、瓶为单位，应注明含量；饮片以剂或付为单位。在开写处方时可省略“g”或“ml”字样。除此以外，其他计量单位都不能省略，必须标出。

2）处方开具当日有效。特殊情况下需延长有效期的，由开具处方的医师注明有效期，但有效期最长不得超过 3 天。

3）处方中药物应用的剂量应是常用量，一般不应超过药典规定的极量，如因病情需要超过极量时，医师应在所用剂量旁加“！”并加盖章，以示对患者的用药安全负责。

4）处方中开写的药物总量一般以 3 天为宜，7 天为限。慢性病或特殊情况可适当增加。麻醉药品和毒性药品不得超过 1 天量，一类精神药品每处方不超过 3 天常用量，二类精神药品每处方不超过7天常用量。

2. 医院住院部调剂室调剂工作 住院部调剂室的主要任务是将住院患者及各科室所需的药品定期配发给病区患者和科室,其配方业务方式有以下几种。

(1) 凭方发药:病区护士凭医师处方到住院部调剂室领取药品。这种发药方式多用于住院患者可自行使用的成药,以及麻醉药品、精神药品、医疗用毒性药品等少数的临时用药。优点是能直接了解患者的用药情况,便于及时纠正临床用药不当的现象,促进合理用药。缺点是医师、护士和药剂人员的工作量较大。

(2) 摆药制:药剂人员根据疗区治疗单或医嘱,在住院部调剂室内将药品摆入患者的服用杯(盒)内,经疗区治疗护士核对后发给患者服用。摆放的药品主要是患者每日治疗用药,多数为内服药。此法便于药品管理,避免药品变质、失效和遗失,而且摆药经多重核对、可避免差错事故发生,并能密切医、药、护关系,便于合理用药,提高医疗水平。

(3) 疗区小药柜制:医院各疗区根据自身的用药特点及床位数,在疗区内设置小药柜,护士凭药品申领单向疗区药房领取规定数量的常用药和少数急救药品、麻醉药品,存放在疗区小药柜内。护士按医嘱取药发给患者服用,此方法便于患者及时用药,缺点是药师不易了解患者的用药情况和及时纠正用药中出现的失误,而且容易造成药品的积压,过期失效,甚至遗失浪费。

上述三种配方业务方式同时应用于住院部调剂室,医、护、药各方共同完成住院患者的用药调配和管理。

实训三 药物不良反应的监护

【目的】 掌握链霉素的不良反应之神经肌肉阻断作用及相关监护。

【场所及材料】 实验室、实验报告、家兔、25%硫酸链霉素溶液、5%氯化钙溶液、生理盐水;注射器、天平、酒精棉球等。

【方法及过程】

1. 取家兔一只,称重,观察正常活动(观察指标:呼吸、肌张力、站立、翻正反射)。
2. 双侧后肢肌注25%硫酸链霉素溶液2.4 ml/kg(肌内注射时注意回抽,以免注入血管)。
3. 观察毒性反应。中毒指标:呼吸减慢、肌张力减退、瘫倒在实验台、翻正反射消失等)。
4. 待作用明显后,立即耳缘静脉注射5%氯化钙溶液1.6 ml/kg。观察各项指标的恢复。

【结果】 实验结果记录入表19-3-1。

表19-3-1 链霉素的不良反应与氯化钙的解救效果

用药情况	呼吸	肌张力	翻正反射	站立情况
用链霉素前				
用链霉素后				
用氯化钙后				

【结论】 氯化钙可有效解救链霉素过量所引起的神经肌肉阻断作用。

【注意事项】 氯化钙溶液的推注速度一定要慢、否则可致家兔心脏骤停。

实训四　有机磷中毒的解救和护理

【目的】

1. 观察家兔敌百虫急性中毒的症状和阿托品、解磷定的解毒作用及特点。

2. 加深对其中毒机制及解毒机制的理解，为更好地掌握临床用药打下基础。

【相关知识】 急性有机磷农药中毒，大多发生于青壮年劳动力，女性居多，中毒原因多种，表现多样，严重程度各异。如果抢救不及时，常造成患者死亡，给家庭和社会带来不幸。

有机磷农药能抑制动物胆碱酯酶（chE）活性，使 chE 失去水解乙酰胆碱（Ach）的能力，使 Ach 在体内蓄积，从而产生一系列临床中毒症状：毒蕈碱样（M 样）症状：流泪，流涕，流涎，皮肤多汗，大小便失禁，肺部有湿啰音，瞳孔缩小、心率减慢；烟碱样（N 样）症状：全身肌肉震颤等；中枢神经系统症状：头痛头昏、谵妄、烦躁不安、抽搐、共济失调、昏迷。

有机磷中毒的解救：抗胆碱药阿托品的作用机制为竞争性拮抗乙酰胆碱或拟胆碱药对 M 受体的激动作用。而解磷定可复活胆碱酯酶，恢复其水解乙酰胆碱的能力，以缓解骨骼肌震颤的效果最快，两药合用可取长补短提高解救效果。近年来应用输注新鲜全血及血液透析抢救重症有机磷中毒受到注视，已经有重症患者应用血液透析治疗抢救成功的病例。

【场所及材料】

1. 场所　药理学实训室。

2. 材料

（1）药品　0.1%硫酸阿托品、5%敌百虫、2.5%碘解磷定。

（2）器材　磅秤、5 ml、10 ml 注射器、测瞳尺、棉球、滤纸。

【方法及过程】

1. 取家兔 2 只，称重并标记。

2. 观察正常时各指标情况（呼吸、心率、瞳孔大小、唾液分泌、大小便、肌紧张度及精神状态）并记录。

3. 分别给两家兔耳缘静脉注射 5%敌百虫 2.0 ml/kg 或腹腔注射 2.5 ml/kg。待中毒症状明显时，观察并记录家兔上述各指标的变化情况（如 20 min 后中毒症状不明显可再注射 0.5 ml/kg）。

4. 解救：

（1）甲兔 0.1% 硫酸阿托品 1 ml/kg，给药途径：耳缘静脉注射。

（2）乙兔 2.5% 碘解磷定，2 ml/kg，给药途径：耳缘静脉注射。

5. 观察并记录家兔解救后上述各指标的变化情况，并比较两药的作用特点。观察完后，按上述剂量和途径，甲兔再注射碘解磷定，乙兔再注射阿托品，使中毒症状全部消除，以防死亡。

【结果】 记录实验前后家兔的各项指标并填入表 19-4-1 中。

表 19-4-1　中毒后及解救后各种指标的变化

家兔		体重/kg	呼吸/(次/分)	心率/(次/分)	瞳孔/mm	流涎	大小便	肌震颤	精神状态
甲	正常								
	中毒								
	解救								
乙	正常								
	中毒								
	解救								

1. 简述有机磷中毒的机制如何及临床表现？

2. 阿托品与解磷定救治有机磷酸酯中毒的作用机制如何？各自有哪些特点？如何做好解救药物的用药监护？

【结论】 小组讨论，写出实验报告。

【注意事项】

1. 敌百虫属于剧毒杀虫剂，且可从皮肤吸收，如与手等接触后，应立即用清水清洗。

2. 给家兔敌百虫后，20 min 仍未出现中毒症状，可再追加 1/4 剂量的敌百虫溶液。

实训五　镇痛药与解热镇痛抗炎药应用护理

【目的】 能够正确应用镇痛药与解热镇痛抗炎药，学会观察镇痛药与解热镇痛抗炎药的疗效及不良反应，能够熟练进行用药护理，并能正确指导患者合理用药。

【场所】 配药实训室、模拟病房和模拟药房

【材料】

案例 1：有一风湿性关节炎患者，膝关节疼痛已数年，时轻时重，行走不便，医生开出了下列处方：① 阿司匹林片 0.5 g×48 片，用法 1.0 g/次，3 次/日；② 硫酸罗通定片 30 mg×30 片，用法 60 mg/次，3 次/日。请分析，药物应用是否合理？

案例 2：有一位产妇，医生确定胎儿在 2 h 内可以娩出，为分娩止痛，医生开出下列处方：盐酸吗啡注射液 10 mg×1 支，用法 10 mg/次，立即肌内注射。请分析，药物应用是否合理？

案例 3：于某，男，38 岁，自述下午打乒乓球时，突感左上腹疼痛难忍，大汗淋漓，还伴有恶心，呕吐，速前来就诊。急诊医师通过询问具体疼痛部位和肾区叩痛等手段，及时做出诊断为肾绞痛，并给予阿托品和哌替啶进行治疗。请分析，药物应用是否合理？简述哌替啶的用药护理。

案例 4：张某，女，15 岁，自述上午进行体育训练受凉，下午突感头痛头晕、畏寒、喷嚏不断，傍晚出现口干舌燥、头痛头晕、鼻塞流涕、咳嗽等症状，遂来院就诊。医师询问病情并测体温为 37.9℃，诊断为风寒感冒，给予氨酚黄那敏胶囊和左氧氟沙星胶囊治疗。请分析，药物应用是否合理？简述氨酚黄那敏胶囊的用药护理。

【方法及过程】

1. 将学生分4组,以组为单位,讨论分析案例。

2. 每组推选2名同学扮演护士,每人负责1个病例,负责进行用药宣教工作,负责回答其他各组同学提出的用药咨询问题。

3. 教师讲评、总结。

【结果】 填写表19-5-1,对案例进行分析。

表19-5-1 案例分析结果

案例	药物应用	不良反应发生原因	处理措施
案例1			
案例2			
案例3			
案例4			

【结论】

1. 镇痛药作用于中枢神经系统,对各种慢性钝痛、急性剧烈锐痛均有强大的抑制和缓解作用。该类药物中多数药物反复使用后有成瘾性,使用时应根据病情状况,慎重、合理地选择药物及其用量。

学习时应重点理解该类药物中各药物的作用特点及不良反应,熟练掌握各药物的临床适应证,了解《麻醉药品和精神药品管理条例》相关内容,避免药物滥用。

2. 解热镇痛抗炎药抑制机体内前列腺素的生物合成起到解热、镇痛、抗炎的作用,不良反应主要是胃肠道反应。本类药物对发热患者有良好的解热作用,但对正常人的体温几乎没有影响,应与氯丙嗪的体温调节作用相区别。本类药物只对慢性钝痛有良好的作用,对急性的剧烈锐痛作用较弱,应与镇痛药的作用相区别。本类药物中除对乙酰氨基酚外,大多数药物都具有很好的抗炎、抗风湿作用。

学习时应重点掌握各类药物的作用特点、代表药物及适应证,熟练应用于临床疾病的治疗。

实训六 心血管药物的应用和用药护理

【目的】 运用课堂教学所学的理论知识,对临床典型的抗高血压药合理用药案例进行分析,强化对临床常用抗高血压药物合理应用相关知识的理解,培养学生独立分析问题和解决问题的能力。熟悉高血压防治宣教的基本知识,着重训练抗高血压药应用原则及高血压饮食指导,掌握对高血压患者进行初步的合理用药指导和宣教内容。

【场所及材料】 临床合理用药案例或处方;高血压防治宣教资料。

【方法及过程】

1. 学生分组,对临床合理用药案例或处方进行讨论、分析,老师巡视、指导,每组推选代表发言,最后由老师点评、总结。

2. 老师通过多媒体,向学生介绍高血压防治宣教的基本知识,并分组进行合理用药指导和宣教的模拟训练,最后每组推选代表登台表演(高血压患者+护士)。

资料一:处方分析

处方:

氢氯噻嗪　25 mg×24

12.5 mg　p.o　b.i.d

阿替洛尔　25 mg×20

50 mg　p.o　q.d

硝苯地平 10 mg×24

10.0 mg　p.o　t.i.d

资料二:案例分析

患者男,68 岁。就诊时血压 185/110 mmHg,脉搏 60 次/分。心电图示左心室肥厚,空腹血糖 6.0 mmol/L,尿常规蛋白(+)。尿酸 400 mmol/L,低密度脂蛋白 3.1 mmol/L,嗜烟酒,BMI 29.50。

处方:

美托洛尔 25 mg　b.i.d.　p.o.

氢氯噻嗪 25 mg　b.i.d.　p.o.

血压控制不理想,在 150/95 mmHg 左右,1 周后查空腹血糖 6.8 mmol/L,尿酸 450 mmol/L,低密度脂蛋白 3.40 mmol/L。

【结论】

1. 简要叙述抗高血压药应用原则。
2. 怎样对高血压及高血压合并其他疾病的患者进行合理膳食指导与宣教。

实训七　药源性疾病调查和讨论

【目的】　通过本次实验充分认识合理用药的重要性,并掌握药源性疾病的引发原因及其防治措施。

【场所及材料】

场所:图书馆,网络中心,实验室。

材料:图书馆期刊,网络资源,典型病例。

典型病例 1:患者,男性,46 岁,因凝血功能障碍静脉注射维生素 K_1 注射液 10 mg 加氯化钠注射液 10 ml,用药 6 min 药液剩余 5 ml 时,患者突然出现胸闷、呼吸困难、乏力、腹痛、腹胀、面色苍白,查体:T 36.7℃,R 21 次/分,P 96 次/分,Bp 72/38 mmHg。

典型病例 2:患者,女性,35 岁,因上呼吸道感染给予注射用阿莫西林钠 4.5 g,加入 0.9%生理盐水 250 ml 注射液中静脉滴注,用药后 1 h 患者出现下腹胀痛,血尿,后出现无尿。B 超提示双肾积水,包膜下积液;肾功能检查:BUN 8.37 mmol/L、Scr 163 umol/L,诊断为急性肾衰竭。

典型病例 3:患者,女,14 岁,因甲癣服用酮康唑片 0.2 g,1 次/日,连服 20 天。服用第 10 日时感到腹胀不适,随后出现明显腹胀、乏力、巩膜、皮肤黄染、尿黄近 20 日,并逐渐加重入院,皮肤、巩膜重度黄染。检查肝功能,TB:1 218 μmol/L,DB:546.1 μmol/L,ALT:89 U/L,HCV 阴性,PT:81.1 s,PTA:23%,HBsAg 阴性。

【方法及过程】

1. 分小组调查、讨论：

（1）学生课前通过图书馆专业期刊与网络搜寻的药源性疾病的现状与典型病例。

（2）交换调查的药源性疾病病例。

（3）课上讨论：分析以上典型病例及调查病例中出现药源性疾病的原因及有效处理措施。

2. 根据调查与讨论结果，总结并熟练掌握以下知识点：

（1）药源性疾病的概念。

（2）药源性疾病的分类（按发病机制分类）。

（3）引起药源性疾病的原因及其防治措施。

【结论】 通过学生的亲自参与，锻炼同学们的自主学习积极性，同时学会充分利用网络来收集资料，开阔视野。通过小组讨论，分组辩论，对药源性疾病有新的认识。要求同学们写出一篇不少于1 500字的论述。

实训八　医院常用消毒防腐药物的应用

【目的】

1. 通过本次实践，熟悉常用的消毒防腐药种类及作用特点、主要用途。

2. 掌握用法及注意事项。

【材料准备】 75%乙醇溶液；0.1%新洁尔灭溶液；0.5%过氧乙酸、碘伏、2%来苏儿、10%甲醛溶液、3%双氧水、1%紫药水、20%漂白粉等。

【方法及过程】

1. 学生分组、走访医院、科室、社区服务站。

2. 收集常用的消毒防腐措施资料。

3. 进入实验室识别药物并归类。

4. 说明各药物的作用、特点、用途、用法及注意事项。

【结果】 列表总结，见表19-8-1。

表19-8-1　医院常用消毒防腐药物的作用

药物	浓度	活性	主要用途及应用方法								注意事项
			皮肤	黏膜	创面	环境	饮水	金属器械	非金属器械	排泄物	

实训九　利尿药用药护理分析

【目的】 通过护理案例分析，全面了解利尿药的作用特点及在使用过程中出现的不良反应及用药注意事项，学会利尿药的用药护理。

【资料准备】 病例一份、利尿药教学示教片

【方法及过程】

1. 讨论病例：

病例：患者，女，62岁。40年前曾患风湿热，10年后诊断为风湿性二尖瓣狭窄，但没有不适感，后来常在重体力劳动后出现呼吸困难、心悸，但休息一会就好。10多年来病情逐渐加重，稍累一点、感冒或生气时，就感到呼吸困难、心悸、咳、喘、疲乏无力。有时睡眠中憋醒，坐起来咳、喘、大呼吸一阵才渐缓解，时常咳出粉红色泡沫痰。近几年消化道症状明显，恶心、呕吐、畏食。尿量减少，下肢水肿。半月前因感冒、发热，病情加重，全身和肚子都水肿。来院求治。

分析：根据患者病史，通过医生诊断，结合临床表现及其他辅助检查，患者为：心源性水肿。为消除和减轻水肿应用利尿药。

2. 观看利尿药教学示教片或组织学生参观医院病房，组织讨论。

实训十　抗菌药物应用护理的案例讨论分析

【目的】

1. 能准确预防、观察β-内酰胺类抗生素的过敏反应。

2. 能采取正确的过敏反应抢救护理措施。

【地点】 配药室、模拟病房。

【实训内容】 β-内酰胺类抗生素特别是青霉素毒性虽低，但过敏现象多见。

一、临床观察

过敏反应：出现药疹、血清病、溶血性贫血及粒细胞减少；最严重的是过敏性休克，表现为喉头水肿、支气管痉挛性哮喘、血压下降、循环衰竭、惊厥、昏迷，抢救不及时可致死亡。

二、护理措施

1. 配药给药 ① 青霉素G易破坏，吸收少，不应口服。② 青霉素G水溶液不稳定，需临用现配，24 h用完。溶液应选择生理盐水，不宜选用葡萄糖溶液，也不宜和其他药物混合注射。可肌内注射和静脉给药，速度宜慢。③ 注意药物配伍禁忌：与重金属，特别是铜、锌、汞呈配伍禁忌。④ 注意药物相互作用：可与氨基糖苷类协同抗菌。与磺胺类，红霉素，四环素，氯霉素合用产生拮抗作用。与解热镇痛药合用，延长作用时间。

2. 青霉素皮试

(1) 用药前应详细询问病史、用药过敏史及家族过敏史；有青霉素过敏史者禁止

皮试。

(2) 以下情况必须进行青霉素皮肤过敏试验:① 初次使用;② 停用超过 3 天;③ 更换批号或厂家时。

(3) 避免患者饥饿时使用。

(4) 配制皮试液:① 80 万 U 青霉素 G 钠(钾)加 4 ml 生理盐水 20 万 μ/ml;② 取上液 0.1 ml 加生理盐水稀释至 1 ml(含青霉素 2 万 U);③ 弃去 0.9 ml,余 0.1 ml 加生理盐水至 1 ml(含青霉素 2 000 U);④ 弃去 0.5 ml,余 0.5 ml 加生理盐水至 1 ml(含青霉素 500 U)。

(5) 皮试方法及结果观察:① 用 75%乙醇消毒前臂屈侧关节上 6.6 cm 处皮肤;② 抽取皮试液 0.1 ml(含青霉素 50 U),做皮内注射成一皮丘(小儿注射 0.02~0.03 ml);③ 等 20 min 后,如局部出现红肿,直径大于 1 cm 或局部红晕或伴有小水疱者为阳性。对可疑阳性者,应在另一前臂用生理盐水做对照试验。

(6) 做过敏实验时,准备肾上腺素,糖皮质激素和抗组胺药等急救药品。不在无抢救药品和设施的场所注射青霉素。

(7) 用药后观察 15~30 min。

3. 青霉素过敏的抢救护理措施

(1) 立即停药,并通知医生。

(2) 紧急处理:① 药物过敏应立即停药,输液,保留静脉通路;② 平卧或取半卧位;③ 保暖;④ 心电监护;⑤ 心理安慰。

(3) 确认有效医嘱并执行:① 皮下或肌内注射 0.1%肾上腺素 0.5~1 ml,必要时,半小时后重复一次。严重者可稀释 10 倍缓慢静脉注射;② 吸氧;③ 抗过敏药如激素、异丙嗪、葡萄糖酸钙等;④ 应用呼吸兴奋剂;⑤ 应用血管活性药;⑥ 应用纠正酸中毒药物。

(4) 监测:① 意识;② 呼吸;③ 血压、脉搏、心率,心律及心电图;④ 尿量。

(5) 保持舒适:① 保持病室安静,空气清洁;② 口腔和皮肤护理;③ 保持营养供给;④ 提供心理支持;⑤ 告之过敏原,并在住院、门诊病历上作出标志。

三、实训过程

1. 展示案例:

患儿男,7 岁。发热、咳嗽咳痰 3 天。3 天前受凉后出现发热,咳嗽,咳痰,白色,量不多。既往体健,无肝、肾、糖尿病史,无药物过敏史,个人史及家族史无特殊。查体:T 38℃,P 90 次/分,R 18 次/分,Bp 120/80 mmHg。精神较差,食欲不振,皮肤、巩膜无黄染,瞳孔对光反射正常,肺叩诊呈清音,两肺较多哮鸣音和散在湿啰音,心界不大,心率 90 次/分,律齐,无杂音,腹平软,肝脾未触及,下肢不肿。诊断:支气管肺炎。

取:

0.9%氯化钠注射液　250 ml

青霉素 G 钾　　　80 万 U

用法:静脉滴注　每日 2 次　青霉素皮试( )

2. 由学生 2 人一组,一位扮演患者,一位扮演护士。观察临床表现,询问患者相关情况。

3. 正确选药,配药,给患者进行皮试。

4. 观察皮试结果。

5. 给药过程中，观察及判断药物过敏反应并实施相应的急救措施。

【考核内容】 患者女，16 岁，左前肢外伤。请嘱如下医嘱正确选药，配药。给药时有何注意事项？判断药物过敏的主要表现有哪些？一旦出现，如何处理？

Rp：

Inj Penicillin　400 000 U×12

Sig　800 000 U　i. m.　b. i. d.　C. T. (-)

【考核评分标准】 见实训表 19-10-1。

表 19-10-1　过敏药物应用护理考核评分标准

班级　　　　学号　　　　姓名　　　　总分

步骤	操作步骤	评分等级				总评	备注
		A	B	C	D		
辨认处方或医嘱	正确的辨别处方或医嘱	10	8	6	4		
评估患者	既往病史、用药史、过敏史、有关习惯； 心理社会情况：合作程度、药物依赖、经济状况； 健康知识：有关疾病和用药知识	10	8	6	4		
给药指导	介绍药物作用及可能发生的不良反应； 向患者交代服药注意事项； 耐心听取患者的疑问再次核对无误后解释清楚	10	8	6	4		
青霉素皮试	皮试液的配制； 皮试给药； 皮试结果观察	20	16	12	8		
备药、核对	按要求准备药物，检查药物质量，配药； 执行“三查七对”	10	8	6	4		
给药	按要求正确给药； 患者不在或因故暂不能服药者，应将药物取回保管，并交班	10	8	6	4		
药物不良反应评估	正确的判断药物的不良反应	10	8	6	4		
药物不良反应的护理	对于过敏反应能采取相应的急救处理措施	20	16	12	8		
总分		100	80	60	40		

主考老师　　　　考核日期

（王　婧）

参考文献

1. 国家药典委员会.中华人民共和国药典.北京:中国医药科技出版社,2015
2. 陈新谦,金有豫,汤光.新编药物学.18 版.北京:人民卫生出版社,2019
3. 杨宝峰,陈建国.药理学.9 版.北京:人民卫生出版社,2018
4. 国家基本药物处方集编委会.国家基本药物处方集(化学药品和生物制品 2009 年版基础部分).北京:人民卫生出版社,2010
5. 全国护士执业资格考试用书编写专家委员会.2019 全国护士执业资格考试指导.北京:人民卫生出版社,2018
6. 秦红兵.药理学.3 版.北京:高等教育出版社,2018
7. 褚杰,郭步伐.药理学.北京:中国科学技术出版社,2017
8. 黄志力.药理学.上海:复旦大学出版社,2016
9. 王开贞,李卫平.药理学.8 版.北京:人民卫生出版社.2019
10. 徐红,张悦,包辉英.用药护理.北京:高等教育出版社,2013
11. 褚杰,袁玲.护理药理学.西安:西安交通大学出版社,2014
12. 王玲.护理药理学.北京:中国协和医科大学出版社,2004

教师使用教材意见反馈表

高等教育出版社 高等职业教育出版事业部 综合分社以“铸传世精品、育天下英才”为目标。为不断锤炼精品,我们期待您使用教材的宝贵意见和建议。您可以填写本教材使用意见反馈表,并发送至本书责任编辑。根据采纳情况,您有可能获得纪念品一份。

一、您的基本情况

您现正使用的教材:______________________/__________(书名/作者)

姓名:__________,职称:__________,授课年限:____年,班级:____个,学生数:____人

您的电话(手机):______________________ E-mail:______________________

地址:____邮编:______________

二、问题反馈(请举例说明,如不够可以另附页)

1. 教材中是否有格式、文字、科学等方面的错误?(□是/□否____)

2. 教材的编排设计是否科学合理?(□是/□否____)

3. 教材的内容与课程的理念及要求是否相符合?(□是/□否____)

4. 教材内容是否体现产教融合,贴近最新的应用实际?(□是/□否____)

5. 教材配套的教学和学习资源制作水平和质量如何?是否够用?(□是/□否____)

6. 教材的表达方式和呈现方式等是否有不合适的地方?(□是/□否____)

7. 您在使用教材时遇到的最大问题是什么?您是怎样解决的?

____

8. 与同类教材相比,您有何建议与意见?您觉得在哪些方面还可以有所创新?

____

____

免费教学支持说明

为帮助广大院校教师不断提升教学质量和水平，我们将向采用本教材的教师免费提供教学课件。

为尊重课件作者的知识产权，确保本资源仅为教学所用，请填写如下证明，盖章后发送至本书责任编辑（拍照或扫描后传真、邮寄、发邮件、发 QQ 等均可），我们收到后将立即免费赠送本书配套教学课件。

证　　明

兹证明____________________学院____________________系/院第__________学年（□上/□下学期）开设的________________课程，采用高教社的____________/______（书名/作者）为教材。

任课教师为____________________，职称：____________________，授课年限：__________年，学生__________个班，共__________人。

电话（手机）：____________________　E-mail：____________________

地址：____________________________　邮编：____________________

系/院主任：__________（签字）

（系/院办公室章）

年　月　日

责任编辑：夏宇

高等教育出版社　高等职业教育出版事业部　综合分社

地　　址：北京朝阳区惠新东街 4 号富盛大厦 1 座 19 层

邮　　编：100029

联系电话：010-58556151　传真：010-58556017

高职医药卫生 QQ 群：191320409

扫描下载

电子表格

高等职业教育护理专业教学资源库平台使用说明

1. 登录 www.icve.com.cn/huli 网址，注册智慧职教账号。

2. 进入课程中心进行选课选择“用药护理”在线课程，点击“参加学习”。